骨质疏松症
——从生命历程流行病学角度研究骨骼健康

OSTEOPOROSIS
A Lifecourse Epidemiology Approach to Skeletal Health

原著主编　Nicholas C Harvey · Cyrus Cooper

主　　译　王晶桐　郏　蓉

北京大学医学出版社

GUZHISHUSONGZHENG——CONG SHENGMING LICHENG LIUXING-
BINGXUE JIAODU YANJIU GUGE JIANKANG

图书在版编目（CIP）数据

骨质疏松症：从生命历程流行病学角度研究骨骼健
康 /（英）尼古拉斯 · 哈维（Nicholas C Harvey），
（英）塞勒斯 · 库珀（Cyrus Cooper）原著；王晶桐，郑
蓉主译 . —北京：北京大学医学出版社，2020.11
　书名原文：OSTEOPOROSIS A Lifecourse
Epidemiology Approach to Skeletal Health
　ISBN 978-7-5659-2306-7

Ⅰ.①骨…　Ⅱ.①尼…②塞…③王…④郑…　Ⅲ.
①骨质疏松－防治　Ⅳ.① R681

中国版本图书馆 CIP 数据核字（2020）第 216808 号

北京市版权局著作权合同登记号：图字：01-2019-6993

骨质疏松症——从生命历程流行病学角度研究骨骼健康

主　　译：王晶桐　郑　蓉
出版发行：北京大学医学出版社
地　　址：（100083）北京市海淀区学院路 38 号　北京大学医学部院内
电　　话：发行部 010-82802230；图书邮购 010-82802495
网　　址：http://www.pumpress.com.cn
E - m a i l：booksale@bjmu.edu.cn
印　　刷：中煤（北京）印务有限公司
经　　销：新华书店
责任编辑：高　瑾　　责任校对：靳新强　　责任印制：李　啸
开　　本：710 mm×1000 mm　1/16　印张：13.75　字数：260 千字
版　　次：2020 年 11 月第 1 版　2020 年 11 月第 1 次印刷
书　　号：ISBN 978-7-5659-2306-7
定　　价：98.00 元
版权所有，违者必究
（凡属质量问题请与本社发行部联系退换）

译者名单

主　译　王晶桐　郏　蓉

译　者　（按姓氏笔画排序）

王晶桐	邓利华	丛方远	朱蕗颖
刘　杰	苏　琳	李　卫	李　夏
李捷思	张庆文	陈陵霞	郏　蓉
宝　辉	姜　娟	耿佳旭	郭　远
郭宇枢	褚　琳	蔡雨辰	黎梦涵
潘梓末	薛　倩	魏雅楠	

原著主编简介

Nicholas C Harvey：文科学士、全科医学博士、英国皇家内科医师学会会员，南安普顿大学英国医学研究理事会（MRC）生命历程流行病学中心风湿病和临床流行病学教授，负责世界级骨关节疾病生命历程流行病学研究项目。Nicholas C Harvey 致力于将生命早期影响和后期骨骼健康的生命历程流行病学观察结果转化为公共健康策略（例如孕期维生素 D 补充），从而优化儿童骨矿物质积累、降低老年期骨折风险、阐明老年人骨骼健康受损的危险因素和潜在机制。Nicholas C Harvey 多次在国内和国际会议中获奖，已发表 150 余篇经同行评议专业论文，现任国际骨质疏松症基金会科学顾问委员会副主席、英国生物样本库成像工作肌肉骨骼组负责人、美国骨与矿物研究专业实践委员会委员、英国国家骨质疏松症学会科学计划委员会委员、英国骨骼研究学会委员会委员、英国关节炎研究所和英国国家健康研究所患者福利研究计划成员。

Cyrus Cooper：大英帝国官佐勋章获得者、总督副官、英国医学科学院成员，南安普顿大学风湿病学教授、英国医学研究理事会（MRC）生命历程流行病学中心主任、医学院副院长，牛津大学纳菲尔德骨科、风湿病学和肌肉骨骼科学系教授。

Cyrus Cooper 负责骨质疏松症国际级流行病学研究项目，主要研究贡献在于发现了导致老年期骨质疏松症和髋部骨折风险的发育影响因素，证明了孕期母体缺乏维生素 D 与儿童骨矿物质积累不佳相关，描述了椎体骨折的定义与发病率；并负责关于补充钙剂和维生素 D 能否作为应对老年髋部骨折的应急预防策略的大型实用型随机对照试验。

Cyrus Cooper 现任国际骨质疏松症基金会主席、英国心脏基金会项目拨款委员会主席、美国国立卫生研究院荣誉高级研究员、国际骨质疏松症杂志副主编；曾任国际骨质疏松症基金会科学顾问委员会主席、MRC 人口健康科学研究网络主席、英国国家骨质疏松症学会主席、英国骨骼研究学会前任主席；曾在卫生部门、欧洲共同体和世界卫生组织的多个委员会和工作组任职。Cyrus Cooper 已发表大量骨质疏松症与风湿性疾病相关论著（超过 900 篇，H 指数 119）［译者注：H 指数是一种评价学术成就的混合量化指标，由美国物理学家 Jorge Hirsch 于 2005 年提出，H（high citations）代表"高引用次数"，一个人的 H 指数越高，表明他的论文影响力越大］，并开创了骨峰值发育起源的临床研究。2015 年 Cyrus Cooper 因医学研究贡献被授予大英帝国官佐勋章。

（蔡雨辰　译　郏蓉　审校）

原著者名单

Bo Abrahamsen
Odense Patient Data Explorative
Network
Faculty of Health
University of Southern Denmark
Odense, Denmark
and
Department of Medicine
Holbæk Hospital
Holbæk, Denmark

Michael A Clynes
MRC Lifecourse Epidemiology Unit
University of Southampton
Southampton, UK

Juliet E Compston
Cambridge Biomedical Campus
Cambridge, UK

Cyrus Cooper
MRC Lifecourse Epidemiology Unit
University of Southampton
and
NIHR Southampton Biomedical
Research Centre
University of Southampton and
University Hospital Southampton
NHS Foundation Trust
Southampton, UK

and
NIHR Oxford Biomedical Research
Centre
University of Oxford
Oxford, UK

Elizabeth M Curtis
MRC Lifecourse Epidemiology Unit
University of Southampton
Southamptom, UK

Elaine M Dennison
MRC Lifecourse Epidemiology Unit
University of Southampton
Southamptom, UK

Mark H Edwards
MRC Lifecourse Epidemiology Unit
University of Southampton
Southamptom, UK

Mark Hanson
Institute of Developmental Sciences
University of Southampton
and
NIHR Biomedical Research Centre
University of Southampton and
University Hospital Southampton
NHS Trust
Southampton, UK

Nicholas C Harvey
MRC Lifecourse Epidemiology Unit
University of Southampton
and
NIHR Southampton Biomedical
Research Centre
University of Southampton and
University Hospital Southampton
NHS Foundation Trust
Southampton, UK

John A Kanis
Centre for Metabolic Bone Diseases
University of Sheffield
Sheffield, UK
and
Institute for Health and Aging
Catholic University of Australia
Melbourne, Australia

William D Leslie
Departments of Medicine and
Radiology
University of Manitoba
Winnipeg, Canada

Karen Lillycrop
Biological Sciences
Faculty of Natural and
Environmental Sciences
Institute of Developmental Sciences
University of Southampton
and
NIHR Southampton Biomedical
Research Centre
University of Southampton and
University Hospital Southampton
Southampton, UK

Namrata Madhusudan
MRC Lifecourse Epidemiology Unit
University of Southampton
Southampton, UK

Eugene V McCloskey
Centre for Metabolic Bone Diseases
University of Sheffield
and
Centre for Integrated Research in
Musculoskeletal Ageing (CIMA)
Mellanby Centre for Bone Research
University of Sheffield
Sheffield, UK

Michael R McClung
Oregon Osteoporosis Center
Portland, Oregon
and
Institute for Health and Ageing
Australian Catholic University
Melbourne, Australia

Rebecca J Moon
MRC Lifecourse Epidemiology Unit
University of Southampton
and
Paediatric Endocrinology
University Hospital Southampton
NHS Foundation Trust
Southampton, UK

Ruth Müller
Munich Center for Technology in
Society
Technical University of Munich
Munich, Germany

Shane A Norris
WITS/SAMRC Developmental
Pathways for Health Research Unit
Department of Paediatrics
and

Faculty of Health Sciences
University of Witwatersrand
Johannesburg, South Africa

Michael Penkler
Munich Center for Technology in
Society
Technical University of Munich
Munich, Germany

John M Pettifor
WITS/SAMRC Developmental
Pathways for Health Research Unit
Department of Paediatrics
and
Faculty of Health Sciences
University of Witwatersrand
Johannesburg, South Africa

Ann Prentice
Nutrition and Bone Health
MRC Elsie Widdowson Laboratory
Cambridge, UK

and
Calcium, Vitamin D and Bone Health
MRC Keneba, MRC The Gambia
Unit
Serrekunda, Gambia

Ego Seeman
Departments of Medicine and
Endocrinology Austin Health
University of Melbourne
and
Institute of Health and Ageing
Australian Catholic University
Melbourne, Australia

Kate A Ward
MRC Lifecourse Epidemiology
University of Southampton
Southampton, UK
and
Nutrition and Bone Health
MRC Elsie Widdowson Laboratory
Cambridge, UK

译者前言

——在生命历程中深入理解骨质疏松症

作为老年科临床医生，常常面对骨质疏松症的患者，老人弯腰驼背、步履蹒跚走进诊室的情景时常会让人内心多一分酸楚。骨质疏松症导致慢性疼痛、行动不便，影响生活质量，一旦发生脆性骨折，患者的生活会发生转折性改变，甚至有的老人因为一次骨折及相关并发症失去生命。因此，骨质疏松症作为老年患者的重要疾病之一，素有"沉默的杀手"之称，严重威胁老年人的健康和生活质量，是危及老年人生命的潜在因素。

如何不让骨质疏松症困扰老年人的晚年生活？如何不让脆性骨折偷走老年人的生命？这是我们日复一日临床工作的挑战。规范骨质疏松症诊治，预防跌倒，加强脆性骨折后照护与康复……我们确实在不断努力，但如何实现骨质疏松症防治的进一步提升？而不是骨折发生后的亡羊补牢？社会各界越来越深刻地认识到，对老年慢性疾病，预防会带来事半功倍的效果，这其中也包括骨质疏松症。深入理解骨质疏松症的发病机制，不仅仅会促进开发针对新靶点的有效药物，对骨质疏松症防治策略的制订更是具有决定性的指导意义。

如何真正做到科学、有效地预防骨质疏松症？我们的预防起点在哪里？现有的预防措施效果如何？证据是否充分？骨质疏松症防治的未来何去何从？这本书深入探讨了相关问题。本书作者是英国从事骨质疏松症临床流行病学研究的权威专家。从生命历程流行病学角度，作者系统清晰地阐述了骨质疏松症的机制和预防。基于个人生命历程和健康状况由早期生活经历确定的观点，生命早期环境与后期慢性非传染性疾病的发生密切相关，这对慢性非传染性疾病的预防具有重要的指导意义。因此，老年骨质疏松症发生机制的研究、防治政策的制订将涉及生命发展各个时段，作者强调骨质疏松症的防治需要从孕母开始，孕母维生素 D 和钙的补充，可降低子代未来骨质疏松症的发生风险。

从生命历程中理解骨质疏松症方面的书籍，国内尚未有中文著作出版。选择翻译这本英文书籍的初衷是借鉴健康与疾病的发育起源理论，推动生命科学与社会科学之间跨学科合作，深入探讨骨质疏松症的防治，将生命历程中骨骼健康的观点转化为公共卫生策略，让中国 1.6 亿的骨质疏松症患者受益。

希望老年科医生能与此书相遇，推动骨质疏松症防治理念的进步。

希望临床流行病学专家能关注到这本书，助力老年骨质疏松症防治的临床研究。

希望产科医生读到这本书，促进孕产妇的健康维护，让未来的孩子受益一生。

希望社会学家、公共卫生政策制定者翻阅本书，了解骨质疏松症是生命历程的晚期结果，预防却要从生命起点开始。

感谢团队的辛苦付出！在翻译的过程中，多次领略本书的精髓，能够遇到这本书很幸运，让余生受益。

王晶桐

北京大学人民医院老年科

2020 年 8 月 8 日

原著前言

骨质疏松症历史悠久，与其抗衡的时代已经到来（图 1）。近 30 年来现代医学对骨质疏松症的研究不断深入，已明确其易导致骨折而影响健康，已阐释其细胞和分子病理生理学机制及在整个生命历程中的危险因素，并总结出骨质疏松症患病风险及骨折预测评估方法，也发现了一系列有效的治疗干预措施以减少骨量丢失并预防骨折。与此同时，衰老这一名词在 40 年前还只是个模糊的定义，如今已正式被列为良性非传染性疾病之一。不论在发达国家还是中低收入国家，人口老龄化都是对医疗保健系统的一大重要挑战。本书着重阐述我们对骨质疏松症理解中的转变、创新，并将其整合到预防及治疗骨质疏松症的生命历程方法学中。

19 世纪中叶，法国和德国的病理学家共同提出了骨质疏松症这一概念。当时这一概念基本上基于对形态学上骨皮质和骨小梁结构破坏的描述。后文艺复兴时期的理性思维推动了物理及生命科学的改革，人们开始观察老年人骨折的发生

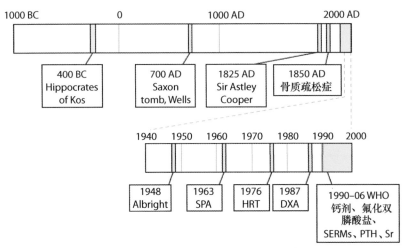

图 1　三千年来人们对骨质疏松症的认知历程。DXA：双能 X 线吸收法；HRT：雌激素替代治疗；PTH：甲状旁腺激素；SERM：选择性雌激素受体调节剂；SPA：单光子吸收法；Sr：雷奈酸锶

模式。而后，法国的 Ambrose Parey 和英国的 Astley Cooper 两位骨科医生在临床中发现老年人群中髋部骨折的发病率非常高，且女性比男性骨折发病率更高，同时骨折发病具有显著季节性。尽管他们当时就猜测骨强度受损可能在其中发挥一定作用，但直到 20 世纪中期美国麻省总医院资深内分泌专家 Fuller Albright 才发现绝经后女性雌激素缺乏与骨密度降低和骨折风险升高有关。随后的证据表明绝经后妇女应用雌激素替代治疗可抑制破骨细胞骨吸收从而降低骨折风险。这一发现引起了一场争先发明无创骨密度检测方法的热潮，直至 1987 年双能 X 线骨密度（BMD）检测仪问世。

随着骨密度这一关键性骨折风险标志物的出现，1994 年世界卫生组织（WHO）根据人群骨密度的分布将骨质疏松症定义为：骨密度低于年轻人正常平均值 2.5 个标准差。在此后的 25 年里药学界的成果百花齐放，各类抑制骨吸收和促进骨形成的药物不断出现，包括口服和静脉应用的双膦酸盐、狄诺塞麦、雷洛昔芬、特立帕肽以及阿巴帕肽。过去十年里世界各地均在进行研究，希望从这些药物中找出最经济、最有效的干预方法使患者获益最大化，并且将罕见却严重的不良反应发生率降至最低。随着对生命历程中骨折风险决定因素的认识不断深入，对于已发生骨折或存在重要危险因素人群的针对性治疗策略也在不断优化。目前研究表明，在宫内发育的早期，环境影响可以通过各种表观遗传途径改变基因表达，并能调节至出生后第二个十年结束时达到的骨峰值以及随后的骨丢失率。再加上儿童期、青春期、中年和老年时期生活方式的改变，这些发现为在整个生命历程中预防骨折提供了一种基于人群的平行预防策略。本书旨在整合这些创新措施，将其与更全面的国际治疗方法结合起来，以延缓肌肉骨骼老化、保留机体功能，并使用新的基于风险的策略为一级及二级预防患者提供最有效的临床指导。

Cyrus Cooper

Nicholas C Harvey

（蔡雨辰 译 郏蓉 审校）

目 录

第 1 章

骨质疏松症疾病负担

ELIZABETH M CURTIS，NICHOLAS C HARVEY
AND CYRUS COOPER

引言

　　骨质疏松症是一个重大的公共卫生问题，与增龄相关的骨折相关联，特别是髋部、椎体、前臂远端和肱骨骨折，对骨折发病率和死亡率产生严重影响。在世界范围内，每年骨质疏松性骨折超过 890 万例次，这意味着平均每 3 秒就会发生一例骨质疏松性骨折[1]。在本章中，我们阐述了骨质疏松性骨折在全球范围给个人、医疗保健系统和社会带来的负担。

骨质疏松症和骨折的全球疾病负担

全球疾病负担研究阐述了肌肉骨骼状况对全世界人群产生的巨大影响：2005—2013 年间，肌肉骨骼疾病导致的伤残调整生命年（DALYs）增加了17.7%[2]。在 2013 年世界卫生组织全球范围内的残疾原因排名中[3]，"腰痛"排名第一，"颈部疼痛"排名第四，"其他肌肉骨骼疾病"排名第十，"骨关节炎"排名第十三，而骨质疏松性骨折是"腰背痛"和"其他肌肉骨骼疾病"的主要原因。2004 年美国卫生总署报告估计，在美国 50 岁以上人群中有 1000 万人患有骨质疏松症，每年可导致 150 万人发生髋部、脊柱、腕关节、肱骨、骨盆、肩胛骨或肋骨的脆性骨折[4]。除此之外，在美国有 3400 万人有患骨质疏松症的风险，美国每年为此损失约 179 亿美元。目前，美国国家骨质疏松症基金会推测美国约有 5400 万人患骨质疏松症或骨量减少[5]。欧洲联盟（欧盟）发布的一份报告估算，在 2010 年 50 岁以上人群中骨质疏松症的患病率男性约为 6.6%，女性约为 22.1%，其中发生了 350 万例脆性骨折[6]。欧盟每年用于骨折治疗的直接费用约 240 亿欧元，如果将长期护理和骨折预防治疗等间接费用考虑在内，欧盟27 个国家在骨折治疗上的花费将升至每年 370 亿欧元[6]，如表 1.1 所示。这相当于在 2010 年损失了 118 万个质量调整生命年。

英国的一项研究显示了相似的人群风险[7]，预计 50 岁人群中 1/2 的女性和 1/5 的男性在余生中会发生骨质疏松症相关的骨折。除了增加相关疾病的发病率和经济成本外，骨折还与死亡率增加有关。髋部骨折后 1 年，死亡率增加10% ～ 20%[8]，相似比例的患者需要长期住院或护理[9-10]。

由于人口老龄化，2010—2025 年间全球骨质疏松性骨折导致的经济损失预计将增加 25%[6]。美国也有相似的增长趋势，目前骨质疏松症是美国排名第十位的重大疾病，也是医疗保险受益人花费前 5% 高的疾病之一[4]。

表 1.1　欧洲骨质疏松症相关骨折的影响

	髋部	脊柱	腕关节
女性罹患风险（%）	23	29	21
男性罹患风险（%）	11	14	5
例/年	620 000	810 000	574 000
住院率（%）	100	2 ～ 10	5
相对生存率	0.83	0.82	1.00

来源：数据来源于 Hernlund E et al.Arch Osteoporos.2013 Dec；8（1-2）：136.
注：所有部位总计费用约 370 亿欧元

年龄和性别对骨折发病率的影响

　　社区骨折发病率呈双峰型，在青年和高龄人群中均呈高峰[11-12]。青年人群中，以长骨骨折为主，通常出现在严重创伤之后，男性比女性更常见。例如，颅骨、腕骨、锁骨、脚踝和小腿骨折的发生通常与交通事故等严重创伤有关，常见于青年男性；相反，髋部骨折在青年男女中均不常见[11-12]。在青年组中很少出现骨强度问题，尽管现有数据表明，骨强度作为危险因素并非与此完全不相关[13]。最近一项使用全科医生（GP）记录（临床实践研究数据链，CPRD）的英国研究结果描述了上述现象，如图 1.1 所示。50 岁以后，女性的骨折发病率开始急剧攀升，其发病率是男性的两倍；请注意图 1.1 中 y 轴刻度的差异。同样需要引起注意的是，仅依靠临床表现诊断椎体骨折时，其发病率会被低估，而当通过影像学检查而不仅是临床表现确定诊断时，骨折发病率明显增加，如图 1.2 所示[14]。

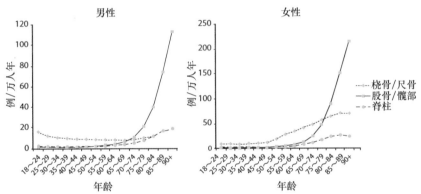

图 1.1　不同年龄和性别的桡骨／尺骨、股骨／髋部和脊柱的骨折发病率，来自英国康复研究中心，1988—2012 年。（经许可引自 Curtis EMet al.Bone.2016；87：19-26.）

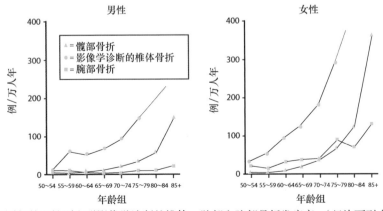

图 1.2　不同年龄和性别人群影像学诊断的椎体、髋部和腕部骨折发病率。（经许可引自 van Staa TP el al.Bone.2001；29（6）：517-22 和 Felsenberg D et al. J Bone Miner Res.2002；17（4）：716-24.）

髋部、脊柱和腕关节骨折的流行病学特点

髋部骨折

在大多数人群中髋部骨折的发病率随着年龄的增长呈指数增长，女性与男性的发病率比约为 2 : 1，其中约 98% 发生在 35 岁或以上的人群中，80% 发生在女性人群[11]。在温带国家髋部骨折可见季节性变化，表现为冬季增加。人们在结冰的人行道上滑倒可能是导致髋部骨折增加的原因，然而大多数髋部骨折却发生在室内，这意味着季节性变化的出现可能是由于冬季光照较少和人体神经肌肉反射减慢导致，也可能与人体维生素 D 状态有关。

已经证实种族、地理位置和社会经济状况等因素都会影响髋部骨折的发病率[11]，甚至在同一个国家内也是如此。就种族差异而言，英国最近的一项研究表明，50 岁以上白人骨折发病率是黑人的 3 ～ 5 倍（图 1.3），南亚人群和混血人群骨折发病率中等。苏格兰、瑞典、南非和美国的研究证实了这一发现[15-16]。加利福尼亚州的一项关于髋部骨折发病率的研究表明，50 岁以上的白人女性的骨折发病率为 14.1/ 万人年，黑人女性为 5.7/ 万人年，亚裔女性为 8.5/ 万人年[16]。使用髋部结构分析和高分辨外周骨定量 CT（pQCT）扫描的研究发现了上述现象的根本原因：股骨近端结构的差异（黑人比白人的股骨颈更短、更宽）以及骨骼微结构的差异（黑人女性比白人女性的骨骼更大、更致密，骨皮质的面积、厚度和体积也更大）[17]。不同种族人群身高和身体成分的差异也可能在一定程度上导致骨折发病率的差异，美国国家健康和营养调查（NHANES）队列研究证实白人通常比亚裔和黑人身高更高[18]。研究表明，身高是髋部骨折发病率的独立影

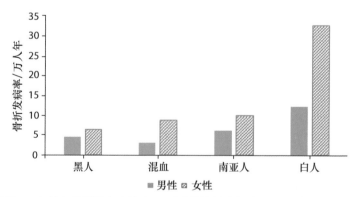

图 1.3　在英国 50 岁以上的男性和女性中，不同种族的髋部或股骨和脆性骨折发病率。（数据来自英国临床事件研究数据库，1988—2012 年；经许可引自 Curtis EM el al.Bone.2016；87：19-26.）

响因素，身高越高的人骨折风险越大[19]。

在英国、美国和荷兰不同人群中研究认为贫困与髋部骨折显著相关，对男性影响更大[11, 20-22]。英国临床实践研究数据库（CPRD）的研究表明，与 1 类多重（社会经济）剥夺指数组相比，5 类多重剥夺指数（最贫困）组髋部骨折的相对风险为 1.3（如图 1.4）。这可能是由于不良的生活方式对骨骼健康产生的影响，目前已知不良生活方式包括饮食质量差、吸烟、饮酒同时合并社会经济地位较低等[20-24]。与社会经济地位较高的人群相比，社会经济地位较低的人群肥胖的患病率也更高，但是根据骨折部位的不同，这会对骨折发病率产生不同的影响。例如，最近的一项 meta 分析表明，肥胖对髋部骨折有保护作用，但与踝部骨折的风险增加相关[25]。

髋部骨折后死亡率高，美国每年发生大约 30 万例髋部骨折，约有 3.1 万例患者在骨折后 6 个月内死亡。骨折后立即死亡的风险最大，随着时间的推移死亡风险逐渐降低。50 岁以上大约 8% 的男性和 3% 的女性因骨折在住院期间死亡，而男性髋部骨折比例高于女性并且随着年龄的增长而增加，正如预期的那样，存在合并症的患者这一比例更高[26]。一项大型 meta 分析显示，老年女性和男性髋部骨折后 1 年的死亡率为 20% ～ 26%[27]，这与英国一项研究结果相似，该研究表明 2000—2008 年间髋部骨折后 1 年全因死亡率为 22.3%[26]。研究表明除小型骨折（只有 75 岁或以上人群死亡率增加）外，其余类型的骨折均与生存时间减少相关。虽然在骨折后早期死亡风险最高（髋部骨折后的前 3 个月内死亡风险为 5 ～ 8 倍），但在骨折后的 10 年内风险仍持续存在[27-28]。

髋部骨折后患者容易发生肺炎、尿路感染和压疮等并发症，其发病率也很高。长远看，具备行走能力的人髋部骨折后独立行走能力降低到 50%[9]。认知障碍、共病和年龄是预后的重要决定因素[29]，事实表明 50 ～ 55 岁的髋部骨折

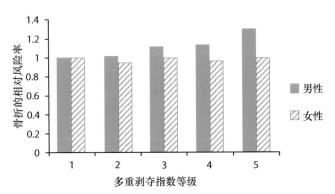

图 1.4　英国社会经济剥夺五个等级的髋部骨折发病率（多重剥夺指数越大＝越贫困）。（经许可引自 Curtis EM et al.Bone.2016；87：19-26.）

患者中有 14% 被送往养老院，而 90 岁以上的患者中这一比例达到 55%[30]。

椎体骨折

椎体骨折（其主要临床后果是背痛、驼背和身高缩短）比髋部骨折的发病率更难掌握，主要原因是患者通常没有症状，而且对椎体畸形的影像学定义存在争议。对人群进行影像学筛查的研究表明，椎体骨折的发病率约为髋部骨折的 3 倍，但是只有大约 1/3 的椎体骨折引起医学关注（如图 1.2）[7, 14]。来自欧洲椎体骨质疏松症研究（EVOS）的数据显示，通过对影像学诊断的椎体骨折进行统计，50 ～ 79 岁欧洲人群中年龄标准化人口的患病率，男性和女性分别为 12.2% 和 12.0%[31]。然而，最近发表的一篇综述表明，影像学确诊的椎体骨折患病率更高：斯堪的纳维亚女性的患病率为 26%，东欧女性的患病率为 18%，年龄 ≥ 50 岁北美白人女性的患病率为 20% ～ 24%，其中白人与黑人患病率之比为 1.6。拉丁美洲的患病率总体上低于欧洲和北美洲，整个亚洲和中东地区患病率差异很大[32]。

过去人们认为椎体骨折男性比女性更常见。然而 EVOS 数据表明，仅在年轻人中存在上述现象，除外伤所致的男性椎体骨折发病率稍高外，影像学下椎体畸形在男性及女性中发病率相似。年龄较大的人群中，椎体骨折在女性中更常见，大多数骨折发生在日常活动中（如举起不沉的物品时）而不是因为跌倒。EVOS 研究发现在 75 ～ 79 岁人群中，影像学诊断的椎体骨折发病率男性为 13.6/ 千人年，女性为 29.3/ 千人年[14]。相比之下，明尼苏达州罗切斯特的一项早期研究发现，根据临床表现诊断的椎体骨折中，男性的发病率为 0.2/ 千人年，75 ～ 84 岁的人群发病率为 9.8/ 千人年[33]。

令人惊讶的是，椎体骨折与骨折 1 年后死亡率增加有关[28, 34]，共病状态下相对生存率显著降低。相比骨折后短期内死亡率最高的髋部骨折，椎体骨折后随着骨折确诊时间的延长，患者生存质量受损明显加重。英国 CPRD 观察发现女性椎体骨折后 12 个月生存率为 86.5%，而预期为 93.6%；5 年生存率为 56.5%，而预期为 69.9%[7]。正如预测的那样，生活质量（QUALEFFO）评分随着椎体骨折数量的增加而降低[35]。

前臂远端骨折

与髋部骨折在年龄较大时呈指数增长不同，腕部骨折发病率随着年龄的增长逐渐增加（如图 1.2）[11]。在年龄较大的人群中，女性的发病率高于男性，英国

50 岁及以上人群女性和男性的发病率分别为 39.7/ 万人年和 8.9/ 万人年[11]。总体而言，尽管腕部骨折使部分活动受限，如写作和做饭，超过一半的患者在骨折后 6 个月时功能评价显示受到一定程度影响，但很少有患者因腕部骨折而完全残疾[30]。腕部骨折可能不会增加死亡率[7]。

个体发生再骨折的风险

研究表明曾发生脆性骨折的患者有发生任何类型再骨折的风险。对 11 个人群队列研究的 15 259 名男性和 44 902 名女性进行 meta 分析显示，既往有骨折史患者新发骨折风险增加 86%[36]。英国对 3 万多名髋部骨折患者进行的一项研究发现该人群再发骨折的风险增高；在髋部骨折后 5 年内 14.7% 的人罹患主要的非髋部（椎体、肱骨或前臂）脆性骨折，32.5% 的人会发生普通骨折[37]。EVOS 研究表明椎体骨折后再骨折风险增高，普遍存在的椎体畸形预测髋部骨折发病率的率比 [译者注：率比（rate ratio）指暴露组与对照组的发病密度之比] 为 2.8 ～ 4.5，而且随着基线状态椎体畸形的数量增加再骨折的风险增加[38]。虽然没有详细描述，但瑞典的一项研究表明指骨骨折后短期内再骨折的风险显著增加[39]，这为骨折后早期针对骨质疏松症治疗提供了理论基础。

遗传因素对骨折风险的影响

考虑到不同种族人群骨折发病率的差异，了解遗传因素对骨折风险的影响是至关重要的。双胞胎和家系研究发现[40-41]，骨量受遗传因素影响。面积骨密度可能有高遗传率（h^2）的特点，根据骨骼部位和年龄不同估计遗传率为 45% ～ 78%[42-43]。最初的研究集中在几个可能的候选基因上，包括维生素 D 受体基因（VDR）[44]、IL-6[45]、Ⅰ 型胶原蛋白 α_1 链[46]、TGF-β[47] 和低密度脂蛋白受体相关蛋白 5（LRP5）[48]。许多全基因组关联研究（GWAS）及 meta 分析已经对骨密度进行研究并确定了很多基因组位点，其中一些是非编码变异（例如，EN1，靠近 WNT16 基因），许多发生在较低的最小等位基因频率（MAF）上[49-50]。到目前为止，通过 GWAS 研究检测到的单个位点仅解释了大约 5% 的骨密度（BMD）变异[51]，但从全基因组测序来看，越来越多的证据表明，低频、非编码变异可以解释一定比例的遗传性缺失 [译者注：尽管 GWAS 研究在复杂疾病 / 常见性状易感基因鉴定上取得了巨大的成功，然而 GWAS 研究易感基因的发现却只能解释一小部分复杂疾病的遗传背景，表明基因组中还存在与复杂疾病相关的基因变异没能被现阶段的 GWAS 研究所发现，这一现象被称为"遗传性缺失"（missing heritability）] [49, 52]。

此外，研究表明，尽管面积骨密度（aBMD）具有很强的遗传性，但 GWAS 中测定的基因与骨折表型只存在一定程度的重叠 [53]。与高分辨外周骨定量 CT（HRpQCT）分析相关的 GWAS 研究正在进行骨小梁和皮质特征的检测，这可能是更重要的骨折预测因素 [54]。尽管有人认为下一代测序技术可以解释进一步的变异，但越来越多的证据表明，剩余的变异可能需由子宫内和生命早期的基因-环境相互作用来解释 [55]。这可能是通过表观遗传调控过程发生的，将在第 8 章中讨论。

骨折发病率的全球差异

髋部骨折是骨折发病率全球差异的最佳代表。研究表明，年龄标准化的髋部骨折年发病率具有明显的异质性。2012 年发表的最大规模系统综述涵盖了 50 年的文献调查和联合国人口统计学数据 [56]。斯堪的纳维亚半岛（丹麦、挪威、瑞典及奥地利）的年龄标准化髋部骨折年发病率最高，分别为 574/10 万人年、563/10 万人年、539/10 万人年、501/10 万人年；最低的是尼日利亚、南非、突尼斯和厄瓜多尔，分别为 2/10 万人年、20/10 万人年、57/10 万人年、58/10 万人年。总体而言，在西北欧、中欧、俄罗斯联邦和中东国家如伊朗、科威特和阿曼存在一批高风险国家。其他高风险地区包括中国香港、新加坡和中国台湾。低风险地区包括拉丁美洲（阿根廷除外）、非洲和沙特阿拉伯。现在全世界髋部骨折发病率差异大约在 10 倍范围内，男性总体年龄标准化发病率是女性的一半。髋部骨折发病率最高的地区通常是距离赤道最远的国家以及由于宗教或文化习俗而用衣物大面积遮盖体表的国家，这表明维生素 D 水平可能是导致髋部骨折发病率差异的一个重要因素。

使用 FRAX 模型（如果可用），根据不同国家及个人骨密度是否达到骨质疏松症诊断阈值（T 值－2.5），可计算其未来 10 年内发生主要部位骨质疏松性骨折（髋部骨折、临床椎体骨折、前臂骨折或肱骨骨折）的概率。如图 1.5 所示，无论男女，突尼斯、厄瓜多尔、菲律宾和中国内地的发病率最低，丹麦、瑞典、挪威和瑞士的发病率最高，美国（仅高加索人口数据）排名第五，英国排名第九。女性骨折的概率平均比男性高 23%，而女性髋部骨折总体发病率为男性的两倍。其中，男性、女性的骨折概率预测（包括骨密度测量）相近，是因为有研究表明在相同年龄、相同股骨颈骨密度的男性与女性中，髋部和其他骨质疏松性骨折的风险大致相同 [57-59]。而髋部和其他骨质疏松性骨折后男性死亡风险高于女性。

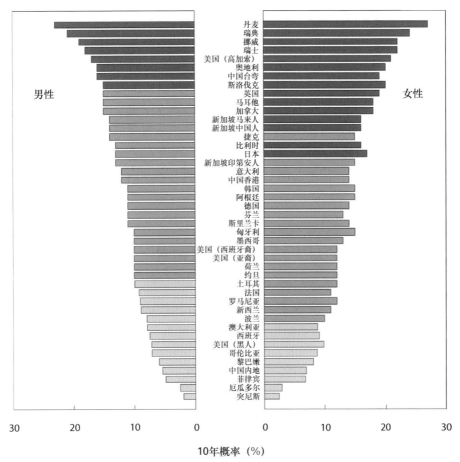

图 1.5 既往有脆性骨折病史且无其他临床危险因素的 65 岁男性和女性 10 年发生主要骨折的概率（以百分比表示），体重指数为 24 kg/m²，根据股骨颈骨密度判断骨质疏松症的阈值（例如 T 值为 − 2.5）。不同国家或地区骨折概率被分类为高（红色，> 15%），中等（橙色，10% ～ 15%），低（绿色 < 10%）（经许可引自 Kanis JA et al.Osteoporos Int.2012；23（9）：2239-56.）

经年龄和性别调整后髋部骨折发病率在全球范围内差异大的原因不清。一些差异可能归因于系统性误差和偏倚；显然，不同国家之间可能会出现骨折编码和记录不准确的情况；一些国家使用的区域性预测可能不能代表总体骨折风险，而且这些研究是跨越长周期进行的：先前纳入的研究中有 20% 以上研究周期超过 10 年。此外，在世界一些地区，并不是所有的髋部骨折都得到医疗关注（例如，在格鲁吉亚、哈萨克斯坦和吉尔吉斯斯坦，50% 以上的病例由于难以获得手术机会和负担不起医疗服务而没有住院治疗[60]）。然而，这些问题不会改变髋部骨折风险和全球 10 年骨折概率存在 10 倍差异的研究发现。不同种族骨骼结构上的遗传差异可能在一定程度上解释了骨折风险的差异，但事实上移民人群在当地骨折率显示出适应性变化（例如，北美黑人髋部骨折的发病率远远高于非洲黑人人口）[61]，这表明环境因素更重要[62]。社会经济发达被认为是导致体力活动水平减低的重要因素，并且增加了人们跌倒的可能性（实际上，人均 GDP 每增加1 万美元，髋部骨折的概率增加 1.3%）[63]。然而，在美国和英国，较高的社会经济地位可能对髋部骨折有保护作用[11, 20]。钙摄入量也是危险因素之一，因为在人群中钙摄入不足通常作为危险因素（低钙摄入量是骨质疏松症的独立危险因素）[64]，但各国间比较时似乎有相反的结果（钙摄入量高的国家髋部骨折风险更大）[65-66]。目前尚不清楚总体上哪些因素与世界范围内骨折风险的异质性有因果关系。

骨折发病率的全球趋势和未来预测

目前推测全世界 60 岁以上的人口占 12%（约 9.01 亿人）。欧洲 60 岁以上人口比例最大（占 24%）；同时，世界其他地区人口也在迅速老龄化：预计到2050 年，除非洲以外的其他洲 60 岁以上的人口比例都将达到或超过 1/4。预计到 2030 年，世界老年人口将达到 14 亿，到 2050 年这一数字将上升至 21 亿，到2100 年可能增至 32 亿[67]。

在未来几十年，世界人口增长和老年人口比例增加将对全球髋部骨折人数产生重大影响，保守预测每年髋部骨折人数将从 1990 年的 166 万增加到 2050 年的 626 万，如果考虑到已知的长期趋势，后面的数据可能会超过 2000 万[68-69]。经年龄和性别调整的髋部骨折发病率趋势的粗略记录如图 1.6，右侧显示年际变化呈增长趋势，左侧呈下降趋势[70]。在许多发达国家，特定年龄和性别人群的髋部骨折发病率早期呈上升趋势，但近一二十年中发病率趋于平稳或下降；然而在发展中国家的许多地区，这一比率仍在上升[70]。最近一项关于英国骨折发病率的研究表明，尽管在 1990—2012 年间男性髋部骨折发病率略有上升（10.8 ～ 13.4/ 万人年），但骨折发病率总体上变化不大[71]。在亚洲，髋部骨折发病率长期趋势具有异质性：中国香港发病率在 1985—1995 年趋于平稳，此后发病率又急剧上升[72]。相反，北京发病率在 1988—1992 年从世界最低水平增长了约 33%，这可能是由于医院报告的完整性和准确性有所改善[73]。新加坡是亚洲城市化程度最高的地区之一，与 1965 年相比，1991—1998 年髋部骨折发病率以每年约 1% 的速度增长[74]。在日本，2006 年记载的按年龄和性别分类的髋部骨折发病率每年持续增长约 3.8%，在 1992—1994 年及 2010—2012 年间，按年龄和性别分类的骨折发病率增长了 32%[75]。正如新加坡、日本和中国香港，这种

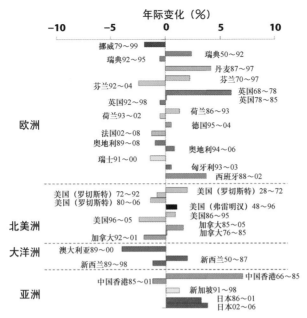

图 1.6　全球髋部骨折随时间变化趋势：年龄和性别调整后髋部骨折发病率的年际变化（经 Cooper C 等许可引自 Osteoporos Int.2011；22（5）：1277-88.）

增长与城市化进程加快导致体力活动和营养的变化相一致。

　　除了根据再骨折评价骨质疏松症的疾病负担，识别高骨折风险个体的数量同样有价值，可以为卫生资源分配提供有效信息。使用这种方法，之前预计 2010 年全世界 50 岁及以上人群中，存在骨折高风险的男性及女性数量分别为 2100 万、1.37 亿，预计到 2040 年这一数字将翻一番，主要集中在亚洲、非洲和拉丁美洲[76]，如图 1.7 所示。全球骨质疏松症疾病负担的增加表明人们需要认识到目前所面临的问题，需要针对骨质疏松性骨折采取有效的一级和二级预防策略。

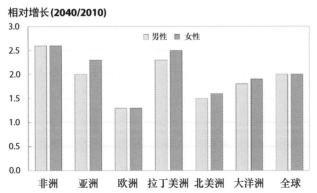

图 1.7　全球按区域划分，2040 年与 2010 年相比，处于高骨折风险的男性和女性人数。（经许可引自 Oden A et al.Osteoporos Int.2015；26（9）：2243-8.）

结论

　　骨质疏松症患病率高并且与脆性骨折密切相关，是目前主要的公共卫生负担之一。不同年龄和性别的骨折发病率存在很大差异，老年人骨折发生风险远高于年轻人，女性骨折发病率高于男性，特别是绝经期后女性。世界范围内骨质疏松性骨折的发病率存在显著的地域性差异，在整个 20 世纪后半叶，西方人口（北美、欧洲和大洋洲）髋部骨折的数量有所增加，近 20 年趋于稳定或下降。然而，在发展中国家，特别是在亚洲，骨质疏松性骨折的发病率在增加。骨质疏松症给全球带来巨大的疾病负担，这意味着骨折风险评估应该是决策者在制定卫生健康政策时优先考虑的事情。

参考文献

1. Johnell O, Kanis JA. An estimate of the worldwide prevalence and disability associated with osteoporotic fractaures. *Osteoporos Int.* 2006;17(12):1726-33.

2. Murray CJ, Barber RM, Foreman KJ, Abbasoglu Ozgoren A, Abd-Allah F, Abera SF, et al. Global, regional, and national disability-adjusted life years (DALYs) for 306 diseases and injuries and healthy life expectancy (HALE) for 188 countries, 1990-2013: Quantifying the epidemiological transition. *Lancet.* 2015 Nov 28;386(10009):2145-91. PubMed PMID: 26321261. PubMed Central PMCID: PMC4673910. Epub 2015/09/01. eng.

3. Global, regional, and national incidence, prevalence, and years lived with disability for 301 acute and chronic diseases and injuries in 188 countries, 1990-2013: A systematic analysis for the Global Burden of Disease Study 2013. *Lancet.* 2015 Aug 22;386(9995): 743-800. PubMed PMID: 26063472. PubMed Central PMCID: PMC4561509. Epub 2015/06/13. eng.

4. Office of the Surgeon General (US). Bone Health and Osteoporosis: A Report of the Surgeon General. Rockville MD; 2004.

5. National Osteoporosis Foundation. Annual Report 2015. https://cdnno forg/wp-content/uploads/2017/03/Annual-Report-2015pdf. 2015.

6. Hernlund E, Svedbom A, Ivergard M, Compston J, Cooper C, Stenmark J, et al. Osteoporosis in the European Union: Medical management, epidemiology and economic burden: A report prepared in collaboration with the International Osteoporosis Foundation (IOF) and the European Federation of Pharmaceutical Industry Associations (EFPIA). *Arch Osteoporos.* 2013 Dec;8(1-2):136. PubMed PMID: 24113837. Epub

2013/10/12. eng.

7. van Staa TP, Dennison EM, Leufkens HG, Cooper C. Epidemiology of fractures in England and Wales. *Bone.* 2001 Dec;29(6):517-22. PubMed PMID: 11728921. Epub 2001/12/01. eng.

8. Center JR, Nguyen TV, Schneider D, Sambrook PN, Eisman JA. Mortality after all major types of osteoporotic fracture in men and women: An observational study. *Lancet.* 1999;353(9156):878-82.

9. Compston J, Cooper A, Cooper C, Francis R, Kanis JA, Marsh D, et al. Guidelines for the diagnosis and management of osteoporosis in post-menopausal women and men from the age of 50 years in the UK. *Maturitas.* 2009;62(2):105-8.

10. Harvey N, Dennison E, Cooper C. Osteoporosis: Impact on health and economics. *Nat Rev Rheumatol.* 2010;6(2):99-105.

11. Curtis EM, van der Velde R, Moon RJ, van den Bergh JP, Geusens P, de Vries F, et al. Epidemiology of fractures in the United Kingdom 1988-2012: Variation with age, sex, geography, ethnicity and socioeconomic status. *Bone.* 2016 Jun;87:19-26. PubMed PMID: 26968752. PubMed Central PMCID: PMC4890652. Epub 2016/03/13. eng.

12. Moon RJ, Harvey NC, Curtis EM, de Vries F, van Staa T, Cooper C. Ethnic and geographic variations in the epidemiology of childhood fractures in the United Kingdom. *Bone.* 2016 Apr;85:9-14. PubMed PMID: 26802259. PubMed Central PMCID: PMC4841386. Epub 2016/01/24. eng.

13. Goulding A, Jones IE, Taylor RW, Manning PJ, Williams SM. More broken bones: A 4-year double cohort study of young girls with and without distal forearm fractures. *J Bone Miner Res.* 8610640. 2000;15(10):2011-8.

14. Felsenberg D, Silman AJ, Lunt M, Armbrecht G, Ismail AA, Finn JD, et al. Incidence of vertebral fracture in Europe: Results from the European Prospective Osteoporosis Study (EPOS). *J Bone Miner Res.* 2002 Apr; 17(4):716-24. PubMed PMID: 11918229. Epub 2002/03/29. eng.

15. Solomon L. Osteoporosis and fracture of the femoral neck in the South African Bantu. *J Bone Joint Surg Br.* 1968 Feb;50(1):2-13. PubMed PMID: 5641595. Epub 1968/02/01. eng.

16. Silverman SL, Madison RE. Decreased incidence of hip fracture in Hispanics, Asians, and blacks: California Hospital Discharge Data. *Am J Public Health.* 1988;78(11):1482-3. PubMed PMID: PMC1350247.

17. Putman MS, Yu EW, Lee H, Neer RM, Schindler E, Taylor AP, et al. Differences in skeletal microarchitecture and strength in African-American and white women. *J Bone Miner Res.* 2013 Oct;28(10):2177-85. PubMed PMID: 23572415. PubMed Central PMCID: Pmc3779478. Epub 2013/04/11. eng.

18. Heymsfield SB, Peterson CM, Thomas DM, Heo M, Schuna JM, Jr., Hong S, et al. Scaling of adult body weight to height across sex and race/ethnic

groups: Relevance to BMI. *Am J Clin Nutr.* 2014 Dec;100(6):1455-61. PubMed PMID: 25411280. PubMed Central PMCID: Pmc4232013. Epub 2014/11/21. eng.

19. Meyer HE, Tverdal A, Falch JA. Risk factors for hip fracture in middle-aged Norwegian women and men. *Am J Epidemiol.* 1993 Jun 1;137(11): 1203-11. PubMed PMID: 8322761. Epub 1993/06/01. eng.

20. Bacon WE, Hadden WC. Occurrence of hip fractures and socioeconomic position. *J Aging Health.* 2000;12(2):193-203.

21. Brennan SL, Holloway KL, Williams LJ, Kotowicz MA, Bucki-Smith G, Moloney DJ, et al. The social gradient of fractures at any skeletal site in men and women: Data from the Geelong Osteoporosis Study Fracture Grid. *Osteoporos Int.* 2015;26(4):1351-9.

22. Reyes C, Garcia-Gil M, Elorza JM, Fina-Aviles F, Mendez-Boo L, Hermosilla E, et al. Socioeconomic status and its association with the risk of developing hip fractures: A region-wide ecological study. *Bone.* 2015;73:127-31.

23. Cauley JA, Chalhoub D, Kassem AM, Fuleihan Gel H. Geographic and ethnic disparities in osteoporotic fractures. *Nat Rev Endocrinol.* 2014; 10(6):338-51.

24. Benetou V, Orfanos P, Feskanich D, Michaelsson K, Pettersson-Kymmer U, Eriksson S, et al. Fruit and Vegetable Intake and Hip Fracture Incidence in Older Men and Women: The CHANCES Project. *J Bone Miner Res.* 2016;31(9):1743-52.

25. Johansson H, Kanis JA, Oden A, McCloskey E, Chapurlat RD, Christiansen C, et al. A meta-analysis of the association of fracture risk and body mass index in women. *J Bone Miner Res.* 2014 Jan;29(1):223-33. PubMed PMID: 23775829. Epub 2013/06/19. eng.

26. Klop C, Welsing PM, Cooper C, Harvey NC, Elders PJ, Bijlsma JW, et al. Mortality in British hip fracture patients, 2000-2010: A population-based retrospective cohort study. *Bone.* 2014 Sep;66:171-7. PubMed PMID: 24933345. Epub 2014/06/17. eng.

27. Haentjens P, Magaziner J, Colon-Emeric CS, Vanderschueren D, Milisen K, Velkeniers B, et al. Meta-analysis: Excess mortality after hip fracture among older women and men. *Ann Intern Med.* 2010 Mar 16;152(6):380-90. PubMed PMID: 20231569. PubMed Central PMCID: PMC3010729. Epub 2010/03/17. eng.

28. Bliuc D, Nguyen ND, Milch VE, Nguyen TV, Eisman JA, Center JR. Mortality risk associated with low-trauma osteoporotic fracture and sub-sequent fracture in men and women. *JAMA.* 2009;301(5):513-21.

29. Kim S-M, Moon Y-W, Lim S-J, Yoon B-K, Min Y-K, Lee D-Y, et al. Prediction of survival, second fracture, and functional recovery following the first hip fracture surgery in elderly patients. *Bone.* 2012

Jun;50(6):1343-50.

30. Chrischilles EA, Butler CD, Davis CS, Wallace RB. A model of lifetime osteoporosis impact. *Arch Intern Med.* 1991 Oct;151(10):2026-32. PubMed PMID: 1929691. Epub 1991/10/01. eng.

31. O'Neill TW, Felsenberg D, Varlow J, Cooper C, Kanis JA, Silman AJ. The prevalence of vertebral deformity in european men and women: The European Vertebral Osteoporosis Study. *J Bone Miner Res.* 1996;11(7):1010-8.

32. Ballane G, Cauley JA, Luckey MM, El-Hajj Fuleihan G. Worldwide preva-lence and incidence of osteoporotic vertebral fractures. *Osteoporos Int.* 2017 May;28(5):1531-42. PubMed PMID: 28168409. Epub 2017/02/09. eng.

33. Cooper C, Atkinson EJ, O'Fallon WM, Melton LJ. Incidence of clinically diagnosed vertebral fractures: A population-based study in Rochester, Minnesota, 1985-1989. *J Bone Miner Res.* 1992;7(2):221-7.

34. Cooper C, Atkinson EJ, Jacobsen SJ, O'Fallon WM, Melton LJ. Population-based study of survival after osteoporotic fractures. *Am J Epidemiol.* 1993;137(9):1001-5.

35. Oleksik A, Lips P, Dawson A, Minshall ME, Shen W, Cooper C, et al. Health-related quality of life in postmenopausal women with low BMD with or without prevalent vertebral fractures [In Process Citation]. *J Bone Miner Res.* 2000;15(7):1384-92.

36. Kanis JA, Johnell O, De Laet C, Johansson H, Oden A, Delmas P, et al. A meta-analysis of previous fracture and subsequent fracture risk. *Bone.* 2004 Aug;35(2):375-82. PubMed PMID: 15268886. Epub 2004/07/23. eng.

37. Gibson-Smith D, Klop C, Elders PJ, Welsing PM, van Schoor N, Leufkens HG, et al. The risk of major and any (non-hip) fragility fracture after hip fracture in the United Kingdom: 2000-2010. *Osteoporos Int.* 2014 Nov; 25(11):2555-63. PubMed PMID: 25001987. Epub 2014/07/09. eng.

38. Ismail AA, Cockerill W, Cooper C, Finn JD, Abendroth K, Parisi G, et al. Prevalent vertebral deformity predicts incident hip though not distal forearm fracture: Results from the European Prospective Osteoporosis Study. *Osteoporos Int.* 2001;12(2):85-90.

39. Johnell O, Kanis JA, Oden A, Sernbo I, Redlund-Johnell I, Petterson C, et al. Fracture risk following an osteoporotic fracture. *Osteoporos Int.* 2004 Mar;15(3):175-9. PubMed PMID: 14691617. Epub 2003/12/24. eng.

40. Pocock NA, Eisman JA, Hopper JL, Yeates MG, Sambrook PN, Eberl S. Genetic determinants of bone mass in adults. A twin study. *J Clin Invest.* 1987 Sep;80(3):706-10. PubMed PMID: 3624485. PubMed Central PMCID: Pmc442294. Epub 1987/09/01. eng.

41. Videman T, Levalahti E, Battie MC, Simonen R, Vanninen E, Kaprio J. Heritability of BMD of femoral neck and lumbar spine: A multivariate twin study of Finnish men. *J Bone Miner Res.* 2007 Sep;22(9):1455-62.

PubMed PMID: 17547536. Epub 2007/06/06. eng.

42. Liu C-T, Karasik D, Zhou Y, Hsu Y-H, Genant HK, Broe KE, et al. Heritability of prevalent vertebral fracture and volumetric bone mineral density and geometry at the lumbar spine in three generations of the framingham study. *J Bone Miner Res.* 2012;27(4):954-8.

43. Ralston SH, de Crombrugghe B. Genetic regulation of bone mass and susceptibility to osteoporosis. *Genes Devel.* 2006 September 15, 2006; 20(18):2492-506.

44. Langdahl BL, Gravholt CH, Brixen K, Eriksen EF. Polymorphisms in the vitamin D receptor gene and bone mass, bone turnover and osteoporotic fractures [see comments]. *Eur J Clin Invest.* 2000;30(7):608-17.

45. Nordstrom A, Gerdhem P, Brandstrom H, Stiger F, Lerner UH, Lorentzon M, et al. Interleukin-6 promoter polymorphism is associated with bone quality assessed by calcaneus ultrasound and previous fractures in a cohort of 75-year-old women. *Osteoporos Int.* 2004;15(10):820-6.

46. Mann V, Hobson EE, Li B, Stewart TL, Grant SF, Robins SP, et al. A COL1A1 Sp1 binding site polymorphism predisposes to osteoporotic fracture by affecting bone density and quality. *J Clin Invest.* 2001;107(7):899-907.

47. Hinke V, Seck T, Clanget C, Scheidt-Nave C, Ziegler R, Pfeilschifter J. Association of transforming growth factor-beta1 (TGFbeta1) T29 —> C gene polymorphism with bone mineral density (BMD), changes in BMD, and serum concentrations of TGF-beta1 in a population-based sample of post-menopausal german women. *Calcif Tissue Int.* 2001;69(6):315-20.

48. Koay MA, Tobias JH, Leary SD, Steer CD, Vilarino-Guell C, Brown MA. The effect of LRP5 polymorphisms on bone mineral density is apparent in childhood. *Calcif Tissue Int.* 2007;81(1):1-9.

49. Zheng HF, Forgetta V, Hsu YH, Estrada K, Rosello-Diez A, Leo PJ, et al. Whole-genome sequencing identifies EN1 as a determinant of bone density and fracture. *Nature.* 2015 Oct 1;526(7571):112-7. PubMed PMID: 26367794. PubMed Central PMCID: PMC4755714. Epub 2015/09/15. eng.

50. Moayyeri A, Hsu Y-H, Karasik D, Estrada K, Xiao S-M, Nielson C, et al. Genetic determinants of heel bone properties: Genome-wide association meta-analysis and replication in the GEFOS/GENOMOS consortium. *Hum Molec Genet.* 2014 Jun1:23(11):3054-68. Epub 2014/01/14.

51. Richards JB, Zheng HF, Spector TD. Genetics of osteoporosis from genome-wide association studies: Advances and challenges. *Nat Rev Genet.* 2012 Jul 18;13(8):576-88. PubMed PMID: 22805710. Epub 2012/07/19. eng.

52. Yang J, Bakshi A, Zhu Z, Hemani G, Vinkhuyzen AA, Lee SH, et al. Genetic variance estimation with imputed variants finds negligible missing heritability for human height and body mass index. *Nat Genet.* 2015

Oct;47(10):1114-20. PubMed PMID: 26323059. PubMed Central PMCID: PMC4589513. Epub 2015/09/01. eng.

53. Estrada K, Styrkarsdottir U, Evangelou E, Hsu YH, Duncan EL, Ntzani EE, et al. Genome-wide meta-analysis identifies 56 bone mineral density loci and reveals 14 loci associated with risk of fracture. *Nat Genet.* 2012;44(5):491-501.

54. Karasik D, Demissie S, Zhou Y, Lu D, Broe KE, Bouxsein ML, et al. Heritability and Genetic Correlations for Bone Microarchitecture: The Framingham Study Families. *J Bone Miner Res.* 2017 Jan;32(1):106-14. PubMed PMID: 27419666. PubMed Central PMCID: PMC5310688. Epub 2016/10/27. eng.

55. Dennison EM, Arden NK, Keen RW, Syddall H, Day IN, Spector TD, et al. Birthweight, vitamin D receptor genotype and the programming of osteoporosis. *Paediatr Perinat Epidemiol.* 2001;15(3):211-9.

56. Kanis JA, Oden A, McCloskey EV, Johansson H, Wahl DA, Cooper C. A systematic review of hip fracture incidence and probability of fracture worldwide. *Osteoporos Int.* 2012 Sep;23(9):2239-56. PubMed PMID: 22419370. PubMed Central PMCID: PMC3421108. Epub 2012/03/16. eng.

57. Srinivasan B, Kopperdahl DL, Amin S, Atkinson EJ, Camp J, Robb RA, et al. Relationship of femoral neck areal bone mineral density to volumetric bone mineral density, bone size, and femoral strength in men and women. *Osteoporos Int.* 2012;23(1):155-62.

58. Kanis JA, Bianchi G, Bilezikian JP, Kaufman JM, Khosla S, Orwoll E, et al. Towards a diagnostic and therapeutic consensus in male osteoporosis. *Osteoporos Int.* 2011 Nov;22(11):2789-98. PubMed PMID: 21509585. PubMed Central PMCID: PMC3555694. Epub 2011/04/22. eng.

59. Johnell O, Kanis JA, Oden A, Johansson H, De Laet C, Delmas P, et al. Predictive value of BMD for hip and other fractures. *J Bone Miner Res.* 2005;20(7):1185-94.

60. The Eastern European & Central Asian Regional Audit Epidemiology, costs & burden of osteoporosis in 2010. Nyon, Switzerland: International Osteoporosis Foundation, 2011.

61. Cauley JA, El-Hajj Fuleihan G, Arabi A, Fujiwara S, Ragi-Eis S, Calderon A, et al. Official Positions for FRAX(R) clinical regarding international differences from Joint Official Positions Development Conference of the International Society for Clinical Densitometry and International Osteoporosis Foundation on FRAX(R). *J Clin Densitom.* 2011 Jul-Sep;14(3):240-62. PubMed PMID: 21810532. Epub 2011/08/04. eng.

62. Elffors I, Allander E, Kanis JA, Gullberg B, Johnell O, Dequeker J, et al. The variable incidence of hip fracture in southern Europe: The MEDOS Study. *Osteoporos Int.* 1994 Sep;4(5):253-63. PubMed PMID: 7812073. Epub 1994/09/01. eng.

63. Johnell O, Borgstrom F, Jonsson B, Kanis J. Latitude, socioeconomic prosperity, mobile phones and hip fracture risk. *Osteoporos Int*. 2007 Mar;18(3):333-7. PubMed PMID: 17077942. Epub 2006/11/02. eng.

64. Johnell O, Gullberg B, Kanis JA, Allander E, Elffors L, Dequeker J, et al. Risk factors for hip fracture in European women: The MEDOS Study. Mediterranean Osteoporosis Study. *J Bone Miner Res*. 1995;10 (11):1802-15.

65. Kanis JA, Passmore R. Calcium supplementation of the diet – I. *BMJ*. 1989 Jan 21;298(6667):137-40. PubMed PMID: 2493832. PubMed Central PMCID: PMC1835487. Epub 1989/01/21. eng.

66. Kanis JA, Passmore R. Calcium supplementation of the diet – II. *BMJ*. 1989 Jan 28;298(6668):205-8. PubMed PMID: 2493864. PubMed Central PMCID: PMC1835554. Epub 1989/01/28. eng.

67. United Nations. World Population Prospects: 2015 Revision. New York: United Nations, 2015.

68. Cooper C, Campion G, Melton LJ. Hip fractures in the elderly: A world-wide projection. *Osteoporos Int*. 1992;2(6):285-9.

69. Gullberg B, Johnell O, Kanis JA. World-wide projections for hip fracture. *Osteoporos Int*. 1997;7(5):407-13. PubMed PMID: 9425497. Epub 1997 /01/01. eng.

70. Cooper C, Cole ZA, Holroyd CR, Earl SC, Harvey NC, Dennison EM, et al. Secular trends in the incidence of hip and other osteoporotic fractures. *Osteoporos Int*. 2011;22(5):1277-88.

71. van der Velde RY, Wyers CE, Curtis EM, Geusens PP, van den Bergh JP, de Vries F, et al. Secular trends in fracture incidence in the UK between 1990 and 2012. *Osteoporos Int*. 2016 Jun 9. PubMed PMID: 27283403. Epub 2016/06/11. eng.

72. Lau EM, Cooper C, Fung H, Lam D, Tsang KK. Hip fracture in Hong Kong over the last decade – A comparison with the UK. *J Public Health Med*. 1999;21(3):249-50.

73. Xu L, Lu A, Zhao X, Chen X, Cummings SR. Very low rates of hip fracture in Beijing, People's Republic of China the Beijing Osteoporosis Project. *Am J Epidemiol*. 1996;144(9):901-7.

74. Koh LK, Saw SM, Lee JJ, Leong KH, Lee J. Hip fracture incidence rates in Singapore 1991-1998. *Osteoporos Int*. 2001;12(4):311-8. PubMed PMID: 11420781. Epub 2001/06/26. eng.

75. Tsukutani Y, Hagino H, Ito Y, Nagashima H. Epidemiology of fragility fractures in Sakaiminato, Japan: Incidence, secular trends, and prognosis. *Osteoporos Int*. 2015 Sep;26(9):2249-55. PubMed PMID: 25986382. Epub 2015/05/20. eng.

76. Oden A, McCloskey EV, Kanis JA, Harvey NC, Johansson H. Burden of

high fracture probability worldwide: Secular increases 2010-2040. *Osteoporos Int*. 2015 Sep;26(9):2243-8. PubMed PMID: 26018089. Epub 2015/05/29. eng.

（郭宇枢　译　姜娟　审校）

第 2 章

健康与疾病的发育起源（DOHaD）：
概念、意义及应用

MARK HANSON AND CYRUS COOPER

引言

  健康与疾病的发育起源（DOHaD）领域目前已确立了良好的基础，该领域已创建一本杂志（健康与疾病的发育起源杂志）[1]、一个国际性的学会（国际健康与疾病发育起源学会）[2]，目前有来自全球 50 多个国家的数百名研究人员从事这一领域的研究。DOHaD 的概念基础是最近几篇回顾性研究[3-6]的主题，该学说的概念基础亦融合到其他多个领域的研究中，包括进化生物学[7-8]、进化发育生物学[9]、人类学[10]、社会科学[11]（详见本书第 14 章）。该领域的研究重点已经从通过一系列动物实验以期探究疾病机制[13-14]，从而描述早期生命历程和晚期非传染性疾病风险之间关系的流行病学[12]，转移到前瞻性队列研究及干预研究[15-18]。本章中，我们将重点讨论 DOHaD 领域在这三方面的见解。

非传染性疾病的全球挑战：生命历程模型

人们目前认识到，非传染性疾病（NCDs）所致死亡占全球死亡人数近 2/3[19]，且其患病率呈逐渐上升趋势，特别是在经济转型、城市化以及西式饮食和久坐不动的生活方式变得普遍的中低收入国家中[20]。非传染性疾病一直是联合国里程碑式倡议的主题之一[21]。常见的与过早死亡有关的非传染性疾病主要包括心血管疾病、肺疾病、2 型糖尿病以及某些肿瘤。非传染性疾病具有巨大的潜在经济影响，虽然并未列入联合国的千年发展目标中，但控制非传染性疾病、维持人类健康是联合国可持续发展目标中的明确目标之一[22]。在这方面，必须认识到，许多其他类型的慢性病虽然不一定直接导致死亡，但仍可缩短伤残调整生命年（DALYs），并造成严重的经济损失。精神心理疾病、肌肉骨骼系统疾病包括本书讨论的骨质疏松症也属于这一类疾病。

通常骨质疏松症等疾病是由增龄相关激素变化所致的必然结果，营养不良、不良生活方式、运动不足、肌少症及衰弱会加剧这一状况。因此，由于寿命的延长、老年人口的比例增加，预计这一类疾病将更加普遍，在高收入国家尤为突出。近来人们认识到非传染性疾病的病因贯穿于整个生命历程。肥胖等危险因素尤为显著，肥胖使非传染性疾病风险增加，这一健康危机进展快，很难用单纯固定的遗传风险解释。此外，成人阶段的生活方式干预对于改善肥胖效果并不显著[23-24]。更令人担忧的是，在幼儿中，肥胖的发病率也呈上升趋势。以英国为例，2～15 岁的儿童及青少年中，超重或肥胖的比例超过 33%；在 16～24 岁的年轻女性中，这一比例升至 36%；到 25～34 岁时，这一比例增加至 50%[25]。预计到 2025 年，全球肥胖的女性将超过 21%[26]。

基于对上述问题的考量，非传染性疾病危险因素的生命历程模型得到了广泛的认可（图 2.1）。该模型强调必须在生命的早期甚至是胎儿及新生儿时期开始实施初级预防策略。研究显示母亲（以及父亲）的行为方式，包括肥胖、饮食以及母亲的年龄，可以影响早期胚胎发育以及妊娠结局，应该在孕前即开始实施零级预防[27]。然而现实中，由于受孕时间常不确定，意外妊娠约占 50%，上述预防措施难以实施。来自高收入和中低收入国家的数据均证实了非传染性疾病如糖尿病等，其病因的非线性轨迹始于生命的早期。近期关于高血压研究数据也是如此[28]。同样在孕前和孕早期肥胖的母亲中，子代心血管疾病死亡率增加[29]。上述现象意味着尚有更多具有非传染性疾病高风险并需要初级卫生保健的个体有待发现。对于青春期至成年早期的人群均存在此状况。尤其是社会经济和教育水平较低的妇女，可能直至妊娠早期才第一次接触卫生保健专业人员，因而错过真正

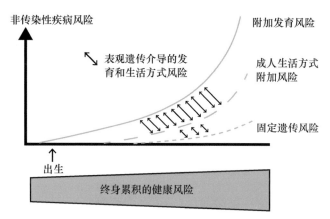

图 2.1 非传染性疾病风险的生命历程模型，显示了其非线性轨迹。小的遗传风险因不健康的成人生活方式放大，但更大幅度的改变发生在出生前的早期发育过程。目前认为，这些过程及相互作用的基础为表观遗传过程。（经许可修改自 Hanson MA，Godfrey KM.Nat Rev Endocrinol.2015 May1；11（5）：261-3.）

的零级预防干预的时机。

关注生命历程的孕前阶段

基于上述理论，人们普遍认识到，生命历程中的孕前期可能提供一个关键的初级干预时机，青春期尤其重要。世界卫生组织提出的妇女、儿童和青少年健康状况的全球战略中指出[30]：

> "青春期是第二个关键的发育阶段。童年时期的生理、心理和社交潜能此时可以转变为技能、行为方式和机遇，从而有助于改善青少年的健康和福祉，并进而提高成年后的创造力。适当的投入和机遇可能巩固早期所获得的技能，也能为童年时期没有得到良好发展的青年提供第二次机会。此外，青少年未来可能为人父母，将健康或疾病的风险传递给子代。"

覆盖女性生育期的相当长一段时间可以称作孕前期，人们关注孕前期的早期，尤其是青春期，有以下几个方面的原因。从人口统计学的角度，尤其在中低收入国家，青少年在人口中所占比例越来越高。《柳叶刀》针对青少年的专题报告[31]指出："当今全球共有 12 亿青少年，约 90% 生活在发展中国家。近年来，包括高收入国家在内的许多国家和地区，青少年及年轻人的生活环境和前景都在恶化。"这部分人群受到的健康关注和投入少于儿童等其他人群，因此柳叶刀专题报告中指出的观点非常重要。这反过来突出了一个含义更为广泛的概念性问题。除美国外，联合国《儿童权利公约》[32]得到了联合国所有成员国的支持。在随后发表的一系列意见中，意见4[33]明确提出："总体而言，青少年是一个健康的群体。"然而从生命历程的角度看，这一描述并不准确。虽然很多青少年认为他们是非常健康的，并且表面上看起来确实如此，但他们后期罹患非传染性疾病的风险却可能非常高。来自Twig等学者的研究[34]是一个很好的例子，他们发现青春期的体重指数（BMI），无论是体重过轻或者肥胖，都和45年以后死于心血管疾病的风险相关。

《妇女、儿童和青少年健康全球战略》[30]提到："通过后期的教育程度、劳动参与及社会贡献，在妇女、儿童和青少年的健康和营养方面的投资将得到十倍的回报"。这大大超过了其他投资的回报率，同时强调了代际健康对于国家经济具有基础性重要意义[35]。在此基础上，通过更多地关注儿童时期的医疗、教育和社会支持，也会对社会各行各业产生非常重要的影响[36]。这一问题在中低收入国家尤为突出。据估计，中低收入国家5岁以下儿童中有43%无法充分发挥出自己的潜能，这造成的经济损失，将是这些国家在医疗方面投入的国内生产总值的两倍[37]。

2016年4月，联合国大会宣布了2016—2025年"营养行动十年计划"[38]，呼吁各国政府在解决5岁以下儿童营养不良、发育迟缓、消瘦、体重不足和超重、妇女和儿童贫血以及其他微量营养素缺乏等问题上发挥主要职责。该行动还责成各国扭转超重和肥胖发生率逐渐上升的趋势，减轻各年龄组营养相关非传染性疾病的负担。"营养行动十年计划"补充并加强了2015年底启动的可持续发展目标，特别是目标2.2（到2030年，消除一切形式的营养不良，包括到2025年实现5岁以下儿童发育迟缓和消瘦问题相关国际目标，解决青春期少女、孕妇、哺乳期妇女和老年人的营养需求。）以及目标3.4（到2030年，通过预防、治疗及促进身心健康，将非传染性疾病导致的过早死亡减少三分之一）。

生命历程方法是世界卫生组织终止儿童期肥胖症委员会（ECHO）[39]于2016年1月发布的最终报告的关键部分，世界卫生组织随后于2017年1月发布了一项实施计划[40]。其他的国际专业组织也同样关注到了这一阶段，如FIGO（国际妇产科联盟）关于青少年、孕前和孕期女性的营养建议，强调在"营养优先"的宗旨下，预防上述时期营养失衡（包括营养缺乏及营养过剩）的重要性[41]。该建议同时倡导应更注重营养物质的质量而非数量，全球议程的一部分为优先保证所有人均衡营养，同时强调加强青少年及年轻女性营养教育的重要性。

孕前阶段与骨质疏松症早期发生的相关性

关于骨质疏松症风险的早期起源，目前已经进行了大量研究工作；本书其他章节对此进行了总结。与其他非传染性疾病一样，这一领域的早期研究侧重于低出生体重和后期风险增加的相关性[42]。遗传因素确实与骨密度及骨矿含量相关，例如维生素 D 受体基因型可能与出生体重相关[43]。认识到上述相关性后，研究进一步发现母体维生素 D 水平、吸烟与否、孕期体力活动水平和饮食均会影响幼儿的骨量[44]。上述相关性可能涉及影响骨骼发育的功能基因的表观遗传学变化（详见本书第 7、8 章）。上述发现是因果关系还是相互影响，目前还不得而知。尽管如此，这些指标仍可能成为评估后期骨质疏松症发生风险的重要生物标志物，用于将相关人群进行危险分层，鼓励人们调整生活方式，如改善饮食或活动状态，同时可用于监测早期生活方式干预对于降低人群后期骨质疏松症风险的效果。相比出生体重，新生儿的表观遗传标志物水平可能更为准确地评估胎儿早期发育状态。然而，与其他关注发育表观遗传与后期非传染性疾病风险相关性的研究一样，这些标志物是否持续、稳定，是否具有组织特异性，是否可逆等问题尚未得到解决。

生命历程模型使研究者深刻理解了以发展的方法研究慢性病预防的重要性。从胎儿到儿童期、青春期的早期发育影响着骨骼和肌肉的增长轨迹[45]，进一步影响青壮年时期骨骼和肌肉的峰值、早期储备的骨骼和肌肉组织在衰老过程中消耗的速度[46]。目前研究发现，通过测量握力等评价骨骼肌质量可很好地预测后期除肌肉骨骼系统问题之外的其他慢性病的发生风险[47]。

孕期补充维生素 D 对于预防子代骨质疏松症发生的作用

早期干预可提高子代骨量，母亲在孕期补充维生素 D 可预防子代骨质疏松症的发生即是很好的佐证。赫特福德郡的成人队列研究首次发现早期发育与成人骨质疏松症发生风险之间的相关性，随后的系统回顾进一步证实二者之间的相关性[48]。这些队列研究同时关注了骨骼表型的很多细节，发现宫内环境差（以低出生体重为标志）也与股骨几何结构改变、骨微结构受损和骨强度降低有关[49-50]。赫尔辛基队列研究分析表明，母亲身材高增加子代髋部骨折的风险，出身体型小、儿童发育不良亦与后期髋部骨折的发生有关[51-52]。在南安普敦同期进行的其他母子队列研究明确了父母状态对婴儿和儿童的身体产生的影响（包括母亲体型、吸烟与否、体力活动和营养状态），南安普敦妇女调查（SWS）中再次证实了上述相关性[44、53]。孕前和孕期母体总体的营养状况以及特定的微量元素缺乏可能会影响子代骨骼发育[54]。微量元素中，母体维生素 D 水平可能是独立于产后营养、体力活动而影响儿童骨骼和肌肉质量的主要决定因素[55-56]。在英国南安普顿妇女调查中，使用高分辨超声对子宫内胎儿的骨生长进行了更详细的分析，结果显示，母体维生素 D 缺乏与子宫内胎儿股骨形态改变有关[57]，可能是由 RXRA 基因启动子区 DNA 甲基化介导的，其产物与维生素 D 受体形成异二聚体，从而与维生素 D 的作用密切相关[58]。在上述一系列研究的基础上，有学者对孕期补充维生素 D 的随机对照试验和队列研究进行了系统回顾，指出孕期补充维生素 D 有益于维持母体维生素 D 水平、胎儿脐静脉血钙浓度、子代骨量和出生体重[56]。基于这些原创性研究的结果，公共卫生政策做出了相应的调整，建议妇女在怀孕期间每日补充 400 国际单位的维生素 D[59-60]。不仅如此，上述原创性研究还为孕期母体补充维生素 D 的大型随机对照试验（MAVIDOS）的开展奠定了基础，MAVIDOS 将研究对象随机分为试验组即每日补充维生素 D 1000 国际单位与安慰剂对照组，研究主要结局指标是子代出生骨量。其最近发表的结果表明，母体补充维生素 D 可明显改善冬季出生婴儿的骨量，且与对照组之间的差异具有统计学意义[61]。辅助分析表明，机体对补充维生素 D 的反应受维生素 D 代谢的遗传因素影响，并且补充维生素 D 可改变 RXRA 基因启动子区的甲基化谱。此结果在后续的维生素 D 相关研究（SPRING 研究）[62] 及 MAVIDOS 研究对 4 岁和 6 岁子代研究对象的随访中均被证实。

结论

有确凿的证据表明骨质疏松症的发生风险始于生命早期，一系列与发育环境相关的因素与骨质疏松症的早期起源有关。尽管生命历程理念对健康的重要性已得到充分肯定[63]，但如何利用这一理念进行早期干预仍是目前面临的挑战。联合使用生命早期的生物标志物，包括可获取组织中的表观遗传标志物、功能指标（如握力）和骨密度，有望成为评估后期风险的有益工具，以便实施保护性干预措施。总体而言，这些指标可用于评价内在储备功能的指示。然而在可预见的未来，可能只有具备优质医疗资源的环境中才能运用这些指标。在中低收入国家，非传染性疾病仍然是重大的健康、经济和人道主义挑战。

致谢

感谢英国心脏基金会的支持。

参考文献

1. Journal of Developmental Origins of Health and Disease. https://www.cambridge.org/core/journals/journal-of-developmental-origins-of-health-and-disease. Accessed 1 March 2017.
2. International Society of Developmental Origins of Health and Disease. https://dohadsoc.org/. Accessed 1 March 2017.
3. Hanson MA, Gluckman PD. Early developmental conditioning of later health and disease: Physiology or pathophysiology? *Physiolog Rev.* 2014;94:1027-76. doi:10.1152/physrev.00029.2013.
4. Dickinson H, Moss TJ, Gatford KL, Moritz KM, Akison L, Fullston T, et al. A review of fundamental principles for animal models of DOHaD research: An Australian perspective. *J Dev Orig Health Dis.* 2016 Oct;7(5):449-72.
5. Gage SH, Munafò MR, Davey Smith G. Causal inference in developmental origins of health and disease (DOHaD) research. *Ann Rev Psychol.* 2016 Jan 4;67:567-85.
6. Heindel JJ, Skalla LA, Joubert BR, Dilworth CH, Gray KA. Review of developmental origins of health and disease publications in environmental epidemiology. *Reprod Toxicol.* 2016 pii:s0890-6238(16)30413-0. doi:10.1016/j.reprodox.2016.11.011 Epub ahead of print.
7. Kuzawa CW, Gluckman PD, Hanson MA, Beedle AS. Evolution, developmental plasticity, and metabolic disease. In Stearns SC, Koella, editors. *Evolution in Health and Disease.* Oxford University Press; 2008:253-64.
8. Kuzawa CW, Quinn EA. Developmental origins of adult function and health: Evolutionary hypotheses. *Annu Rev Anthropol.* 2009 Oct 21;38:131-47.
9. Gilbert SF, Epel D. *Ecological Developmental Biology.* Sunderland MA: Sinauer; 2009:480.
10. Benyshek DC. The "early life" origins of obesity-related health disorders: New discoveries regarding the intergenerational transmission of develop-

mentally programmed traits in the global cardiometabolic health crisis. *Am J Phys Anthropol.* 2013 Dec 1;152(S57):79-93.

11. Meloni M. How biology became social, and what it means for social theory. *Sociolog Rev.* 2014 Aug 1;62(3):593-614.

12. Barker DJ. *Mothers, Babies and Health in Later Life.* Elsevier Health Sciences; 1998.

13. Bertram CE, Hanson MA. Animal models and programming of the metabolic syndrome Type 2 diabetes. *Br Med Bull.* 2001 Nov 1;60(1):103-21.

14. Dickinson H, Moss TJ, Gatford KL, Moritz KM, Akison L, Fullston T, et al. A review of fundamental principles for animal models of DOHaD research: An Australian perspective. *J Dev Orig Health Dis.* 2016 Oct;7(5):449-72.

15. Inskip HM, Godfrey KM, Robinson SM, Law CM, Barker DJ, Cooper C, SWS Study Group. Cohort profile: The Southampton Women's Survey. *Int J Epidemiol.* 2006 Feb 1;35(1):42-8.

16. Jaddoe VW, van Duijn CM, Franco OH, van der Heijden AJ, van Ilzendoorn MH, de Jongste JC, et al. The Generation R Study: Design and cohort update 2012. *Eur J Epidemiol.* 2012 Sep 1;27(9):739-56.

17. Oken E, Baccarelli AA, Gold DR, Kleinman KP, Litonjua AA, De Meo D, et al. Cohort profile: Project Viva. *Int J Epidemiol.* 2014 Mar 16:dyu008.

18. Potdar RD, Sahariah SA, Gandhi M, Kehoe SH, Brown N, Sane H, et al. Improving women's diet quality preconceptionally and during gestation: Effects on birth weight and prevalence of low birth weight – A randomized controlled efficacy trial in India (Mumbai Maternal Nutrition Project). *Am J Clin Nutr.* 2014 Nov 1;100(5):1257-68.

19. World Health Organization. Global action plan for the prevention and control of noncommunicable diseases 2013–2020. WHO Press, Geneva, Switzerland, 2013.

20. World Health Organization. Noncommunicable diseases country profiles 2014. WHO Press, Geneva, Switzerland, 2014.

21. United Nations General Assembly. Political declaration of the high-level meeting of the general assembly on the prevention and control of noncommunicable diseases. New York: United Nations (2011). http://www.un.org/en/ga/ncdmeeting2011/pdf/NCD_draft_political_declaration.pdf. Accessed 9 November 2017.

22. United Nations. Sustainable Development Goals. http://www.un.org/sustainabledevelopment/sustainable-development-goals/. Accessed 7 March 2017.

23. Goran MI (ed). *Childhood Obesity: Causes, Consequences, and Intervention Approaches.* Boca Raton, FL: Taylor & Francis. 2017; ISBN: 9781498720656.

24. Green LR, Hester RL (eds). *Parental Obesity: Intergenerational Programming and Consequences.* Springer 2016. ISBN: 978-1-4939-6384-3.

25. Department of Health. Chief Medical Officer's Annual Report 2014: Health of the 51%: Women. www.gov.uk/government/uploads/system/uploads/attachment_data/file/484383/cmoreport-2014.pdf. Accessed 7 March 2017.

26. NCD Risk Factor Collaboration. Trends in adult body-mass index in 200 countries from 1975 to 2014: A pooled analysis of 1698 population-based measurement studies with 19·2 million participants. *Lancet*. 2016 Apr 8;387(10026):1377-96.

27. Hanson M, Barker M, Dodd JM, Kumanyika S, Norris S, Steegers E, et al. Interventions to prevent maternal obesity before conception, during pregnancy, and post partum. *Lancet Diabetes Endocrinol*. 2017 Jan 31;5(1):65-76.

28. Olsen MH, Angell SY, Asma S, Boutouyrie P, Burger D, Chirinos JA, et al. A call to action and a lifecourse strategy to address the global burden of raised blood pressure on current and future generations: The Lancet Commission on Hypertension. *Lancet*. 2016; 388: 2665-712.

29. Reynolds RM, Allan KM, Raja EA, Bhattacharya S, McNeill G, Hannaford PD, et al. Maternal obesity during pregnancy and premature mortality from cardiovascular event in adult offspring: Follow-up of 1 323 275 person years. *BMJ*. 2013 Aug 13;347:f4539.

30. World Health Organization. Global Strategy for Women's, Children's and Adolescent's Health 2016-2030. http://www.who.int/life-course/partners/global-strategy/en/. Accessed 7 March 2017.

31. Patton GC, Sawyer SM, Santelli JS, Ross DA, Afifi R, Allen NB, et al. Our future: A Lancet commission on adolescent health and wellbeing. *Lancet*. 2016 Jun 11;387(10036):2423-78.

32. United Nations. Convention on the Rights of the Child. http://www.unhcr.org/uk/4d9474b49.pdf. Accessed 7 March 2017.

33. Office of the High Commissioner for Human Rights. Adolescent Health and Development in the Context of the Convention of the Rights of the Child. http://www.ohchr.org/Documents/Issues/Women/WRGS/Health/GC4.pdf. Accessed 7 March 2017.

34. Twig G, Kark JD. Body-mass index in adolescence and cardiovascular death in adulthood. *N Engl J Med*. 2016 Sep 29;375(13):1300-1.

35. Gluckman PD, Hanson MA, Bateson P, Beedle AS, Law CM, Bhutta ZA, et al. Towards a new developmental synthesis: Adaptive developmental plasticity and human disease. *Lancet*. 2009 May 9;373(9675):1654.

36. García JL, Heckman JJ, Leaf DE, Prados MJ. The Life-cycle Benefits of an Influential Early Childhood Program. National Bureau of Economic Research; 2016 Dec 29.

37. Britto PR, Lye sj, Proulx K, Yousafzai AK, Matthews SG, Vaivada T, et al. Early Childhood Interventions Review Group, for the Lancet Early Childhood

Development Series Steering Committee. Nurturing care: Promoting early childhood development. *Lancet*. 2017;389(10064), 91-102.

38. United Nations Systems Standing Committee on Nutrition. The UN Decade of Action on Nutrition 2016-2025. https://www.unscn.org/en/topics /un-decade-of-action-on-nutrition. Accessed 7 March 2017.

39. World Health Organization. Commission on Ending Childhood Obesity (ECHO). http://www.who.int/end-childhood-obesity/final-report/en/. Accessed 7 March 2017.

40. World Health Organization. Executive Board 140th Session. http://apps. who.int/gb/ebwha/pdf_files/EB140/B140_1-en.pdf. Accessed 7 March 2017.

41. Hanson MA, Bardsley A, De-Regil LM, Moore SE, Oken E, Poston L, et al. The International Federation of Gynecology and Obstetrics (FIGO) recommendations on adolescent, preconception, and maternal nutrition: "Think Nutrition First". *Int J Gynecol Obstet*. 2015 Oct 1;131(S4).

42. Dennison EM, Syddall HE, Sayer AA, Gilbody HJ, Cooper C. Birth weight and weight at 1 year are independent determinants of bone mass in the seventh decade: The Hertfordshire Cohort Study. *Pediatr Res*. 2005 Apr 1;57(4):582-6.

43. Dennison EM, Arden NK, Keen RW, Syddall H, Day IN, Spector TD, et al. Birthweight, vitamin D receptor genotype and the programming of osteoporosis. *Paediatr Perinat Epidemiol*. 2001 Jul 1;15(3):211-9.

44. Godfrey K, Walker-Bone K, Robinson S, Taylor P, Shore S, Wheeler T, et al. Neonatal bone mass: Influence of parental birthweight, maternal smoking, body composition, and activity during pregnancy. *J Bone Miner Res*. 2001 Sep 1;16(9):1694-703.

45. Cooper C, Cawley M, Bhalla A, Egger P, Ring F, Morton L, et al. Childhood growth, physical activity, and peak bone mass in women. *J Bone Miner Res*. 1995 Jun 1;10(6):940-7.

46. Hanson MA, Cooper C, Aihie Sayer A, Eendebak RJ, Clough GF, Beard JR. Developmental aspects of a life course approach to healthy ageing. *J Physiol*. 2016 Apr 15;594(8):2147-60.

47. Leong DP, Teo KK, Rangarajan S, Lopez-Jaramillo P, Avezum A, Orlandini A, et al. Prognostic value of grip strength: Findings from the Prospective Urban Rural Epidemiology (PURE) study. *Lancet*. 2015 Jul 24;386(9990):266-73.

48. Baird J, Kurshid MA, Kim M, Harvey N, Dennison E, Cooper C. Does birthweight predict bone mass in adulthood? A systematic review and meta-analysis. *Osteoporos Int*. 2011 May;22(5):1323-34.

49. Oliver H, Jameson KA, Sayer AA, Cooper C, Dennison EM. Growth in early life predicts bone strength in late adulthood: The Hertfordshire Cohort Study. *Bone*. 2007;41(3):400-5.

50. Harvey N, Dennison E, Cooper C. Osteoporosis: A lifecourse approach. *J Bone Miner Res.* 2014 Sep;29(9):1917-25.

51. Cooper C, Eriksson JG, Forsen T, Osmond C, Tuomilehto J, Barker DJ. Maternal height, childhood growth and risk of hip fracture in later life: A longitudinal study. *Osteoporos Int.* 2001;12(8):623-9.

52. Javaid MK, Eriksson JG, Kajantie E, Forsen T, Osmond C, Barker DJ, et al. Growth in childhood predicts hip fracture risk in later life. *Osteoporos Int.* 2011;22(1):69-73.

53. Harvey NC, Javaid MK, Arden NK, Poole JR, Crozier SR, Robinson SM, et al. Maternal predictors of neonatal bone size and geometry: The Southampton Women's Survey. *J Dev Orig Health Dis.* 2010;1(1):35-41.

54. Cole ZA, Gale CR, Javaid MK, Robinson SM, Law C, Boucher BJ, et al. Maternal dietary patterns during pregnancy and childhood bone mass: A longitudinal study. *J Bone Miner Res.* 2009;24(4):663-8.

55. Javaid MK, Crozier SR, Harvey NC, Gale CR, Dennison EM, Boucher BJ, et al. Maternal vitamin D status during pregnancy and childhood bone mass at age 9 years: A longitudinal study. *Lancet.* 2006;367(9504):36-43.

56. Harvey NC, Holroyd C, Ntani G, Javaid K, Cooper P, Moon R, et al. Vitamin D supplementation in pregnancy: A systematic review. *Health Technol Assess.* 2014 Jul;18(45):1-190.

57. Mahon P, Harvey N, Crozier S, Inskip H, Robinson S, Arden N, et al. Low maternal vitamin D status and fetal bone development: Cohort study. *J Bone Miner Res.* 2010;25(1):14-9.

58. Harvey NC, Sheppard A, Godfrey KM, McLean C, Garratt E, Ntani G, et al. Childhood bone mineral content is associated with methylation status of the RXRA promoter at birth. *J Bone Miner Res.* 2014 Mar;29(3):600-7.

59. UK DH. The Pregnancy Book 2009. http://webarchive.nationalarchives. gov.uk/+/www.dh.gov.uk/en/Publicationsandstatistics/Publications/Publi cationsPolicyandGuidance/DH_107302. Accessed 17 May 2017.

60. NICE. Antenatal care for uncomplicated pregnancies. Clinical guideline. (CG62). 2008. https://www.nice.org.uk/guidance/cg62/resources/antenatal-care-for-uncomplicated-pregnancies-pdf-975564597445. Accessed 17 May 2017.

61. Cooper C, Harvey NC, Bishop NJ, Kennedy S, Papageorghiou AT, Schoenmakers I, et al. Maternal gestational vitamin D supplementation and offspring bone health (MAVIDOS): A multicentre, double-blind, randomised placebo-controlled trial. *Lancet Diabetes Endocrinol.* 2016 May;4(5):393-402.

62. Baird J, Barker M, Harvey NC, Lawrence W, Vogel C, Jarman M, et al. Southampton Pregnancy Intervention for the Next Generation (SPRING): Protocol for a randomised controlled trial. *Trials.* 2016 Oct 12;17(1):493.

63. Kuh D, Cooper R, Hardy R, Richards M, Ben-Shlomo Y (eds). *A Life Course Approach to Healthy Ageing*. Oxford UK: Oxford University Press; 2013 Dec 19.

（邓利华　译　苏琳　审校）

第 3 章

早期生长、骨骼发育与成人骨折风险

MICHAEL A CLYNES, NICHOLAS C HARVEY
AND ELAINE M DENNISON

引言

　　骨折风险主要由两个因素决定：骨的机械强度和其承受的力量。骨强度与"骨量"直接相关。骨量是一个骨成分测量的术语，用于描述骨骼尺寸、体积骨密度。研究已证实，骨骼生长期间的骨峰值决定了个体晚年的骨量，相较于骨峰值，骨丢失对晚年骨量的影响相对较小。因此，骨峰值是老年骨质疏松症风险的主要决定因素。越来越多的证据表明，影响年轻人骨矿物质积累的因素可能会影响骨峰值和老年人骨折风险[1]。"生长轨迹"现象中（译者注：指群体在正常环境下，生长过程按遗传潜能决定的方向、速度和目标发育的现象），骨骼的生长轨迹是在生命早期确定的。因此，在成年之前，大部分儿童的体型与同龄人相当（见第 9 章），如图 3.1 所示。

　　低出生体重可预测老年期多种疾病的发生，骨质疏松症即是其中之一，其他还包括冠心病、高血压、2 型糖尿病、骨关节炎等[2]。虽然基因型可能很大程度上决定了成人骨量的差异，但越来越多的证据表明，在宫内期和幼儿期，基因与环境之间的相互作用对于子代的生长轨迹、骨量和后期骨骼健康

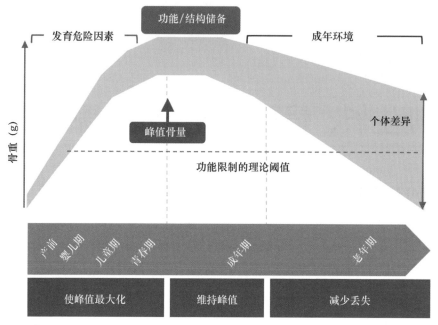

图 3.1 生命历程中骨量的发展、变化。骨量从宫内期开始增加，到成年早期达到峰值，此后有所下降。早期调整生长轨迹可能影响骨峰值的大小；适当干预可降低老年期骨峰值丢失率。（经许可改编自 Cooper C and Melton LJ，Trends Endocrinol Metab. 1992 Aug；3（6）：224-9）

至关重要[2]。这个过程被称为"编程"。许多关于编程的初期研究是由 Barker 和他的同事主持的（见第 2 章和第 14 章）。他们报告了冠心病和低出生体重（提示胎儿宫内生长情况）之间的联系，随后才建立了健康和疾病的发育起源（DOHaD）学说。

　　早期生长对老年期骨骼健康有着明确而深远的影响。本章讨论了早期生长对骨质疏松症发育起源的影响，详细介绍了大量的流行病学调查研究并揭示了潜在的机制。

早期生长和骨骼发育

历史视角

　　最早关于童年成长的描述之一，是由 Count Philibert Gueneau de Montbeillard 完成的，他绘制了儿子从 1759 年到 1777 年 18 年间身高增长曲线，并由 Georges louis Lecler、Comte de Buffon 以法文记录在《Histoire Naturelle》一书中。由

他绘制的绝对身高和每年身高增长的曲线图显示，0～2岁之间，身高增长很快，但在此期间生长速度有一个逐渐减慢的过程，此后直到青春期，生长速度相对稳定，在青春期后期又有一个迅速加速、然后减速的增长过程。随后研究人员，特别是承担了该领域大部分开创性工作[3-5]的 John Tanner，在研究中证实了 Montbeillard 记录的这种生长模式。尽管存在队列产生和测量重复性的逻辑问题，评估产后生长仍相对容易，而绘制子宫内类似的生长曲线则要困难得多。在超声出现之前，这项工作必须依赖于横断面数据。事实上，依据产前和产后不同的数据源，Tanner 在一篇早期论文中描述了胎儿在宫内和产后的生长情况。该报告中，出生前的数据来源为基于不同妊娠期出生的新生儿的测量指标进行的横断面分析，而出生后的数据来源于纵向分析。不同妊娠期胎儿大小的横断面数据分析，而非个体的纵向测量研究，可能使个体的生长曲线过于平滑，导致描述生长轨迹的结论存在偏差。近期，更多的纵向研究数据已经发布，将在随后的章节中进行描述。

Tanner 所描述的生长模式显示，在整个妊娠期的前半段，胎儿的线性生长速度持续增加，然后放缓；体重增长速度从大约32周开始减慢[3-5]。分娩临近时，生长速度减慢是一种重要的生理现象，以避免胎儿过度生长导致无法通过产道娩出。这种现象被称为"母体约束"，目前我们对这一现象知之甚少（见第2章和第14章）。然而，这显然是一个重要的过程，动物实验中，将设得兰矮马和夏尔马进行杂交，当设得兰矮马是母亲时，将生出一只小马驹；而当夏尔马是母亲时，将生出一个大马驹[6]；有意思的是，当两只马驹各自长大后，大小相同，介于父马母马之间。这一动物模型的结果与人类的数据一致，表明出生体重很大程度上受环境的影响。

骨骼早期生长与出生后骨骼大小、矿化和几何结构的前瞻性研究

在妊娠期使用高分辨率超声测量可以对胎儿生长进行更详细、更重要的纵向评估，并与之后的研究结果进行相关分析，如骨矿物质和身体成分[7-9]。英国南安普顿妇女研究（SWS）特别调查了早期生长与儿童骨量之间的关系[10]。这是唯一一项基于人群的前瞻性队列研究，研究对象为可代表英国人口的 12 583 名20～34岁的非孕妇。该研究从饮食、生活方式、体型、体力活动、健康、药物等方面对研究对象进行详细评估，并采集静脉血。对研究过程中怀孕的妇女（n = 3159）在妊娠早期（第11周）和晚期（第34周）进行了类似的评估。在妊娠第11周、第19周和第34周时进行高分辨率超声扫描，由两名训练有素的操作员根据公布的指南测量胎儿顶臀长、头围、胸围、腹围和股骨长度，并在出生时以

及出生后 6 个月、1 岁、2 岁、3 岁时进行详细测量。对约 1000 名儿童进行持续观察和研究,进行双能 X 线骨密度测定(DXA)(包括全身和腰椎,4 岁起增加髋部),以及出生时、4 岁、6 岁时人体测量评估,并在 8 岁和 11 岁时进行随访。6 岁时应用外周定量骨 CT(peripheral quantitative computed tomography,pQCT)测量胫骨骨强度。

　　用于模拟生长的统计方法选择一直以来广受争议,不同的方法(如条件回归、拟合线性或多项式方程、潜在增长曲线建模)各有所长。数据记录的时间点可能会限制统计方法的选择。例如,拟合多项式方程更适合于记录在时间上多点可能重叠的数据。SWS 研究是在离散的时间点进行评估,因此采用基于转换为组内 z 评分的变量的条件生长模型。该技术对生长轨迹的分段或形状没有任何假设,并使用回归导出的残差生成相互独立的变量,可以描述时间连续的生长速度,例如从 11 周至 19 周、19 至 34 周、出生至 1 年。

　　来自 SWS 的数据涉及了三个调查领域:①生长对骨大小和骨密度的不同影响;②特定时间的关系;③对髋关节结构的影响。对其中 380 对母子完整收集了第 19 周和第 34 周的股骨长度和腹围数据,以及 4 岁时 DXA 指标,通过对体型校正后,观察到生长测量值与儿童骨量之间的不同关系[7]。因此,经调整体型[包括骨面积(BA)、身高和体重]后,妊娠晚期胎儿腹围增长速度与儿童期骨矿含量(BMC)呈正相关($r = 0.15$,$P = 0.004$),而与骨骼大小(BA:$r = 0.06$,$P = 0.21$)无关。相反,妊娠晚期胎儿股骨的生长速度与 4 岁时骨骼大小呈正相关(BA:$r = 0.30$,$P < 0.0001$),而与体型校正后的 BMC 无关($r = 0.03$,$P = 0.51$)。鉴于股骨长度是骨骼大小的一个组成部分,可以解释儿童在 4 岁时股骨长度与全身骨面积密切相关,而与体型调整 BMC 关系不大(这也间接证明了体积矿化)。然而,腹围增长和体型调整后的 BMC 之间有趣的关系,表明超声测量的子成分(例如肝大小或皮下脂肪储备)的变化可能会影响体积骨密度的累加。早期的一项研究中也证实脂肪组织的参与。在该研究中,脐带静脉血瘦素浓度与 DXA 评估的新生儿骨密度校正值呈正相关[11],而瘦素对骨形成的影响已得到广泛认可;在另一项类似的研究中,脐带静脉血血清 IGF-1 浓度(一种由胎儿肝产生的成骨细胞刺激因子),与新生儿的骨骼大小有关,但与骨密度无关[12]。

　　这项研究进一步得到延伸,以受试者妊娠第 11 周、第 19 周和第 34 周这三个时间点的腹围作为主要生长指标(股骨长度只能从 19 周以后测量),探讨妊娠期和产后不同阶段生长指标与出生及 4 岁时骨量之间的时间相关性[9]。出生时、1 岁、2 岁和 3 岁也做相应测量。用妊娠第 19 周、第 34 周的股骨长度以及身长(出生时和 1 岁)和身高(2 岁、3 岁和 4 岁)评估线性增长。

上述相关性在妊娠的不同时期有所不同。妊娠晚期胎儿腹围的增长与出生时的骨量密切相关，但与 4 岁时骨量相关性不大。相比之下，妊娠早期腹围的增长与 4 岁时骨量的关系较出生时更为密切。而对于身高的线性增长，与 4 岁时骨量相关性最强的是妊娠晚期和出生后前 2 年的生长。事实上，在出生后不同时间节点，儿童体型长度分布比例的改变会逐渐减小，这与趋于形成稳定的生长轨迹是一致的。在南安普敦妇女研究中，一项关于 6 岁儿童早期线性增长和股骨近端结构的研究中，证实了这种妊娠晚期和婴儿期生长的波动并逐渐进入一个长期稳定轨迹的模式[8]。在 493 名 6 岁时接受 DXA 检查的儿童中，髋关节强度与妊娠第 11 周至产后 6 年的线性增长的测量值相关，其中与妊娠晚期和婴儿期的生长关系最为密切。图 3.2 显示了每个时间段线性增长的标准回归系数，作为股骨颈最狭窄截面系数（弯曲强度的一种测量方法）的预测因子。

骨骼发育的关键生长期

这些观察结果支持 Tanner[3-5] 和 Karlberg 模型[13] 的早期发现，但需要特别指出的是，这是第一次在前瞻性队列研究中使用客观测量方法记录了这些相关

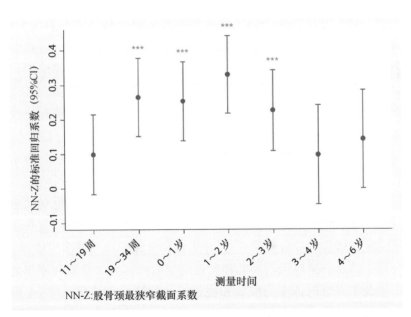

图 3.2　妊娠晚期至儿童期的线性增长与 6 岁时的股骨颈最狭窄截面系数。数据显示了生长的每个时间段内标准化回归系数及标准差变化。线性大小的测量方法有：顶臀长度（妊娠第 11 周）、股骨长度（妊娠第 19 周和第 34 周）、顶踵长度（出生和出生后 1 年）和英国生长基金会身高 z 评分（出生后 2 ～ 6 年）。（经许可引自 Harvey NCet al. Pediatr Res. 2013 Jul 15）

性。有观点提出存在与生长速度、骨发育的长期指标密切相关的关键时期，上述研究结果支持这一结果。同时，这些结果也为早期干预进而优化骨骼强度提供了潜在的可能。其他地区出生队列研究也支持这些发现。在荷兰鹿特丹母子队列研究（Generation R Study）中，胎儿体重增加和追赶生长与 6 月龄时全身骨密度相关[14]。此外，从出生到 6 个月，体重保持在三分之一低限的儿童在 6 个月时全身骨密度偏低的风险明显增高。在挪威的一个队列中，使用二维超声测量 625 名孕妇的胎儿股骨长度。与妊娠晚期生长速度改变的模式相一致，妊娠第 10 周至第 19 周测量的股骨长度 z 评分与后期测量的相关性逐渐减弱［$r = 0.59$（第 20 ～ 26 周），$r = 0.45$（第 27 ～ 33 周）和 $r = 0.32$（第 34 ～ 39 周）；P 值均 < 0.001］[15]。

早期生长与成人骨量

这些关于早期生长和儿童骨骼指数的研究对既往的一些研究有所启发，这些研究保存了大量参与者出生时或儿童期的资料，间接测量了出生时和 1 岁时体重等生长指标，以及成人骨量。第一个证明骨质疏松症的发生与婴儿期体重之间关系的研究是对 1968—1969 年间在英国巴斯出生的 153 名女性追踪至 21 岁[16]。Cooper 等从相关的出生记录和学校记录中获得了儿童生长的数据，发现腰椎和股骨颈的 BMC 和 1 岁时体重之间存在统计学意义（$P < 0.05$）。并且这种相关性与成人体重和体重指数无关。来自英国赫特福德郡的第二组人群中，再次观察到婴儿体重影响成人骨量。该研究发现，1 岁时体重与成人脊柱和髋部的骨面积有显著的相关性（$P < 0.005$）。1 岁时体重与这两个部位的 BMC 也存在显著的相关性（$P < 0.02$）。在校正生活方式（如体力活动、膳食钙摄入量、吸烟、饮酒）等可能影响成年期骨量的潜在混杂因素后，这些结果仍具有显著相关性[17]。出生及 1 岁时体重与 BMC 之间的关系已在国际上一系列研究中得到证实，最近的一项系统回顾和 meta 分析对此进行了总结[18]。随后的一项研究利用 pQCT 评估了桡骨远端和胫骨的皮质和小梁的骨密度、强度应变指数和骨折负荷[19]。在男性和女性中均发现出生体重、1 岁时体重与胫骨（以及扫描范围较小的桡骨近端）的骨宽度、长度和面积之间显著相关。出生及 1 岁时的体重与胫骨和桡骨近端的骨折负荷和强度-变形指数之间同样存在相关性。同样，对混杂因素（年龄、体重指数、社会阶层、吸烟、饮酒、体力活动、膳食钙摄入量和妇女使用激素替代疗法）进行校正后相关性仍存在。

早期生长与成人髋部骨折风险

在保留出生记录的成人队列研究数据中清楚地表明了骨折风险的影响因素：在芬兰的一个大型队列研究中，出生后早期和后期的生长不良与 70 年后成人髋部骨折风险增加相关[20-21]（图 3.3）。赫特福德郡队列研究对上述发现进一步补充，结果显示早期体重与股骨横截面积之间存在正相关，与股骨颈长度无关。综合这些结果，支持早期生长、股骨结构和成人髋部骨折风险之间存在相关性[22]，关键是这可能是通过生命早期干预优化骨骼发育的潜在机会窗。

结论

在过去的 20 年里，我们对骨质疏松症发病机制的认识有了很大的进步。目前足够的证据表明，骨质疏松症的发育起源，除遗传因素外，还有重要的环境因素，这些因素决定了我们罹患骨质疏松症的风险。这里强调在生命过程中的各个阶段（包括子宫内环境）采取预防骨质疏松症策略的重要性。显然，优化母婴营养是降低未来骨质疏松症风险的基本策略。我们现在阐明的关于骨骼健康的发育机制，可能是未来预防策略的关键。

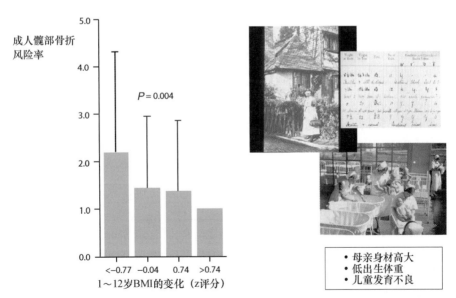

• 母亲身材高大
• 低出生体重
• 儿童发育不良

图 3.3 妊娠期和儿童期发育不良可预测后期髋部骨折的风险（赫尔辛基和赫特福德郡队列研究）。图中显示了赫尔辛基队列 1 ~ 12 岁的原始赫特福德郡出生分类以及 BMI z 评分四分位数变化与成人髋部骨折危险比（HR）。（数据来自 Javaid MKet al. Osteoporos Int. 2011；22（1）：69-73；经许可引自 Harvey NCel al. J Bone Miner Res. 2014 Sep；29（9）：1917-25.）

致谢

本章的部分内容已获得 Harvey NC 等改编许可。

参考文献

1. Harvey N, Dennison E, Cooper C. Osteoporosis: A lifecourse approach. *J Bone Miner Res.* 2014 Sep;29(9):1917-25. PubMed PMID: 24861883. Epub 2014/05/28. eng.
2. Gluckman PD, Hanson MA, Cooper C, Thornburg KL. Effect of in utero and early-life conditions on adult health and disease. *N Engl J Med.* 2008;359(1):61-73.
3. Tanner JM. *Growth before birth.* In: *Foetus into Man: Physical Growth from Conception to Maturity.* 2nd ed. Ware: Castlemead Publications; 1989:36-50.
4. Tanner JM. The interaction of heredity and environment in the control of growth. In: *Foetus into Man: Physical Growth from Conception to Maturity.* 2nd ed. Ware: Castlemead Publications; 1989:119-64.
5. Tanner JM. The organisation of the growth process. In: *Foetus into Man: Physical Growth from Conception to Maturity.* 2nd ed. Ware: Castlemead Publications; 1989:165-77.
6. Walton A, Hammond J. The maternal effects on growth and conformation in Shire horse-Shetland pony crosses. *Proc R Soc Lond (Biol).* 1938;125: 311-35.
7. Harvey N, Mahon P, Robinson S, Nisbet C, Javaid M, Crozier S, et al. Different indices of fetal growth predict bone size and volumetric density at 4 years old. *J Bone Miner Res.* 2010;25:920-27.
8. Harvey NC, Cole ZA, Crozier SR, Ntani G, Mahon PA, Robinson SM, et al. Fetal and infant growth predict hip geometry at six years old: Findings from the Southampton Women's Survey. *Pediatr Res.* 2013 Jul 15. PubMed PMID: 23857297. Epub 2013/07/17. eng.
9. Harvey NC, Mahon PA, Kim M, Cole ZA, Robinson SM, Javaid K, et al. Intrauterine growth and postnatal skeletal development: Findings from the Southampton Women's Survey. *Paediatr Perinat Epidemiol.* 2012 Jan;26(1):34-44. PubMed PMID: 22150706. Epub 2011/12/14. eng.
10. Inskip HM, Godfrey KM, Robinson SM, Law CM, Barker DJ, Cooper C. Cohort profile: The Southampton Women's Survey. *Int J Epidemiol.* 2005. 2006 Feb;35(1):42-8.

11. Javaid MK, Godfrey KM, Taylor P, Robinson SM, Crozier SR, Dennison EM, et al. Umbilical cord leptin predicts neonatal bone mass. *Calcif Tissue Int.* 2005 May;76(5):341-7. PubMed PMID: 15864467. Epub 2005/05/03. eng.

12. Javaid MK, Godfrey KM, Taylor P, Shore SR, Breier B, Arden NK, et al. Umbilical venous IGF-1 concentration, neonatal bone mass, and body composition. *J Bone Miner Res.* 2004;19(1):56-63.

13. Karlberg J, Engstrom I, Karlberg P, Fryer JG. Analysis of linear growth using a mathematical model. I. From birth to three years. *Acta Paediatr Scand.* 1987;76(3):478-88.

14. Ay L, Jaddoe VW, Hofman A, Moll HA, Raat H, Steegers EA, et al. Foetal and postnatal growth and bone mass at 6 months: The Generation R Study. *Clin Endocrinol (Oxf).* 2011 Feb;74(2):181-90. PubMed PMID: 21050252. Epub 2010/11/06. eng.

15. Bjornerem A, Johnsen SL, Nguyen TV, Kiserud T, Seeman E. The shifting trajectory of growth in femur length during gestation. *J Bone Miner Res.* 2010 May;25(5):1029-33. PubMed PMID: 19929433. Epub 2009/11/26. eng.

16. Cooper C, Cawley M, Bhalla A, Egger P, Ring F, Morton L, et al. Childhood growth, physical activity, and peak bone mass in women. *J Bone Miner Res.* 1995;10(6):940-7.

17. Dennison EM, Aihie-Sayer A, Syddall H, Arden N, Gilbody H, Cooper C. Birthweight is associated with bone mass in the seventh decade: The Hertfordshire 31-39 Study. *Pediatr Res.* 2003;53 S25A.

18. Baird J, Kurshid MA, Kim M, Harvey N, Dennison E, Cooper C. Does birthweight predict bone mass in adulthood? A systematic review and meta-analysis. *Osteoporos Int.* 2011 May;22(5):1323-34. PubMed PMID: 20683711. Epub 2010/08/05. eng.

19. Oliver H, Jameson KA, Sayer AA, Cooper C, Dennison EM. Growth in early life predicts bone strength in late adulthood: The Hertfordshire cohort study. *Bone.* 2007;41(3):400-5.

20. Cooper C, Eriksson JG, Forsen T, Osmond C, Tuomilehto J, Barker DJ. Maternal height, childhood growth and risk of hip fracture in later life: A longitudinal study. *Osteoporos Int J.* 9100105. 2001;12(8):623-9.

21. Javaid MK, Eriksson JG, Kajantie E, Forsen T, Osmond C, Barker DJ, et al. Growth in childhood predicts hip fracture risk in later life. *Osteoporos Int.* 2011 Jan;22(1):69-73. PubMed PMID: 20379699.

22. Javaid MK, Lekamwasam S, Clark J, Dennison EM, Syddall HE, Loveridge N, et al. Infant growth influences proximal femoral geometry in adult-hood. *J Bone Miner Res.* 2006;21(4):508-12.

（邓利华、薛倩 译 苏琳、张庆文 审校）

第 4 章

孕期母体营养、生活方式、人体测量与子代骨骼发育

REBECCA J MOON AND NICHOLAS C HARVEY

引言

　　人口老龄化将导致骨质疏松症疾病负担日益加重。据预测，全世界髋部骨折的发病人数将从 1990 年的 170 万上升到 2050 年的 630 万[1]。因此，针对骨质疏松症需要制定新的一级预防策略。在成人中，骨折风险与骨密度（BMD）密切相关[2]，因此通过增加生命早期 BMD 的方法可能获益。人们越来越认识到，子宫内环境可以改变胎儿骨骼的发育，并持续影响到儿童后期（健康和疾病的发育起源概念详见第 2 章和第 14 章）。本章将讨论孕妇饮食和生活方式与子代骨矿化之间的关系。

胎儿骨发育

　　婴儿出生时的平均体重为 3.0 ～ 3.5 kg，其中约 66 g 为骨矿物质，约占体重的 2%[3]。骨发育开始于妊娠 8 ～ 12 周，由软骨内骨化形成长骨，膜内骨化形成颅骨等扁平骨。尽管软骨骨模型是在长骨发育早期建立的，但骨矿物沉积主要发生在妊娠晚期。胎儿骨骼矿化主要由胎儿血浆钙离子（Ca^{2+}）浓度决定，这取决于胎盘和胎儿钙化激素［包括甲状旁腺激素（PTH）和甲状旁腺激素相关肽（PTHrP）］将 Ca^{2+} 从母体向胎儿循环的主动转移能力[4-5]。胎儿血浆 Ca^{2+} 浓度维持在高于母体的水平[6]，这在一定程度上取决于孕妇肠道对钙的吸收增加。我们可以推测，由于营养缺乏或胎盘转移功能受损导致骨骼发育的基质利用受限，可能对胎儿骨骼发育产生负面影响。事实上，妊娠第 19 周时胎盘体积与后代全身骨面积（BA）、骨矿含量（BMC）和面积骨密度呈正相关[7]。

孕妇膳食与子代骨矿化

膳食质量

　　安妮公主医院的研究是最早的母婴出生队列研究之一，旨在研究孕妇饮食和生活方式与子代骨骼发育之间的关系。在这项研究中，198 名来自英国南安普敦的妇女在妊娠第 15 周和第 32 周时接受了食物频率问卷（FFQ）的饮食评估。通过计算饮食评分来量化饮食摄入与健康饮食建议的一致性。孕晚期的饮食更为精细，其特点是水果、蔬菜、全麦面包、米饭和面食、酸奶和早餐麦片的摄入量增加，薯条、烤土豆、加工肉、糖、薯片以及软饮料的摄入量降低，这些与子代 9 岁时双能 X 线吸收法（DXA）测得的全身和腰椎（LS）BMC、面积骨密度（aBMD）呈正相关。其相关性经过孕妇社会阶层、教育程度、人体测量和吸烟等指标校正后仍具有统计学意义。精细饮食得分最高四分之一的孕妇所生的子女全身 BMC 和 BA 分别比最低四分之一孕妇所生子女高 11% 和 8%[8]。这些发现与纳入 50 000 对母婴的丹麦国家出生队列研究最近公布的研究结果一致。在孕中期使用 FFQ 进行调查，发现肉类、土豆和白面包摄入量高，蔬菜、水果和谷类食物摄入量低的西方饮食与子代儿童期前臂骨折风险增高有关[9]。

个人膳食成分

大量研究试图阐明个人膳食成分是否与子代骨骼发育有关。鉴于骨矿物质积累的重要性，最常被研究的是钙和维生素 D。第 4 章中我们将讨论胎儿宫内维生素 D 暴露与产前骨骼发育之间的关系。

已有四项母婴出生队列研究评估了孕妇钙摄入量与子代骨骼发育之间的关系[10-14]。这些研究结果存在不一致，可能的原因是研究人群不同，包括来自发达国家和发展中国家，钙摄入量评估的时间和研究中子代的年龄不同。在 Pune 孕妇营养研究（印度）中，在妊娠第 18 周和第 28 周时使用 FFQ 评估孕妇钙摄入量，并对 698 名子代在 6 岁时进行 DXA 评估。在这一群钙摄入量普遍较低的研究对象中发现，妊娠第 18 周和第 28 周的钙摄入量均与子代全身 BMC 和 BMD 相关，但这种相关性在多因素分析时减弱。然而，在多因素分析中，妊娠第 28 周的牛奶摄入量占全身 BMD 方差的 1.1%[10]。两个包括大约 3000 对母婴的大型欧洲出生队列研究也证实了这种相关性。荷兰的 Generation R 研究评估了孕妇在孕早期钙摄入量与子代 6 岁时 DXA 的相关性[11]；雅芳（Avon）亲子纵向研究（ALPSAC）则在妊娠第 32 周时评估孕妇钙摄入量，并对子代 9 岁时进行评估[12]。尽管这两项研究方法存在差异，研究结果均提示孕妇钙摄入量与子代除头部外全身 BMC 和 aBMD 之间呈正相关，但是在多因素分析中并未显示显著相关性。考虑到孕妇钙摄入量与其他饮食因素之间存在高度共线性，这可能会使评估每种饮食成分的贡献变得复杂。

少数关于妊娠期补钙的随机对照试验（RCT）研究结果也存在差异[15-17]。第一项研究是 1978 年在印度进行的，纳入 78 名社会经济地位较低的妇女，从妊娠第 20 周起每天随机给予 300 mg 钙、600 mg 钙或安慰剂，新生儿骨密度由尺骨、桡骨、胫骨和腓骨的 X 线片确定。与安慰剂组相比，两个补钙组的母亲所生的新生儿上述部位骨密度都显著增加，但两个不同补钙剂量组之间没有差异[17]。与此相反，两项使用 DXA 评估随机补钙孕妇子女骨密度的研究没有发现补钙的积极作用。冈比亚（该地区钙摄入量通常很低）一项从妊娠第 20 周开始每天补充 1500 mg 钙的随机安慰剂对照试验，在分娩后 2 周、13 周或 52 周没有发现婴儿全身 BMC 或 BMD 的差异[18]。此外，补钙似乎对孕妇的 BMC 存在不良影响。当在母乳喂养结束后至少 3 个月进行评估时，补钙妇女的 BMC 低于随机安慰剂组[15]。类似的研究发现，除了饮食中钙摄入量在低限五分之一的妇女外，与安慰剂相比，美国妇女从妊娠第 22 周起每天补充 2 g 钙不会增加新生儿全身 BMD 或子代 LS BMD[16]。因此，该研究提示补钙对饮食中钙摄入量最低的母亲的子代有益，但由于本研究中没有对孕妇 DXA 进行检查，因此需要借鉴冈比亚研究，进一步确认不会对孕妇骨骼产生不良影响。然而，这项研究表明，在膳食摄入充足的妇女中增加钙摄入量可能并不增加胎儿骨矿物质积累。由于胎儿血浆 Ca^{2+} 受甲状旁腺激素相关肽（PTHrP）和甲状旁腺激素（PTH）的严格调控，且胎盘转移是一个活跃的过程，因此对于膳食摄入充足的孕妇，从母体到胎儿的循环转移可能已经饱和。

一些研究还检测了妊娠期其他膳食成分，包括常量元素和微量元素（如磷、叶酸、镁）与子代骨量之间的关系。研究采用 ALSPAC 队列，通过 FFQ 评估妊娠第 32 周时孕妇纤维素、蛋白质、乳糖、镁、磷、钾、锌、铁、烟酸和维生素 C 摄入量。在单因素分析中发现，上述指标与子代 9 岁时除头部外全身 aBMD 相关；然而在多因素分析中，只有镁的摄入量仍然呈显著正相关，但影响范围很小，在摄入量最高和最低三分之一孕妇的子代之间，全身 aBMD 仅存在大约 1% 的差异[12]，另一项使用相同 ALSPAC 队列的分析发现，在 9 岁评估后的 24 个月内，发生骨折和没有骨折的儿童全身 aBMD 的差异为 0.6%[19]。这表明，即使孕妇饮食因素与 aBMD 相关而产生的微小影响，也可能会改变子代的临床结局。

FFQ 存在一定的局限性，影响因素包括参与者报告的准确性和饮食分量的一致性。因此，使用血清微量元素测定的研究可能更可靠。南安普敦妇女研究（SWS）是英国南安普敦的一项准母子产前队列研究，它评估了部分孕妇血清营养指标与 DXA 测定的子代骨骼变量之间的关系。例如，在 727 对母婴中发现，妊娠第 34 周时母体血清 n-3 多不饱和脂肪酸（PUFA，主要见于鱼油中）含量与子代 4 岁时除头部外全身和 LS BMC 和 BMD 呈显著正相关，在动物研究中也有类似发现[20]。妊娠第 34 周母体血清视黄醇浓度与新生儿全身的 BA 和 BMC 呈负相关，与 BMD 无关，而血清 β - 胡萝卜素与这些指标呈正相关[21]。有趣的是，这与老年人髋部骨折的研究结果一致，视黄醇摄入量与骨折风险正相关，而 β - 胡萝卜素摄入量与骨折风险负相关[22]。尽管如此，在考虑补充试验之前，还需进一步的队列研究。

吸烟

妊娠期间吸烟与胎盘功能下降[23]和新生儿出生体重降低有关，而晚年吸烟与骨折风险增加[24]有关。然而，有关妊娠期吸烟对子代骨骼健康的有害影响证据尚不明确。在安妮公主医院和 SWS 的研究中，与不吸烟的孕妇相比，妊娠期间吸烟的孕妇所生的新生儿全身 BMC 和骨面积减少（图 4.1）[25-26]。然而，其中一项研究发现表观骨密度（BMAD）在两者之间没有显著差异[25]，另一项研究对婴儿身长校正后这些差异消失[26]。这表明吸烟对骨骼发育的影响是对整体骨骼尺寸的影响，而不是矿化。

相反，一些研究表明，孕妇在妊娠期间吸烟，所生子女在儿童后期和青春期的 BMC、BMD 和 BA 的测量值均较高，但这种相关性与吸烟孕妇所生子女童年时期体重较高有关[27-30]。与儿童期骨折发病率相关的数据有限，其中一项研究未发现与孕期孕妇吸烟状况的相关性[30]。然而，妊娠期间吸烟孕妇所生子女中肥胖患儿更为常见，这可能会对老年期的骨骼健康有害[31]。

孕妇人体成分和体力活动

在 SWS 研究中，肥胖母亲的身高和肱三头肌皮褶厚度与子代新生儿期 BMC 和 BA 呈正相关（图 4.1）。其中与肱三头肌皮褶厚度的相关性经婴儿身长校正后仍存在，但与母亲身高的相关性则消失。这表明两者相关性与矿化有关，而不仅仅是骨骼尺寸[26]。相比之下，孕妇妊娠期步速作为体力活动的指标，经婴儿身长校正后仍与 BMC 和 BA 呈负相关。

孕妇年龄

瑞典一项出生队列研究中，在调整了诸多潜在混杂因素（包括钙摄入量、体力活动、身高和体重、全身脂肪组织和瘦体重、成年男性吸烟状况以及父母社会经济地位、母亲生育率、父亲年龄、妊娠期间吸烟、妊娠及分娩时长）后发现，孕妇年龄的增加与男性后代青年期的腰椎骨密度降低有关[32]。应用外周骨定量 CT（pQCT）显示，母亲年龄与非优势侧桡骨的骨内膜和骨膜周长呈负相关，但与体积骨密度无关[32]。尽管如此，骨骼尺寸对骨折风险仍很重要。

结论

骨质疏松症的一级预防需要新方法，因此应考虑子宫内因素在骨量积累中的作用。目前许多关于母体因素与子代骨骼发育相关的数据是观察性研究且结果不一致，其中研究方法设计的不同，特别是孕妇与子代评估的时间，限制了研究的可比性。然而，观察性数据确实体现出进一步探讨这一问题的必要性，目前需要

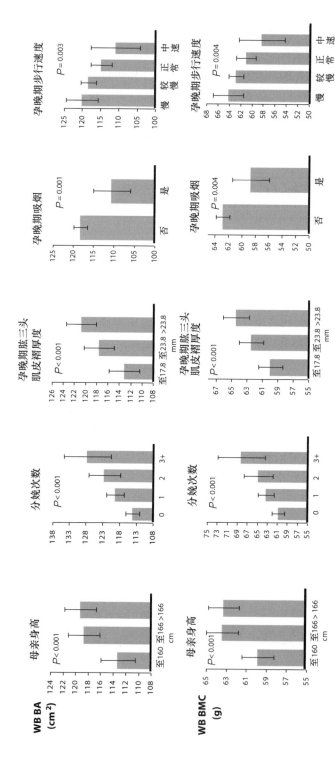

图 4.1 孕妇对新生儿全身骨面积（BA）和骨矿含量（WB-BMC）的影响.（经许可改编自 Harvey NC et al. J Dev Orig Health Dis. 2010 Feb; 1（1）: 35-41.）

对膳食补充进行随机对照试验，以确保两者之间的关系不是由于未知的混杂因素造成的，而且研究结果应适用于所有人群。

参考文献

1. Cooper C, Campion G, Melton LJ, 3rd. Hip fractures in the elderly: A world-wide projection. *Osteoporos Int.* 1992 Nov;2(6):285-9. PubMed PMID: 1421796. Epub 1992/11/01. eng.

2. Cummings SR, Black DM, Nevitt MC, Browner W, Cauley J, Ensrud K, et al. Bone density at various sites for prediction of hip fractures. The Study of Osteoporotic Fractures Research Group. *Lancet* (London, England). 1993 Jan 9;341(8837):72-5. PubMed PMID: 8093403. Epub 1993/01/09. eng.

3. Koo WW, Walters J, Bush AJ, Chesney RW, Carlson SE. Dual-energy X-ray absorptiometry studies of bone mineral status in newborn infants. *J Bone Miner Res.* 1996;11(7):997-1102.

4. Belkacemi L, Bedard I, Simoneau L, Lafond J. Calcium channels, transporters and exchangers in placenta: A review. *Cell Calcium.* 2005;37(1):1-8.

5. Kovacs CS, Chafe LL, Fudge NJ, Friel JK, Manley NR. PTH regulates fetal blood calcium and skeletal mineralization independently of PTHrP. *Endocrinology.* 2001;142(11):4983-93.

6. Forestier F, Daffos F, Rainaut M, Bruneau M, Trivin F. Blood chemistry of normal human fetuses at midtrimester of pregnancy. *Pediatr Res.* 1987;21(6):579-83.

7. Holroyd CR, Harvey NC, Crozier SR, Winder NR, Mahon PA, Ntani G, et al. Placental size at 19 weeks predicts offspring bone mass at birth: Findings from the Southampton Women's Survey. *Placenta.* 2012 Aug;33(8):623-9. PubMed PMID: 22640438. PubMed Central PMCID: Pmc3800076. Epub 2012/05/30. eng.

8. Cole ZA, Gale CR, Javaid MK, Robinson SM, Law C, Boucher BJ, et al. Maternal dietary patterns during pregnancy and childhood bone mass: A longitudinal study. *J Bone Miner Res.* 2009 Apr;24(4):663-8. PubMed PMID: 19049331. Epub 2008/12/04. eng.

9. Petersen SB, Rasmussen MA, Olsen SF, Vestergaard P, Molgaard C, Halldorsson TI, et al. Maternal dietary patterns during pregnancy in relation to offspring forearm fractures: Prospective study from the Danish National Birth Cohort. *Nutrients.* 2015 Apr;7(4):2382-400. PubMed PMID: 25849947. PubMed Central PMCID: Pmc4425150. Epub 2015/04/08. eng.

10. Ganpule A, Yajnik CS, Fall CH, Rao S, Fisher DJ, Kanade A, et al. Bone mass in Indian children – Relationships to maternal nutritional status and

diet during pregnancy: The Pune Maternal Nutrition Study. *J Clin Endocrinol Metab.* 2006;91(8):2994-3001.

11. Heppe DH, Medina-Gomez C, Hofman A, Franco OH, Rivadeneira F, Jaddoe VW. Maternal first-trimester diet and childhood bone mass: The Generation R Study. *Am J Clin Nutr.* 2013 Jul;98(1):224-32. PubMed PMID: 23719545. Epub 2013/05/31. eng.

12. Tobias JH, Steer CD, Emmett PM, Tonkin RJ, Cooper C, Ness AR. Bone mass in childhood is related to maternal diet in pregnancy. *Osteoporos Int.* 2005 Dec;16(12):1731-41. PubMed PMID: 15905998. Epub 2005/05/21. eng.

13. Jones G, Riley MD, Dwyer T. Maternal diet during pregnancy is associated with bone mineral density in children: A longitudinal study. *Eur J Clin Nutr.* 2000 Oct;54(10):749-56. PubMed PMID: 11083482. Epub 2000/11/18. eng.

14. Yin J, Dwyer T, Riley M, Cochrane J, Jones G. The association between maternal diet during pregnancy and bone mass of the children at age 16. *Eur J Clin Nutr.* 2010 Feb;64(2):131-7. PubMed PMID: 19756026. Epub 2009/09/17. eng.

15. Jarjou LM, Sawo Y, Goldberg GR, Laskey MA, Cole TJ, Prentice A. Unexpected long-term effects of calcium supplementation in pregnancy on maternal bone outcomes in women with a low calcium intake: A follow-up study. *Am J Clin Nutr.* 2013 Sep;98(3):723-30. PubMed PMID: 23902782. PubMed Central PMCID: PMC3743734. Epub 2013/08/02. eng.

16. Koo WW, Walters JC, Esterlitz J, Levine RJ, Bush AJ, Sibai B. Maternal calcium supplementation and fetal bone mineralization. *Obstet Gynecol.* 1999;94(4):577-82.

17. Raman L, Rajalakshmi K, Krishnamachari KA, Sastry JG. Effect of calcium supplementation to undernourished mothers during pregnancy on the bone density of the bone density of the neonates. *Am J Clin Nutr.* 1978 Mar;31(3):466-9. PubMed PMID: 629218. Epub 1978/03/01. eng.

18. Jarjou LM, Prentice A, Sawo Y, Laskey MA, Bennett J, Goldberg GR, et al. Randomized, placebo-controlled, calcium supplementation study in pregnant Gambian women: Effects on breast-milk calcium concentrations and infant birth weight, growth, and bone mineral accretion in the first year of life. *Am J Clin Nutr.* 2006 Mar;83(3):657-66. PubMed PMID: 16522914. Epub 2006/03/09. eng.

19. Clark EM, Ness AR, Bishop NJ, Tobias JH. Association between bone mass and fractures in children: A prospective cohort study. *J Bone Miner Res.* 2006;21(9):1489-95.

20. Harvey N, Dhanwal D, Robinson S, Kim M, Inskip H, Godfrey K, et al. Does maternal long chain polyunsaturated fatty acid status in pregnancy influence the bone health of children? The Southampton Women's

Survey. *Osteoporos Int.* 2012 Sep;23(9):2359-67. PubMed PMID: 22159749. PubMed Central PMCID: Pmc3679517. Epub 2011/12/14. eng.

21. Handel MN, Moon RJ, Titcombe P, Abrahamsen B, Heitmann BL, Calder PC, et al. Maternal serum retinol and beta-carotene concentrations and neonatal bone mineralization: Results from the Southampton Women's Survey cohort. *Am J Clin Nutr.* 2016 Oct;104(4):1183-8. PubMed PMID: 27629051. Epub 2016/09/16. eng.

22. Wu AM, Huang CQ, Lin ZK, Tian NF, Ni WF, Wang XY, et al. The relationship between vitamin a and risk of fracture: Meta-analysis of prospective studies. *J Bone Miner Res.* 2014 Sep;29(9):2032-9. PubMed PMID: 24700407. Epub 2014/04/05. eng.

23. Jauniaux E, Burton GJ. Morphological and biological effects of maternal exposure to tobacco smoke on the feto-placental unit. *Early Hum Devel.* 2007;83(11):699-706.

24. Kanis JA, Johnell O, Oden A, Johansson H, De Laet C, Eisman JA, et al. Smoking and fracture risk: A meta-analysis. *Osteoporos Int.* 2005 Feb;16(2):155-62. PubMed PMID: 15175845. Epub 2004/06/04. eng.

25. Godfrey K, Walker-Bone K, Robinson S, Taylor P, Shore S, Wheeler T, et al. Neonatal bone mass: Influence of parental birthweight, maternal smoking, body composition, and activity during pregnancy. *J Bone Miner Res.* 2001 Sep;16(9):1694-703. PubMed PMID: 11547840. Epub 2001/09/08. eng.

26. Harvey NC, Javaid MK, Arden NK, Poole JR, Crozier SR, Robinson SM, et al. Maternal predictors of neonatal bone size and geometry: The Southampton Women's Survey. *J Dev Orig Health Dis.* 2010 Feb;1(1):35-41. PubMed PMID: 23750315. PubMed Central PMCID: Pmc3672833. Epub 2010/02/01. eng.

27. Martinez-Mesa J, Menezes AM, Howe LD, Wehrmeister FC, Muniz LC, Gonzalez-Chica DA, et al. Lifecourse relationship between maternal smoking during pregnancy, birth weight, contemporaneous anthropometric measurements and bone mass at 18 years old. The 1993 Pelotas Birth Cohort. *Early Hum Devel.* 2014 Dec;90(12):901-6. PubMed PMID: 25463840. PubMed Central PMCID: Pmc4252063. Epub 2014/12/03. eng.

28. Jones G, Riley M, Dwyer T. Maternal smoking during pregnancy, growth, and bone mass in prepubertal children. *J Bone Miner Res.* 1999;14(1):146-51.

29. Heppe DH, Medina-Gomez C, Hofman A, Rivadeneira F, Jaddoe VW. Does fetal smoke exposure affect childhood bone mass? The Generation R Study. *Osteoporos Int.* 2015 Apr;26(4):1319-29. PubMed PMID: 25572050. Epub 2015/01/13. eng.

30. Jones G, Hynes KL, Dwyer T. The association between breastfeeding, maternal smoking in utero, and birth weight with bone mass and fractures in adolescents: A 16-year longitudinal study. *Osteoporos Int.* 2013

May;24(5):1605-11. PubMed PMID: 23149649. Epub 2012/11/15. eng.

31. Compston JE, Flahive J, Hosmer DW, Watts NB, Siris ES, Silverman S, et al. Relationship of weight, height, and body mass index with fracture risk at different sites in postmenopausal women: The Global Longitudinal study of Osteoporosis in Women (GLOW). *J Bone Miner Res*. 2014 Feb;29(2):487-93. PubMed PMID: 23873741. Epub 2013/07/23. eng.

32. Rudang R, Mellstrom D, Clark E, Ohlsson C, Lorentzon M. Advancing maternal age is associated with lower bone mineral density in young adult male offspring. *Osteoporos Int*. 2012 Feb;23(2):475-82. PubMed PMID: 21350896. PubMed Central PMCID: Pmc3261413. Epub 2011/02/26. eng.

（薛倩　译　张庆文　审校）

第 5 章

生命早期的维生素 D：从观察到干预

NICHOLAS C HARVEY, REBECCA J MOON AND CYRUS
COOPER

引言

人们逐渐意识到子宫内环境可以影响胎儿骨骼的发育，并持续作用到童年后期。鉴于其对产后骨骼矿化的重要性，维生素 D 在胎儿骨骼发育中的作用受到关注，本章讨论了与此相关的研究结果。

维生素 D 的代谢和作用

维生素 D 是一种类固醇，在体内钙磷代谢中具有经典作用。它可以来源于饮食中的麦角钙化醇（维生素 D_2）或胆钙化醇（维生素 D_3），也可以经由紫外线 B（UVB）照射皮肤将其内的 7- 脱氢胆固醇转化为维生素 D_3 前体内源性合成。这些激素前体在肝中被羟基化而形成 25- 羟基维生素 D［25（OH）D］，这是维生素 D 的主要循环形式。25（OH）D 作为体内维生素 D 的储存库，可进一步转化为活性代谢产物 1,25- 二羟维生素 D［1,25（OH）$_2$D］。1,25（OH）$_2$D 的主要作用是通过上调肠上皮细胞内钙转运蛋白的表达来促进饮食中钙的吸收，但它同时也会增加成纤维细胞生长因子 23（FGF-23）的合成，从而导致磷酸盐耗竭。因此，维生素 D 水平较低时会减少钙经肠道吸收，血清离子钙（Ca^{2+}）减低，进而导致继发性甲状旁腺功能亢进，并通过动员骨矿物质以避免低钙血症的发生。

长期维生素 D 缺乏（VDD）可能导致佝偻病和骨软化症。佝偻病是以生长板骨化和矿化异常为特征的疾病，仅发生在生长的骨骼中。生长板融合后，VDD 会导致骨骼蛋白质基质矿化不良进而导致骨软化症。

孕期维生素 D 缺乏

VDD 在孕期很常见。最近的研究表明，大约三分之二的孕妇在孕早期和孕晚期会出现 VDD，即 25（OH）D < 50 nmol/L（通常用作 VDD 的定义[1]）[2]。此外，在高纬度地区，VDD 的患病率存在明显的季节性变化[3]，并且肤色较深的女性、出于宗教或文化原因而大面积遮挡皮肤的女性，以及体重指数（BMI）高、年轻和吸烟的女性在怀孕时低 25（OH）D 的风险增加[4-7]。

25（OH）D 易于透过胎盘，并且是发育中胎儿获得 25（OH）D 的唯一途径。因此，孕母患有 VDD 可能会导致胎儿循环内 25（OH）D 的水平降低。已证实母体中 25（OH）D 与脐带静脉血 25（OH）D 中度至高度相关[8-9]。临床上，产妇严重 VDD 可导致新生儿低钙血症进而引起癫痫发作[10]。此外现有的证据一致表明，产前补充维生素 D 可以降低伴有临床表现的新生儿低钙血症的发生率[11-13]。已有病例报道发病较早的婴儿佝偻病，同样表现出典型的骨异常，但这些孩子的母亲通常患有严重的 VDD 并有骨软化症的临床症状，并且来源于 VDD 的高风险人群和（或）仅接受过有限的产前护理[14]。目前越来越多的证据表明，在更广泛的人群中，给母亲补充维生素 D 可能对胎儿骨骼发育有益。

产前补充维生素 D 与骨骼发育：观察性数据

最早的研究数据表明光照合成维生素 D 可能会影响子宫内骨矿物质的积累，

并以季节作为评估维生素 D 状态的替代指标。Namgung 等发现在 71 名韩国新生儿中，调整了体重后，夏季（7 月至 12 月）出生的婴儿全身（WB）骨矿含量（BMC）比冬季出生（1 月至 3 月）的婴儿高 8%[15]。此外，在该队列中，分娩时测得的新生儿 25（OH）D 含量与其全身 BMC 正相关。然而，该作者还发现在美国，夏季出生的婴儿全身 BMC 低于冬季出生的婴儿[16]。作者认为，这种差异反映了这两个群体中维生素 D 补充的不同——在韩国，孕母整个孕期中维生素 D 的摄入量都很低，然而在美国孕母的标准做法是从孕中期开始补充维生素 D，故而美国孕产妇的 25（OH）D 并未随出生季节的变化而变化［译者注：美国的孕母在孕早期并未规律补充维生素 D，秋冬季怀孕的孕母在夏季分娩，其孕早期维生素 D 水平较低。此外因孕妇从孕中期起规律补充维生素 D，妊娠时测得的孕母的 25（OH）D 水平无显著差异，因而考虑孕早期母体 25（OH）D 水平影响了婴儿出生的全身 BMC］[15]。上述结果表明孕早期母体的 25（OH）D 状态对于胎儿骨矿化可能很重要。

随后的研究测量了孕妇血或脐带血的 25（OH）D，Weiler 等纳入了加拿大 4 月至 8 月出生的 50 名新生儿，测量了脐带血 25（OH）D 的含量，并以 37.5 nmol/L 为切点将婴儿分为两组，结果表明低 25（OH）D 组的婴儿往往体重更高、身长更长，低 25（OH）D 组的种族多样性更高。但是相对于体重而言，低 25（OH）D 组［脐带血 25（OH）D < 37.5 nmol/L］的 18 例新生儿的全身和股骨 BMC 低于高 25（OH）D 组的婴儿[17]。同样地，Viljakainen 等取母体孕早期和产后 2 天的血清 25（OH）D 的平均值代表母体维生素 D 状态，通过外周骨定量 CT（pQCT）测量新生儿胫骨 BMC 和横截面面积（CSA），发现 98 例母体 25（OH）D 水平在中位数以上的婴儿其测得的 BMC、CSA 水平分别高于对照组 14% 和 16%。尽管两组之间胫骨的体积骨密度（BMD）没有差异，但在校正体重后，BMC 和 CSA 的差异有统计学意义[18]。其中一部分婴儿在 14 月龄时重新评估，发现胫骨 BMC 不再存在差异，但是孕期维生素 D 水平较高的母亲所生的婴儿中，胫骨 CSA 仍然显著增高（图 5.1）[19]。相反，125 对冈比亚母婴研究中，母亲孕 20 周及 36 周时的 25（OH）D 水平和子代 2 周、13 周、52 周时全身 BMC 及骨骼面积之间没有发现显著相关性[20]。与其他研究不同，该研究中没有一个母亲的 25（OH）D 水平低于 50 nmol/L，这提示胎儿骨骼矿化不良可能仅在母亲维生素 D 水平极低时发生。

有证据表明上述维生素 D 与骨骼发育的关系一直持续到儿童期，尽管儿童期研究结果的一致性稍差于新生儿期。Javaid 等研究了安妮公主医院（英国南安普敦）的 198 对母婴，发现孕母在孕晚期的 25（OH）D 水平与子代 9 岁时的全身及腰椎的骨骼面积、BMC 和面积骨密度（aBMD）正相关（图 5.2）[21]。这项

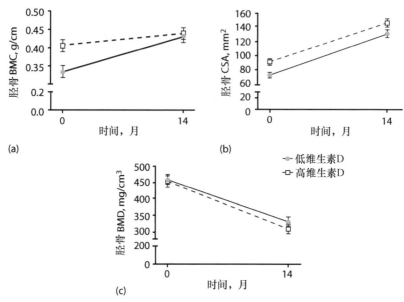

图 5.1　两组从出生到 14 个月的后代 BMC（a）、CSA（b）和 BMD（c）。低维生素 D 组和高维生素 D 组分别由圆形和正方形表示。误差线代表平均值的标准误差（SEM）。（经允许引自 Viljakainen et al. Osteoporos Int.2011 Mar；22（3）：883-91.）

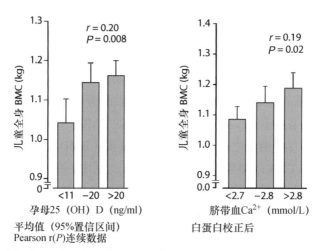

图 5.2　孕母孕晚期的 25（OH）D 水平和后代 9 岁时的骨量（数据来源于 Javaid MK et al. Lancet. 2006；367（9504）：36-43.）

研究还反映了补充维生素 D 的益处，因为服用维生素 D 补充剂的孕母所生的孩子全身 BMC 和骨骼面积更高，但 aBMD 则没有变化。本研究中孕母自由选择是否服用维生素 D 补充剂，且在校正社会经济地位后，结论未发生改变。此外孕妇 25（OH）D 水平与脐静脉血钙浓度之间存在正相关，表明维生素 D 对骨骼发育的影响可能是通过胎盘钙转运介导的。

基于上述发现，南安普顿妇女调查（SWS）进一步开展了更大样本量的队列研究。在同一个研究中心，共纳入了 1030 对母婴，在孕 34 周时测量母体 25（OH）D 水平并在子代 6 ～ 7 岁时测量其除颅骨外（WBLH）及腰椎的全身 DXA。在校正了母亲的年龄、种族、身高、孕前 BMI、孕晚期吸烟史、社会阶层、母亲的受教育程度及母乳喂养时间后发现，孕晚期 25（OH）D < 25 nmol/L 的母亲所生的孩子其 WBLH BMC、BMD、骨面积及腰椎 BMC 均显著降低[22]。同样地，西澳大利亚 Raine 队列研究也发现孕 18 周时孕妇的维生素 D 状况与子代骨峰值之间存在正相关。在校正了产妇分娩时的年龄、采血季节、子代性别和子代做 DXA 时的年龄、孕母的教育程度、性别、种族、孕期吸烟、孕母怀孕前身高和体重及子代的出生体重、胎龄、子代 20 岁时的身高、瘦体重及脂肪量后，母体 25（OH）D 水平 < 50 nmol 的子代 20 岁时测得的全身 BMC 和 aBMD（译者注：此处应更正为全身 BMD）较母体 25（OH）D 水平 > 50 nmol 组分别减低 2.7% 和 1.7%[23]。

然而，英国雅芳地区的一项大型母子队列研究"雅芳亲子纵向研究"（ALSPAC）的结果并不支持前述研究结果。该研究纳入 6995 对母婴，以估计的孕晚期孕母 UVB 暴露量作为其体内 25（OH）D 水平替代指标，发现该指标与子代不到 10 岁（9.9 岁）时的 WBLH BMC、BMD 和骨面积之间呈正相关[24]。但在 3960 例儿童的子集中进行进一步研究发现，这些子集可获得母亲孕早期（$n = 1035$）、孕中期（$n = 879$）和孕晚期（$n = 2046$）的血清 25（OH）D 水平，但分析结果未显示母体 25（OH）D 水平与后代骨矿化之间存在任何显著关联[25]。作者发现，孕妇在孕晚期的紫外线暴露估计值与其后代接受 DXA 时的年龄存在着意想不到的关联——孕妇的估计暴露量每增加 1 SD，其后代接受 DXA 时的年龄平均相差 1.2 个月（即共线性问题），而正是这一共线性问题混淆了最初的结论，校正接受 DXA 时的后代年龄后发现母体 25（OH）D 水平与子代骨矿化之间无显著相关关系。上述结果提示了进一步行高质量干预研究的必要性。

产前补充维生素 D 和后代骨骼发育的干预研究

Congdon 等开展了第一个探究产前补充维生素 D 对后代骨矿化作用的研究并于 1983 年发表。居住在英国的 64 名亚裔妇女参加了这项非随机研究。在孕晚期，19 名孕母每天接受包含 1000 IU 维生素 D 和钙（含量未知）的补充剂，而 45 名没有接受补充剂。使用单光子吸收法评估子代的前臂 BMC 结果没有显著差异[26]，但是研究规模、缺乏随机性和技术使用限制了结果的解读。

最近有 3 篇关于妊娠期补充维生素 D 的研究，其中规模最大的一项是孕妇维生素 D 骨质疏松研究（MAVIDOS）。这是一项在英国三个中心进行的、对孕母从孕 14 周起补充维生素 D 制剂直至生产的一项随机双盲安慰剂对照研究，其主要结局为新生儿的骨量[27]。1134 名基线 25（OH）D 水平在 25 ～ 100 nmol/L 的孕妇被随机分配至每日补充维生素 D 1000 IU 的实验组和安慰剂组。至分娩时队列中有 965 人，并有 736 个婴儿接受了全身和腰椎的 DXA。虽然两组婴儿全身和腰椎 BMC、骨面积及 aBMD 总体上没有差异，但考虑到在二次分析中治疗与季节之间存在显著交互作用，因而建议在冬季分娩的孕母补充维生素 D 对子代新生儿 BMC 有益（图 5.3）[2]。

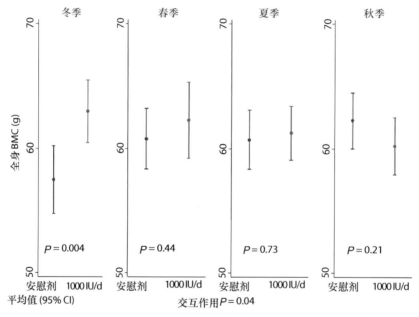

图 5.3 新生儿全身 BMC 按干预组和出生季节划分。显示的数据是平均值和 95%CI。冬季是 12 月至次年 2 月，春季是 3 月至 5 月，夏季是 6 月至 8 月，秋季是 9 月至 11 月。（引自 Cooper C et al. Lancet Diabetes Endocrinol. 2016 May；4（5）：393-402.）

在该研究中出生于冬季的、母亲孕期补充维生素 D 的儿童全身 BMC 及 BMD 与安慰剂组相比分别高出 9% 和 5%，差异具有高度统计学意义（BMC 为 $P = 0.004$）。这种差异高于在有无骨折的儿童间观察到的差异，即对于 BMC 而言，相当于大约 0.5 个标准差（SD）的差异[28]，因此，如果对受试者的观察持续到童年后期，可能会发现其与临床症状相关。

这些发现支持了下述观点：孕晚期是胎儿骨矿物质积累的关键时期（实际

上胎儿骨骼矿化所需要的大部分钙是孕晚期母亲转运给胎儿的）。虽然每天补充维生素 D_3 1000 IU 并不能使冬季分娩的女性 25（OH）D 的水平与夏季持平，但比起冬季分娩并被随机分配至安慰剂组的孕母［其孕晚期 25（OH）D 水平较孕早期下降］，补充维生素 D_3 的确避免了 25（OH）D 水平的这种下降趋势[2]（图 5.4）。与该结论一致，SWS 也有类似的发现，即夏 / 秋季出生的新生儿 BMC 高于冬 / 春季出生的新生儿 BMC（63 g *vs.* 61 g；P = 0.03，图 5.5）。

　　来自印度和伊朗的两项小型干预研究也评估了孕期随机分配不同剂量维生素 D 或安慰剂的母亲所生婴儿的骨量。Sahoo 等将 300 名妇女随机分为 3 组，分别为接受 400 IU/d 的维生素 D_3（"安慰剂组"）（译者注：原文中实验组与安慰剂组

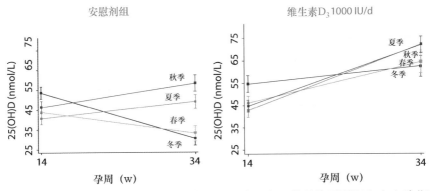

图 5.4 母体在基线（孕 14 周）和孕 34 周时的 25（OH）D 状况按干预组和出生季节而定。显示的数据是平均值和 95% 置信区间。冬季是 12 月至次年 2 月，春季是 3 月至 5 月，夏季是 6 月至 8 月，秋天是 9 月至 11 月。（引自 Cooper C et al. Lancet Diabetes Endocrinol. 2016 May；4（5）：393-402.）

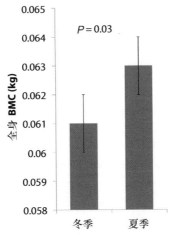

图 5.5 南安普敦妇女调查显示出生季节和新生儿全身骨矿物质含量（BMC）。夏天是 6 月至 11 月，冬天是 12 月至次年 5 月。数据为平均值和 95% 置信区间

在孕期全程每日补充 1g 钙，安慰剂组同时补充维生素 D_3 400 IU/d）、从孕中期开始每 4 周 60 000 IU 维生素 D_3 或每 8 周 60 000 IU 维生素 D_3，所有孕母每天补充钙剂。最终对 160 名妇女随访至分娩，并且有 52 名儿童（占原始队列的 17%）在 12～16 月龄时接受了 DXA 检查。结果显示，安慰剂组儿童 DXA 扫描骨龄较大、全身 BMC 和 BMD 的测量值较高。多变量分析显示年龄、体重、瘦体重是 BMC 的主要预测指标，而各组间体重、脂肪量等身体成分指标无差异，说明安慰剂组 BMC 或 BMD 增高主要归因于该组儿童年龄较大[29]。Vaziri 等将 153 名孕周在 26～28 周的孕母随机分配至安慰剂组或实验组（每日接受 2000 IU 的维生素 D_3）直至分娩，但只有 25 名婴儿（占队列的 16%）接受了 DXA 评估。未发现全身 BMC、BMD 或 BA 的显著差异[30]。但与 Sahoo 等人的研究相仿，因最终样本量较少而不能说明研究结果是否存在显著性差异。

结论

观察性研究的证据明确表明，妊娠期血清 25（OH）D 水平高可能对后代骨骼发育有益。MAVIDOS 研究的最新结果表明，预产期在冬季的孕母从孕中期开始每日补充 1000 IU 维生素 D 会增加子代新生儿期的骨量。但是，将这一发现可信地转化为公共健康建议之前，需要大型研究进一步证实这一结果，并进一步随访至儿童期（上述两项目前均在进行中）以确保补充维生素 D 对骨矿化的积极影响持续存在。

参考文献

1. Ross AC, Manson JE, Abrams SA, Aloia JF, Brannon PM, Clinton SK, et al. The 2011 report on dietary reference intakes for calcium and vitamin D from the Institute of Medicine: What clinicians need to know. *J Clin Endocrinol Metab*. 2011 Jan;96(1):53-8. PubMed PMID: 21118827. PubMed Central PMCID: PMC3046611. Epub 2010/12/02. eng.
2. Cooper C, Harvey NC, Bishop NJ, Kennedy S, Papageorghiou AT, Schoenmakers I, et al. Maternal gestational vitamin D supplementation and offspring bone health (MAVIDOS): A multicentre, double-blind, randomised placebo-controlled trial. *Lancet Diabetes Endocrinol*. 2016 May;4(5):393-402. PubMed PMID: 26944421. PubMed Central PMCID: PMC4843969. Epub 2016/03/06. eng.

3. Moon RJ, Crozier SR, Dennison EM, Davies JH, Robinson SM, Inskip HM, et al. Tracking of 25-hydroxyvitamin D status during pregnancy: The importance of vitamin D supplementation. *Am J Clin Nutr*. 2015 Nov; 102(5):1081-7. PubMed PMID: 26399867. PubMed Central PMCID: PMC4634223. Epub 2015/09/25. eng.

4. Crozier SR, Harvey NC, Inskip HM, Godfrey KM, Cooper C, Robinson SM. Maternal vitamin D status in pregnancy is associated with adiposity in the offspring: Findings from the Southampton Women's Survey. *Am J Clin Nutr*. 2012 7/2012;96(1):57-63.

5. Andersen LB, Abrahamsen B, Dalgard C, Kyhl HB, Beck-Nielsen SS, Frost-Nielsen M, et al. Parity and tanned white skin as novel predictors of vitamin D status in early pregnancy: A population-based cohort study. *Clin Endocrinol (Oxf)*. 2013 Sep;79(3):333-41. PubMed PMID: 23305099. Epub 2013/01/12. eng.

6. Schneuer FJ, Roberts CL, Guilbert C, Simpson JM, Algert CS, Khambalia AZ, et al. Effects of maternal serum 25-hydroxyvitamin D concentrations in the first trimester on subsequent pregnancy outcomes in an Australian population. *Am J Clin Nutr*. 2014 Feb;99(2):287-95. PubMed PMID: 24257720. Epub 2013/11/22. eng.

7. Xiao JP, Zang J, Pei JJ, Xu F, Zhu Y, Liao XP. Low maternal vitamin D status during the second trimester of pregnancy: A cross-sectional study in Wuxi, China. *PloS One*. 2015;10(2):e0117748. PubMed PMID: 25659105. PubMed Central PMCID: Pmc4320063. Epub 2015/02/07. eng.

8. Grant CC, Stewart AW, Scragg R, Milne T, Rowden J, Ekeroma A, et al. Vitamin D during pregnancy and infancy and infant serum 25-hydroxyvitamin D concentration. *Pediatrics*. 2013 Dec 16. PubMed PMID: 24344104. Epub 2013/12/18. eng.

9. Song SJ, Si S, Liu J, Chen X, Zhou L, Jia G, et al. Vitamin D status in Chinese pregnant women and their newborns in Beijing and their relationships to birth size. *Public Health Nutr*. 2013 Apr;16(4):687-92. PubMed PMID: 23174124. Epub 2012/11/24. eng.

10. Erdeve O, Atasay B, Arsan S, Siklar Z, Ocal G, Berberoglu M. Hypocalcemic seizure due to congenital rickets in the first day of life. *Turkish J Pediatr*. 2007 Jul-Sep;49(3):301-3. PubMed PMID: 17990585. Epub 2007/11/10. eng.

11. Brooke OG, Brown IR, Bone CD, Carter ND, Cleeve HJ, Maxwell JD, et al. Vitamin D supplements in pregnant Asian women: Effects on calcium status and fetal growth. *BMJ*. 1980 Mar 15;280(6216):751-4. PubMed PMID: 6989438. PubMed Central PMCID: Pmc1600591. Epub 1980/03/15. eng.

12. Cockburn F, Belton NR, Purvis RJ, Giles MM, Brown JK, Turner TL, et al. Maternal vitamin D intake and mineral metabolism in mothers and their newborn infants. *BMJ*. 1980 Jul 5;281(6232):11-4. PubMed PMID: 7407476.

PubMed Central PMCID: Pmc1713762. Epub 1980/07/05. eng.

13. Hashemipour S, Lalooha F, Zahir Mirdamadi S, Ziaee A, Dabaghi Ghaleh T. Effect of vitamin D administration in vitamin D-deficient pregnant women on maternal and neonatal serum calcium and vitamin D concentrations: A randomised clinical trial. *Br J Nutr.* 2013 Nov 14;110(9):1611-6. PubMed PMID: 23628132. Epub 2013/05/01. eng.

14. Elidrissy AT. The return of congenital rickets, are we missing occult cases? *Calcif Tissue Int.* 2016 Sep;99(3):227-36. PubMed PMID: 27245342. Epub 2016/06/02. eng.

15. Namgung R, Tsang RC, Lee C, Han DG, Ho ML, Sierra RI. Low total body bone mineral content and high bone resorption in Korean winter-born versus summer-born newborn infants. *J Pediatr.* 1998 3/1998;132(3 Pt 1):421-5.

16. Namgung R, Tsang RC. Factors affecting newborn bone mineral content: In utero effects on newborn bone mineralization. *Proc Nutr Soc.* 2000; 59(1):55-63.

17. Weiler H, Fitzpatrick-Wong S, Veitch R, Kovacs H, Schellenberg J, McCloy U, et al. Vitamin D deficiency and whole-body and femur bone mass relative to weight in healthy newborns. *CMAJ.* 2005 3/15/2005;172(6):757-61.

18. Viljakainen HT, Saarnio E, Hytinantti T, Miettinen M, Surcel H, Makitie O, et al. Maternal vitamin D status determines bone variables in the newborn. *J Clin Endocrinol Metab.* 2010 Apr;95(4):1749-57. PubMed PMID: 20139235.

19. Viljakainen HT, Korhonen T, Hytinantti T, Laitinen EK, Andersson S, Makitie O, et al. Maternal vitamin D status affects bone growth in early childhood – A prospective cohort study. *Osteoporos Int.* 2011 Mar;22(3):883-91. PubMed PMID: 21153404. PubMed Central PMCID: 3034879.

20. Prentice A, Jarjou LM, Goldberg GR, Bennett J, Cole TJ, Schoenmakers I. Maternal plasma 25-hydroxyvitamin D concentration and birthweight, growth and bone mineral accretion of Gambian infants. *Acta Paediatr.* 2009 Aug;98(8):1360-2. PubMed PMID: 19594476. PubMed Central PMCID: PMC2721965. Epub 2009/07/15. eng.

21. Javaid MK, Crozier SR, Harvey NC, Gale CR, Dennison EM, Boucher BJ, et al. Maternal vitamin D status during pregnancy and childhood bone mass at age 9 years: A longitudinal study. *Lancet.* 2006;367(9504):36-43.

22. Moon RJ, Harvey NC, Davies JH, Cooper C. Vitamin D and bone development. *Osteoporos Int.* 2015 Apr;26(4):1449-51. PubMed PMID: 25448839. Epub 2014/12/03. eng.

23. Zhu K, Whitehouse AJ, Hart P, Kusel M, Mountain J, Lye S, et al. Maternal Vitamin D Status During Pregnancy and Bone Mass in Offspring at 20 Years of Age: A Prospective Cohort Study. *J Bone Miner Res.* 2013 Nov 5. PubMed PMID: 24189972. Epub 2013/11/06. eng.

24. Sayers A, Tobias JH. Estimated maternal ultraviolet B exposure levels in pregnancy influence skeletal development of the child. *J Clin Endocrinol Metab*. 2009 Mar;94(3):765-71. PubMed PMID: 19116232. PubMed Central PMCID: 2742727.
25. Lawlor DA, Wills AK, Fraser A, Sayers A, Fraser WD, Tobias JH. Association of maternal vitamin D status during pregnancy with bone-mineral content in offspring: A prospective cohort study. *Lancet*. 2013;381(9884):2176-83.
26. Congdon P, Horsman A, Kirby PA, Dibble J, Bashir T. Mineral content of the forearms of babies born to Asian and white mothers. *BMJ (Clin Res Ed)*. 1983 Apr 16;286(6373):1233-5. PubMed PMID: 6404403. PubMed Central PMCID: Pmc1547285. Epub 1983/04/16. eng.
27. Harvey NC, Javaid K, Bishop N, Kennedy S, Papageorghiou AT, Fraser R, et al. MAVIDOS Maternal Vitamin D Osteoporosis Study: Study protocol for a randomized controlled trial. The MAVIDOS Study Group. *Trials*. 2012 2012;13:13.
28. Clark EM, Ness AR, Bishop NJ, Tobias JH. Association between bone mass and fractures in children: A prospective cohort study. *J Bone Miner Res*. 2006;21(9):1489-95.
29. Sahoo SK, Katam KK, Das V, Agarwal A, Bhatia V. Maternal vitamin D supplementation in pregnancy and offspring outcomes: A double-blind randomized placebo-controlled trial. *J Bone Miner Metab*. 2016 Sep 14. PubMed PMID: 27628045. Epub 2016/09/16. eng.
30. Vaziri F, Dabbaghmanesh MH, Samsami A, Nasiri S, Shirazi PT. Vitamin D supplementation during pregnancy on infant anthropometric measurements and bone mass of mother-infant pairs: A randomized placebo clinical trial. *Early Hum Dev*. 2016 Aug 8;103:61-8. PubMed PMID: 27513714. Epub 2016/08/12. eng.

（朱蕗颖 译 郏蓉 审校）

第 6 章

儿童期和青春期的营养与骨骼健康：全球视角

KATE A WARD，ANN PRENTICE，SHANE A NORRIS AND JOHN M PETTIFOR

引言

  Charles Dent 将老年性骨质疏松症描述为一种儿科疾病。在过去的 20 年中，人们逐步深入理解生长发育期对未来骨骼肌肉健康的重要性，这凸显了采用生命历程方法预防疾病的重要性。到 2050 年，全球 60 岁以上的人口将达到 20 亿，绝大多数老年人生活在中低收入国家（LMIC）[1]。据预测，中低收入国家老龄化人口的增加将与非传染性疾病风险的增加密切相关，其中包括骨质疏松症和其他肌肉骨骼疾病[2-3]。迄今为止，这些国家对于饮食和营养影响骨骼生长和健康的重要性认识有限。

  骨骼生长是一个复合术语，是指骨的长度（高度增加）、宽度（横截面增加）和矿物质（主要是钙、磷和镁）在骨胶原骨架的累积。在生长过程中，骨骼不断地进行建模和重塑，以调整其大小、形状和矿物质含量，确保在正常的日常负荷下不会骨折。随着纵向生长的停止骨骼进入成熟期，达到"骨峰值"，从而成为以后的骨矿物质储备（图6.1）。传统上认为生长期结束后的骨峰值为骨骼中矿物质的含量，决定了骨膜内骨组织的形状、大小和分布，是骨骼强度的重要影响因素。此后不再有骨矿物质净增加，只进行重塑修复和替换旧骨组织，小幅度改变骨大小和骨分布以尽可能有效地保持骨骼强度。个体达到不低于其遗传潜能的骨峰值的能力取决于内部和外部环境因素[4]。内部环境描述了先天因素，例如基因型和表型，而外部环境是那些可能影响生理反应并且可以改变的因素，例如出生指标、饮食和体力活动[4-5]。这些因素相互关联，所产生的影响非常复杂。来自全球队列研究和试验的可用纵向数据（包括老龄化人口增长最快的国家，例如南非和印度），使研究生长如何影响未来的骨骼健康和骨折风险成为可能。同时其可能确定在生长过程中可以改变的外部因素，以优化骨骼健康并防止中低收入国家（LMIC）预期骨折率的上升[3, 6]。

本章聚焦饮食和营养如何影响未来的骨骼健康。首先讲述未来骨折风险与儿童和青少年成长之间的关系，之后描述全球营养性佝偻病的当前认知状态。在此之前，有必要简要介绍一下如何对生长中的骨骼进行定量评估。

生长期骨骼评估

根据定义，骨量（g）是指骨体积（通常是整个骨骼）中所含的矿物质量，是由体积骨密度（vBMD）和骨骼体积得出的。双能X线吸收法（DXA）是临床和大多数儿科研究中使用的金标准测量方法。DXA得出的面积骨密度（aBMD，g/cm^2）或骨矿含量（BMC，g）用作评估骨骼健康的骨强度指标。DXA的局限性在于它是根据二维图像估计面积骨密度（aBMD），而不是体积骨密度（vBMD），因此没有考虑骨骼的厚度。面积骨密度（aBMD）只对骨骼大小差异进行部分调整，因此在较大的儿童中体积骨密度（vBMD）被高估，在较小的儿童中被低估；这种偏差也会影响生长过程中的纵向测量。因此，必须对DXA测量值进行调整，可行方法如下[7-14]：①通过假设椎骨为长方体或圆柱体来计算表观体积密度［骨矿物质表观密度（BMAD）］[7, 10]；②综合考虑身高、体重或去脂体重、骨面积［体型调整骨矿含量（SA-BMC）］，使用回归模型进行"完全"调整[8-9, 11]；③使用尺寸调整预测方程，用年龄匹配的身高计算z分数；④使用"Molgaard"三步法评估骨骼是否适合年龄——身高是否与年龄相匹配、骨矿含量是否与身高相匹配、骨矿含量是否与骨面积相匹配[13]。迄今为止，健康儿童或急 / 慢性疾病儿童骨折的最佳预测因素尚无定论，但已有共识认为，应根据儿童的体型和年龄对 DXA 测量的面积骨密度（aBMD）或骨矿含量（BMC）进行调整，而不能单独使用 DXA[15-16]。此外，当研究的变量与个体大小相关时，如果不进行尺寸调整，那么在进行骨骼测量或者研究骨骼随时间的变化时会受到很大影响。

在研究中，采用尺寸依赖性小和可测量骨量的定量方法，使体积骨密度（vBMD）的评估成为可能。目前最常用的方法是外周骨定量 CT（pQCT），包括单层和最新的高分辨外周骨定量 CT（详见第 11 章）[17]。外周和高分辨外周骨定量 CT 优势在于可测量骨强度的其他重要指标，包括对皮质和小梁室进行单独测量，提供具有良好精度的微结构和强度评估，并且其电离辐射暴露与 DXA 一样低[18]。中央骨定量 CT 由于其电离辐射暴露大且无法使用扫描仪等问题，应用较少。

儿童和青少年发育与成人骨折风险

图 6.1 显示了生长过程中骨骼的积累。由此可见，儿童和青少年的生长期对未来的骨骼健康至关重要。30% ～ 40% 的骨量是在青春期生长高峰期累积的[19-20]。第 3 章讨论了早期生长与骨折风险之间的关系。有证据表明，儿童后期和青少年期的骨发育对成人骨结局和骨折风险非常重要。芬兰的两个队列研究，采用出院记录中的出生数据和儿童期成长数据，描述了儿童期成长和未来骨折风险的流行病学关系[21-23]。身高和体重的低增长率以及 BMI 的增加与成人髋部骨折的风险增加有关。近来，来自长期随访的出生队列数据［如英国医学研究理事会（MRC）全国健康与发展调查］使进一步研究发育、青春期开始时间和肌肉骨骼老化的关系成为可能[24-27]。骨长、骨宽和骨密度与成人身高突增高峰（PHV）的出现时间有关[24-25]。青春期体重增加与体积骨密度（vBMD）和面积骨密度（aBMD）相关[24]。从这些研究中我们可以得出结论，无论是自然的还是通过人为干预的环境变化对青春期时间、生长速度和体重增加均有影响，均可能会改变最终身高和骨峰值（矿物质含量和骨骼尺寸）。

中低收入国家（LMIC）的研究数据很少，而在这些地区，预计骨折发病率的上升幅度最大。新德里的队列研究结果印证了上述观点。婴儿期身高的增长以及儿童和青春期 BMI 的增加与骨矿含量（BMC）、面积骨密度（aBMD）和表观骨密度（BMAD）正相关[28]。校正成人身高和 BMI 后，这种关联性减弱，表明这与生长而非骨骼矿化有关。

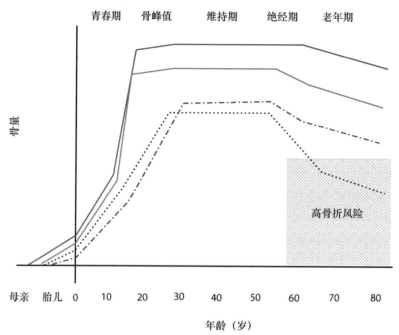

图 6.1　骨质积累和骨质丢失的发展轨迹以及潜在的骨折风险。蓝色实线为男性；粉色实线为女性；灰色虚线为青春期延迟的人群，目前骨折风险不高；黑色虚线为发育缓慢和发育不良的人群，是骨折的高危人群

营养与生长

　　饮食和营养通过多种相互关联的途径影响骨骼的生长：①提供骨骼形成所需的矿物质（钙、磷、镁），以及生长发育所需的矿物质（锌、铜、铁）；②供应与体内钙磷平衡有关的维生素（例如维生素 D 和维生素 K）；③提供能量、氨基酸和离子；④影响肌肉力量的发展；⑤体重不足或超重可影响骨骼负荷；⑥影响青春期出现的时间：青春期的延迟和提前分别与营养不足和营养过剩有关[4, 18, 29]。有关骨骼健康的大多数证据来自钙摄入量、25（OH）D 水平与体型调整骨矿含量或骨密度（SA-BMC,BMD）之间的横断面研究，或者来自钙、维生素 D 或蛋白质等单一营养素的干预研究。本章重点是钙和维生素 D，以及后文所述钙和维生素 D 缺乏对营养性佝偻病发生的重要作用。

钙

　　尽管钙是骨骼中最丰富的矿物质，但钙摄入量与骨骼生长、发育、健康之间关联的证据却微弱且不一致。前瞻性的儿童骨密度研究表明，自我报告的钙摄入量与生长期腰椎骨矿含量（BMC）累积呈弱的正相关。在种族和性别亚组中，体力活动与骨矿含量（BMC）的关联更强且一致[30]。同样，印度农村队列研究表明，当前的钙摄入量和维生素 D 水平不是 18 ～ 23 岁时髋部和脊柱中面积骨密度（aBMD）的一致预测因子。去脂体重是最强的预测因子[31]。一些随机对照试验（RCT）表明，补钙的益处在干预停止后仍持续存在，尤其补钙是以钙盐而非乳制品衍生物形式进行时[32-40]。多数研究认为补钙增加面积骨密度（aBMD）是通过骨重塑起作用的，即增加钙摄入量暂时降低了骨转换率并减少了骨重塑单位的数量。这导致测量的面积骨密度（aBMD）或骨矿含量（BMC）明显增加，但是当钙摄入量恢复到补充前水平，骨转换率就会恢复，面积骨密度（aBMD）的短暂增加又恢复到基线水平。另有研究表明，钙的作用不是增加骨矿化，而是导致青春期提前。所以 DXA 测量的骨密度反映的是生长差异，而不是面积骨密度（aBMD）或骨矿含量（BMC）的净增加[41-43]。有研究表明牛奶蛋白与 SA-BMC 相关，且独立于 IGF-1 和钙。一些（但不是全部）奶源钙的试验显示补钙后骨密度（BMD）或骨矿含量（BMC）持续增加，但研究中并没有足够长时间的随访来证实这一观点[32-34, 44]。

　　大多数补钙研究是在钙摄入量充足的人群中进行的，这可能是研究结果缺乏一致性的原因。可以合理地预期，对钙摄入量极低和（或）维生素 D 水平较低的人群进行干预可能会使骨骼长远获益。出乎意料的是，尽管大多数研究显示 BMD/SA-BMC 最初增加，但经过一段时间的随访，干预组和对照组之间的差异减弱[35-36, 45-47]。西非冈比亚一个补钙研究随访时间最长，那里的居民平均每日钙摄入量为 300 mg/d。该研究给予 8 ～ 11 岁的青春期前儿童服用 1000 mg 钙或安慰剂，每周 5 天，为期一年（ISRCTN28836000），随访至青春期结束，约 12 年。在研究结束及补钙后 1 年和 2 年时，补钙组的 SA-BMC 较高[35-36]，随访 2 年后 SA-BMC 平均值（SE）由 4.6（0.9）% 降至 2.5（1.3）%。在对整个随访期进行纵向生长建模后，按性别比较青春期开始时的组间差异，确定生长速度和最终"骨骼尺寸"[42-43]。男孩补钙组青春期开始时间（身高增速高峰年龄）提前了大约 7 个月；尽管他们以与安慰剂组相同的生长速度进入青春期，但比安慰剂组更早结束生长期[42]（图 6.2）。这样就使得补钙组的男孩在青春期中期身高更高、BMC 更高，但在随访结束时反而比安慰剂组平均矮 3.5 cm。青春期结束时，两组骨骼结构无显著差异，这可能表明补钙只对纵向生长有影响，而并不直接影响骨矿化[43]。女孩组中，骨累积量（BMC 或 BA）或青春期开始时间两组间无显著差异；推测可能因为在开始补钙之前，受试女孩已处于尚无明显体征的青春期的早期阶段[42, 48]。这些发现的长期结果在没有进一步的队列随访

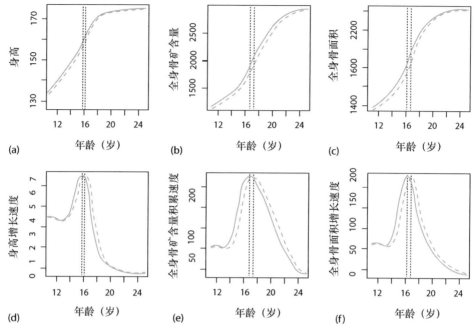

图 6.2　膳食钙摄入量极低（300 mg/d）男孩补钙长期影响的 SITAR 分析。实线是补钙组，虚线是安慰剂组。图（a）至（c）显示各组平均生长曲线和最终身高、骨矿含量和全身骨面积的曲线。图（d）至（f）是速度曲线。（d）至（f）上的垂直线显示了各组的身高增速高峰年龄。补钙组青春期提前，但它们停止生长的时间较早，生长时长较短（a）。对骨矿含量（b）和全身骨面积（c）无持续影响。（改编自 Prentice A et al. Am J Clin Nutr，2012，96（5）：1042-50 and Ward et al. J Clin Endocrinol Metab，2014，99（9）：3169-76.）

的情况下无法得到证实。

维生素 D

　　儿童和青少年补充维生素 D 的干预试验较少。美国医学研究所和英国营养科学咨询委员会认为，尽管有大量研究表明 25（OH）D 水平与 BMD 之间存在关联，但从随机对照研究（RCTs）中获得的证据并不支持在儿童和青少年中补充维生素 D 对 BMD 一定获益[49-50]。一项纳入 6 个合格试验的 meta 分析结果显示，尽管按基线 25（OH）D 水平分层时基线水平最低组儿童在补充维生素 D 后 BMC 显著增高（不同骨骼部位分别为 1.7% 和 2.6%），仍没有足够证据支持在儿童期补充维生素 D 有益[51]。观察 25（OH）D 水平较低（25 ～ 27.5 nmol/L）的人群补充维生素 D 后 BMD 的变化，研究结果并不一致。黎巴嫩进行的一项试验发现，与初潮后组相比，青春期前和初潮前女孩补充维生素 D 后的骨密度变化更大[52-53]，这表明选择合适的补充时机很重要。在随访 12 个月和 24 个月后，维生素 D 组的 BMD 和 BMC 与对照组相比有显著差异，尽管在调整骨骼体积后差异显著性有所减弱；同时并未发现补充维生素 D 对于髋部 BMC 有重要意义[53]。无论最初的试验或是随访的任何阶段，均未发现补充维生素 D 对男孩组骨量具有影响[52-53]。一项在英国的南亚初潮后和无症状女孩中进行的试验表明，补充维生素 D_2 一年后，受试者肌肉力量有了显著改善；但没有观察到对骨骼的影响；值得注意的是，尽管受试者基线 25（OH）D 水平极低，但在干预开始时该组人群中与骨龄和性别匹配的 z 评分并无显著降低[54]。在印度初潮后女孩的研究中，虽然发现 25（OH）D 水平有所改善，但其对骨骼没有整体影响；在近初潮期的女孩组中发现补充维生素 D 后 SA-BMC 和 BA 出现差异[55]。丹麦的一项研究指出维生素 D 补充对骨骼的反应也可能取决于基因型：Fok 1 多态性中具有 FF 基因型的女孩表现出补充维生素 D 后全身 BMD 和 BMC 显著增加，但在研究的总体人群中并没有显示这样的效果。然而与此相反，印度的一项研究显示 BMD、SA-BMC 的变化与 Fok 1 基因型无关联[56]。因此，仍需更深入的研究探讨补充维生素 D 是否会对骨骼生长、矿化和（或）对肌肉功能和质量产生影响。

　　总之，从研究或纵向生长数据来看，几乎没有确切证据表明补钙或补充维生素 D 对钙摄入量和（或）25（OH）D 水平低或不足人群的骨骼具有持续的影响。然而，如下文所述，极低的膳食钙摄入量和维生素 D 缺乏［25（OH）D < 30 nmol/L］可能导致佝偻病。如果这样的影响持续存在，则表明钙和维生素对骨骼健康具有生长效应，需要进一步进行机制相关研究。重要的是，干预措施可能会改善早期生长或骨骼健康，但也可能对个体生长产生长期意想不到的后果。补充维生素 D 对骨骼的影响在生长发育的不同阶段可能存在差异，在补钙研究中也有类似现象。这可能是不同性别对维生素 D 及钙剂补充反应不同的原因。本章的下一部分重点介绍钙和维生素 D 缺乏与佝偻病、骨软化症和相关病症的临床表现之间的关系。

儿童期营养和佝偻病

　　前文强调了补钙和（或）维生素 D 对骨骼健康的影响很小；但是这两种营养素单独或者同时长期严重缺乏则可能导致生长板和骨基质矿化不全。在全球许多国家，由于高危人群维生素 D 和（或）膳食钙缺乏高发，营养性佝偻病已成为公共健康问题。佝偻病的危害不仅在于活动期钙稳态紊乱等调节异常，还有生长板发育不良和畸形。同时，佝偻病还可能增加维生素 D 缺乏相关下呼吸道感染的发病率和死亡率，导致肢体和骨盆畸形的长期影响。

营养性佝偻病发病机制的核心是无法维持正常的血钙水平，这可能是由于维生素 D 缺乏或钙摄入不足导致肠道钙吸收不足所致（图 6.3）。血浆游离钙浓度下降引起一系列事件，导致继发性甲状旁腺功能亢进和随之而来的低磷血症，软骨细胞成熟障碍，生长板软骨基质和类骨质矿化的延迟和受损。

维生素 D 缺乏性佝偻病（及相关的骨软化症）有两个发病高峰，一个在 6 个月至 2 岁左右，另一个在青春期生长高峰期。维生素 D 缺乏性佝偻病的危险因素包括母亲维生素 D 缺乏、日照不足、生活在南北纬 35° 以上的高纬度地区、肤色较深、穿戴头巾和衣物大面积遮盖皮肤、大气污染以及不食用维生素 D 强化食品。在北美、大洋洲和欧洲的一些国家维生素 D 缺乏性佝偻病曾近乎消除，但现在发病率再次上升，特别是在非洲、中东和印度次大陆黑人移民以及非裔美国人的婴幼儿中。最近的研究集中于妊娠期维生素 D 缺乏在增加母乳喂养婴儿维生素 D 缺乏性佝偻病风险中的作用。尽管尚缺乏反映维生素 D 充足或缺乏的血清 25（OH）D 水平的全球共识（其水平可能因所研究的维生素 D 功能和钙摄

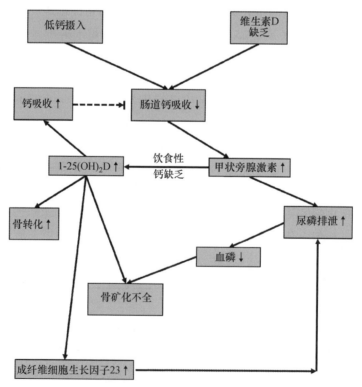

图 6.3　营养性佝偻病发病机制中维生素 D 缺乏与膳食钙缺乏之间的相互关系

入量等其他因素而不同），但在未接受维生素 D 补充且生活在温带的深肤色孕妇中低血清 25（OH）D 水平很常见。脐血中 25（OH）D 水平与母体相关，但通常低于母体水平。因此，母体维生素 D 缺乏会导致新生儿 25（OH）D 水平降低并增加低钙血症和佝偻病的风险。可以通过自婴儿出生起补充外源性维生素 D，如维生素 D 补充剂或强化牛奶来降低上述发病风险。

即使血清 25（OH）D 水平在正常范围内（> 30 nmol/L），饮食中钙摄入不足仍可导致佝偻病，增加维生素 D 营养状况不佳的儿童患佝偻病的风险[57]。如上所述，钙摄入不足和维生素 D 缺乏所致佝偻病的发病机制非常相似，只是由于 CYP27B1（1-α 羟化酶）正反馈作用升高甲状旁腺激素浓度，使未经治疗的钙摄入不足患者的血清 25（OH）D 水平显著升高。一些中低收入国家，例如南非、尼日利亚、冈比亚、印度和孟加拉等，人们很少摄入乳制品而喜食植酸盐含量高的食物，因植酸盐可与饮食中钙结合而使钙摄入不足导致佝偻病高发。这些地区活动性佝偻病儿童的钙摄入量约为 200 mg/d。在佝偻病患儿中，钙摄入不足者普遍比维生素 D 缺乏者年龄大。在尼日利亚的大型研究中，佝偻病发病年龄为 4 岁左右；而在南非，儿童的发病年龄为 4～16 岁。尽管这些地区营养性佝偻病主要病因是钙摄入不足，但相似钙摄入量儿童的患病率却不同，其原因尚待研究。遗传因素、除钙之外的膳食成分以及 25（OH）D 水平都可能发挥作用。

冈比亚对钙摄入不足性佝偻病处于活动期和已出现骨骼畸形的儿童的研究发现，成纤维细胞生长因子 23（FGF23）可能是佝偻病的另一种致病因素[58]。与社区对照组相比，佝偻病患儿的 FGF23 浓度显著升高，且与血清磷和血红蛋白水平呈负相关。冈比亚佝偻病患儿体内 FGF23 升高的机制尚不清楚，有可能是低钙饮食导致甲状旁腺功能亢进和 1,25(OH)$_2$D 升高，进而引起 FGF23 的升高。此外，儿童慢性贫血也可能刺激 FGF23 的产生。

尽管本部分内容中将维生素 D 缺乏和膳食钙摄入不足分别讲述，但在大多数佝偻病儿童中，这两种病因可能协同作用。在一定的 25（OH）D 水平下，低钙饮食会加重佝偻病的严重程度；同时，维生素 D 缺乏会增加低钙摄入儿童发生骨病的风险。为了在全球范围内消除营养性佝偻病[59]，需要共同努力解决育龄妇女维生素 D 不足的问题，并确保佝偻病高危婴儿、儿童和青少年获得适当的维生素 D 和钙剂补充。

结论

评价饮食和营养对骨骼肌肉生长发育的作用时，国际指南推荐不一定适用于所有人群。此外，随着新证据的出现和不断更新，原有的指南推荐也需重新评估。来自干预试验和可以获得长期健康结果的纵向队列研究的证据是很重要的。许多研究的局限性在于没有"脱离治疗"的随访期，这是今后试验设计中需着重考虑的因素。在一些研究中，干预无效可能与干预时机有关：有研究建议青春期前可能是进行干预的适当时机，却很少有试验系统地研究处于青春期各个阶段的儿童以验证这一假设。其次，研究目标人群几乎都是已摄入足够的特定营养素者，或者在研究维生素 D 的影响时，选择那些基线 25（OH）D 水平正常者。对于营养不良致骨骼疾病高风险的儿童，制定廉价、优质、易得的以饮食为基础的强化策略和药物补充至关重要。政府应对高危儿童进行药物补充治疗，并酌情予以食品强化。现有证据表明，针对特殊人群制定个性化方案是最适宜的策略，这一点非常重要，会比制定全球统一的指南建议更能有效减轻肌肉骨骼疾病的全球负担。

参考文献

1. WHO. *World Report on Ageing and Health 2015*. World Health Organization; 2015.
2. Aboderin IA, Beard JR. Older people's health in sub-Saharan Africa. *Lancet*. 2015;385(9968):e9-e11.
3. Oden A, McCloskey EV, Kanis JA, Harvey NC, Johansson H. Burden of high fracture probability worldwide: Secular increases 2010-2040. *Osteoporos Int*. 2015;26(9):2243-8.
4. Ward KA, Adams JE, Prentice A, Ahie-Sayer A, Cooper CC. A life course approach to healthy musculoskeletal ageing. In: Kuh D, Cooper R, Hardy R, Richards M, Ben-Shlomo Y, editors. *A Life Course Approach to Ageing*. Oxford: Oxford University Press; 2014:162-77.
5. Heaney R, Abrams S, Dawson-Highes B, Looker A, Marcus R, Matkovic V, et al. Peak bone mass. *Osteoporos Int*. 2000;11(12):985-1009.
6. Cooper C, Campion G, Melton LJ, 3rd. Hip fractures in the elderly: A world-wide projection. *Osteoporos Int*. 1992;2(6):285-9.
7. Carter D, Bouxsein M, Marcus R. New approaches for interpreting projected bone densitometry data. *J Bone Miner Res*. 1992;7:137-45.
8. Crabtree NJ, Kibirige MS, Fordham JN, Banks LM, Muntoni F, Chinn D, et al. The relationship between lean body mass and bone mineral content in paediatric health and disease. *Bone*. 2004;35(4):965-72.
9. Hogler W, Briody J, Woodhead HJ, Chan A, Cowell CT. Importance of lean mass in the interpretation of total body densitometry in children and

adolescents. *J Pediatr*. 2003;143(1):81-8.

10. Kroger H, Vainio P, Nieminen J, Kotaniemi A. Comparison of different models for interpreting bone mineral density measurements using DXA and MRI technology. *Bone*. 1995;17(2):157-9.

11. Prentice A, Parsons T, Cole T. Uncritical use of bone mineral density in absorptiometry may lead to size-related artifacts in the identification of bone mineral determinants. *Am J Clin Nutr*. 1994;60:837-42.

12. Zemel BS, Leonard MB, Kelly A, Lappe JM, Gilsanz V, Oberfield S, et al. Height adjustment in assessing dual energy x-ray absorptiometry measurements of bone mass and density in children. *J Clin Endocrinol Metab*. 2010;95(3):1265-73.

13. Molgaard C, Thomsen B, Prentice A, Cole T, Michealsen K. Whole body bone mineral content in healthy children and adolescents. *Arch Dis Child*. 1997;76:9-15.

14. Zemel BS, Kalkwarf HJ, Gilsanz V, Lappe JM, Oberfield S, Shepherd JA, et al. Revised reference curves for bone mineral content and areal bone mineral density according to age and sex for black and non-black children: Results of the bone mineral density in childhood study. *J Clin Endocrinol Metab*. 2011;96(10):3160-9.

15. Bishop N, Arundel P, Clark E, Dimitri P, Farr J, Jones G, et al. Fracture prediction and the definition of osteoporosis in children and adolescents: The ISCD 2013 Pediatric Official Positions. *J Clin Densitom*. 2014;17(2):275-80.

16. Crabtree NJ, Arabi A, Bachrach LK, Fewtrell M, El-Hajj Fuleihan G, Kecskemethy HH, et al. Dual-energy X-ray absorptiometry interpretation and reporting in children and adolescents: The revised 2013 ISCD Pediatric Official Positions. *J Clin Densitom*. 2014;17(2):225-42.

17. Adams JE, Engelke K, Zemel BS, Ward KA. Quantitative computer tomography in children and adolescents: The 2013 ISCD Pediatric Official Positions. *J Clin Densitom*. 2014;17(2):258-74.

18. Ward K. Musculoskeletal phenotype through the life course: The role of nutrition. *Proc Nutr Soc*. 2012;71(1):27-37.

19. Bailey D, McKay H, Mirwald R, Crocker P, Faulkner R. A six-year longitudinal study of the relationship of physical activity to bone mineral accrual in growing children: The University of Saskatchewan bone mineral accrual study. *J Bone Miner Res*. 1999;14(10):1672-9.

20. Baxter-Jones ADG, Faulkner RA, Forwood MR, Mirwald RL, Bailey DA. Bone mineral accrual from 8 to 30 years of age: An estimation of peak bone mass. *J Bone Miner Res*. 2011;26(8):1729-39.

21. Cooper C, Eriksson JG, Forsen T, Osmond C, Tuomilehto J, Barker DJ. Maternal height, childhood growth and risk of hip fracture in later life: A longitudinal study. *Osteoporos Int*. 2001;12(8):623-9.

22. Javaid MK, Lekamwasam S, Clark J, Dennison EM, Syddall HE, Loveridge N, et al. Infant growth influences proximal femoral geometry in adulthood. *J Bone Miner Res.* 2006;21(4):508-12.

23. Javaid MK, Eriksson JG, Kajantie E, Forsen T, Osmond C, Barker DJ, et al. Growth in childhood predicts hip fracture risk in later life. *Osteoporos Int.* 2011;22(1):69-73.

24. Cole TJ, Kuh D, Johnson W, Ward KA, Howe LD, Adams JE, et al. Using Super-Imposition by Translation And Rotation (SITAR) to relate pubertal growth to bone health in later life: The Medical Research Council (MRC) National Survey of Health and Development. *Int J Epidemiol.* 2016;45(4):1125-34.

25. Kuh D, Muthuri SG, Moore A, Cole TJ, Adams JE, Cooper C, et al. Pubertal timing and bone phenotype in early old age: Findings from a British birth cohort study. *Int J Epidemiol.* 2016;45(4):1113-24.

26. Kuh D, Wills AK, Shah I, Prentice A, Hardy R, Adams JE, et al. Growth from birth to adulthood and bone phenotype in early old age: A British birth cohort study. *J Bone Miner Res.* 2014;29(1):123-33.

27. Kuh D, Pierce M, Adams J, Deanfield J, Ekelund U, Friberg P, et al. Cohort profile: Updating the cohort profile for the MRC National Survey of Health and Development: A new clinic-based data collection for ageing research. *Int J Epidemiol.* 2011;40(1):e1-9.

28. Tandon N, Fall CH, Osmond C, Sachdev HP, Prabhakaran D, Ramakrishnan L, et al. Growth from birth to adulthood and peak bone mass and density data from the New Delhi Birth Cohort. *Osteoporos Int.* 2012;23(10):2447-59.

29. Prentice A. Diet, nutrition and the prevention of osteoporosis. *Public Health Nutr.* 2004;7(1A):227-43.

30. Lappe JM, Watson P, Gilsanz V, Hangartner T, Kalkwarf HJ, Oberfield S, et al. The longitudinal effects of physical activity and dietary calcium on bone mass accrual across stages of pubertal development. *J Bone Miner Res.* 2015;30(1):156-64.

31. Matsuzaki M, Kuper H, Kulkarni B, Radhakrishna KV, Viljakainen H, Taylor AE, et al. Life-course determinants of bone mass in young adults from a transitional rural community in India: The Andhra Pradesh Children and Parents Study (APCAPS). *Am J Clin Nutr.* 2014;99(6):1450-9.

32. Bonjour J, Carrie A, Ferrari S, Clavien H, Slosman D, Theintz G, et al. Calcium-enriched foods and bone mass growth in prepubertal girls: A randomized, double blind, placebo-controlled trial. *J Clin Invest.* 1997;99(6):1287-94.

33. Bonjour JP, Chevally T, Ammann P, Slosman D, Rizzoli R. Gain in bone mass in prepubertal girls 3.5 years after discontinuation of calcium supplementation: A follow-up study. *Lancet.* 2001;358:1208-12.

34. Cadogan J, Eastell R, Jones N, Barker ME. Milk intake and bone mineral acquisition in adolescent girls: Randomised, controlled intervention trial. *BMJ (Clin Res Ed)*. 1997;315(7118):1255-60.

35. Dibba B, Prentice A, Ceesay M, Mendy M, Darboe S, Stirling DM, et al. Bone mineral contents and plasma osteocalcin concentrations of Gambian children 12 and 24 mo after the withdrawal of a calcium supplement. *Am J Clin Nutr*. 2002;76(3):681-6.

36. Dibba B, Prentice A, Ceesay M, Stirling DM, Cole TJ, Poskitt EM. Effect of calcium supplementation on bone mineral accretion in Gambian children accustomed to a low-calcium diet. *Am J Clin Nutr*. 2000;71(2):544-9.

37. Lambert HL, Eastell R, Karnik K, Russell JM, Barker ME. Calcium supplementation and bone mineral accretion in adolescent girls: An 18-mo randomized controlled trial with 2-y follow-up. *Am J Clin Nutr*. 2008;87(2):455-62.

38. Specker BL. Evidence for an interaction between caclium intake and physical activity on changes in bone mineral density. *J Bone Miner Res*. 1996;11(10):1539-44.

39. Ward KA, Roberts SA, Adams JE, Lanham-New S, Mughal MZ. Calcium supplementation and weight bearing physical activity – Do they have a combined effect on the bone density of pre-pubertal children? *Bone*. 2007;41(4):496-504.

40. Winzenberg T, Shaw K, Fryer J, Jones G. Effects of calcium supplementation on bone density in healthy children: Meta-analysis of randomised controlled trials. *BMJ (Clin Res Ed)*. 2006;333(7572):775.

41. Chevalley T, Rizzoli R, Hans D, Ferrari S, Bonjour JP. Interaction between calcium intake and menarcheal age on bone mass gain: An eight-year follow-up study from prepuberty to postmenarche. *J Clin Endocrinol Metab*. 2005;90(1):44-51.

42. Prentice A, Dibba B, Sawo Y, Cole TJ. The effect of prepubertal calcium carbonate supplementation on the age of peak height velocity in Gambian adolescents. *Am J Clin Nutr*. 2012;96(5):1042-50.

43. Ward KA, Cole TJ, Laskey MA, Ceesay M, Mendy MB, Sawo Y, et al. The effect of prepubertal calcium carbonate supplementation on skeletal development in Gambian boys-a 12-year follow-up study. *J Clin Endocrinol Metab*. 2014;99(9):3169-76.

44. Budek AZ, Hoppe C, Ingstrup H, Michaelsen KF, Bugel S, Molgaard C. Dietary protein intake and bone mineral content in adolescents – The Copenhagen Cohort Study. *Osteoporos Int*. 2007;18(12):1661-7.

45. Zhu K, Du X, Cowell CT, Greenfield H, Blades B, Dobbins TA, et al. Effects of school milk intervention on cortical bone accretion and indicators relevant to bone metabolism in Chinese girls aged 10-12 y in Beijing.

Am J Clin Nutr. 2005;81(5):1168-75.

46. Zhu K, Zhang Q, Foo LH, Trube A, Ma G, Hu X, et al. Growth, bone mass, and vitamin D status of Chinese adolescent girls 3 y after withdrawal of milk supplementation. *Am J Clin Nutr.* 2006;83(3):714-21.

47. Umaretiya PJ, Thacher TD, Fischer PR, Cha SS, Pettifor JM. Bone mineral density in Nigerian children after discontinuation of calcium supplementation. *Bone.* 2013;55(1):64-8.

48. Ward KA, Cole TJ, Laskey MA, Ceesay M, Mendy MB, Prentice A. The effect of calcium supplementation on adolescent bone growth in prepubertal Gambian females: A 12-year follow-up study. *Bone Abstracts.* 2015(4):42.

49. Institute of Medicine. *Dietary Reference Intakes for Calcium and Vitamin D.* Ross AC, Taylor CL, Yaktine AL, Del Valle HB, editors. Washington DC: Institute of Medicine; 2010.

50. Scientific Advisory Committee on Nutrition. *Vitamin D and Health Report.* London: Public Health England; July 2016.

51. Winzenberg T, Powell S, Shaw KA, Jones G. Effects of vitamin D supplementation on bone density in healthy children: Systematic review and meta-analysis. *BMJ (Clin Res Ed).* 2011;342:c7254.

52. El-Hajj Fuleihan G, Nabulsi M, Tamim H, Maalouf J, Salamoun M, Khalife H, et al. Effect of vitamin D replacement on musculoskeletal parameters in school children: A randomized controlled trial. *J Clin Endocrinol Metab.* 2006;91(2):405-12.

53. Ghazal N, Al-Shaar L, Maalouf J, Nabulsi M, Arabi A, Choucair M, et al. Persistent effect of vitamin D supplementation on musculoskeletal parameters in adolescents one year after trial completion. *J Bone Miner Res.* 2016;31(7):1473-80.

54. Ward KA, Das G, Roberts SA, Berry JL, Adams JE, Rawer R, et al. A randomized, controlled trial of vitamin D supplementation upon musculoskeletal health in postmenarchal females. *J Clin Endocrinol Metab.* 2010;95(10):4643-51.

55. Khadilkar AV, Sayyad MG, Sanwalka NJ, Bhandari DR, Naik S, Khadilkar VV, et al. Vitamin D supplementation and bone mass accrual in underprivileged adolescent Indian girls. *Asia Pac J Clin Nutr.* 2010;19(4):465-72.

56. Sanwalka N, Khadilkar A, Chiplonkar S, Khatod K, Phadke N, Khadilkar V. Influence of vitamin D receptor gene Fok1 polymorphism on bone mass accrual post calcium and vitamin D supplementation. *Indian J Pediatr.* 2015;82(11):985-90.

57. Pettifor JM. Calcium and vitamin D metabolism in children in developing countries. *Ann Nutr Metab.* 2014;64(Suppl. 2):15-22.

58. Prentice A. Nutritional rickets around the world. *J Steroid Biochem Mol Biol.* 2013;136:201-6

59. Munns CF, Shaw N, Kiely M, Specker BL, Thacher TD, Ozono K, et al. Global consensus recommendations on prevention and management of nutritional rickets. *J Clin Endocrinol Metab*. 2016;101(2):394-415.

（耿佳旭　译　褚琳　审校）

第 7 章

发育可塑性、表观遗传机制与生命早期对成人健康和疾病的影响：基本概念

ELIZABETH M CURTIS，KAREN LILLYCROP AND MARK HANSON

引言

　　骨质疏松症以低骨量、骨微结构破坏和骨折风险增加为特征，早期发育中成骨细胞增殖、分化或功能受损可能是其发生的部分原因。骨形成依赖于可分化为成骨细胞的间充质干细胞（MSC）。骨骼发育和重塑通过介导骨形成的成骨细胞和介导骨吸收的破骨细胞之间的平衡来维持。

　　虽然双胞胎及家系连锁研究显示一些固定的遗传变异对于骨密度和骨折风险

的遗传有贡献，但遗传力（即群体表型变异可以由固定的遗传差异解释的程度）并不高，这些遗传因素只能部分解释个体间骨密度的差异[1-3]。越来越多的证据表明，骨密度和骨折风险的大部分差异可能是由于在子宫内和生命早期环境对基因表达的影响[4]。人们普遍认识到基因有效地提供了一个信息库，可以根据功能和需要在不同的细胞和不同的时间阅读（表达）出不同的信息。因此对个体而言，尽管每个体细胞中包含的遗传密码是相同的，但表达的基因在不同器官甚至细胞之间会有很大差异，这通常是对环境信号的反应[5]。这种基因表达的调控目前被认为涉及了一系列的表观遗传过程。

表观遗传机制介绍

发育可塑性的过程在自然界中是普遍存在的。通过这种过程，一个基因型可能会基于当前的环境产生多种不同的表型。这一过程利用关键的发育周期中普遍存在的环境条件，使得下一代出生时能够适当地适应预期的外部环境[6]。众所周知的例子是草甸田鼠（宾夕法尼亚田鼠）。在这种田鼠中，后代的被毛厚度是由母亲在怀孕期间所经历的光周期（光明和黑暗的小时数）决定的。秋天出生的幼鼠比春天出生的幼鼠毛发更厚[7]。孕期母体褪黑素水平是最可能向幼鼠传达当前环境条件信号的[8]，使幼鼠具有适合其出生后可能暴露的后天环境的发育轨迹。然而，由于出生后环境的变化或不恰当的母亲信号等原因，出生后预期环境与幼鼠发育过程中所处环境的不匹配将导致生存劣势[9]。

一系列的实验研究表明，孕期母亲饮食的改变可能会导致子代表型和基因表达的改变[10-11]。这些影响可能是由表观遗传机制所支配的，即基因表达被修饰而DNA编码本身并未改变。这种表观遗传信号对于决定基因何时何地被表达是至关重要的。正如暴露于环境化学物质后所示，它们可以在多代中被保存，但也可以在每一代中重新恢复[12-13]。在人类中，大多数表观遗传效应仅显示传递给了孙代，这并不能证明是隔代效应，因为表观遗传效应可以在F0代妊娠期间诱导F1代的原始生殖细胞，并在F2代中产生效应[14-15]。然而，表观基因组可以被看作是生命事件的分子记录，在一生中不断积累。例如，同卵双胞胎已被证明在出生时是表观遗传学上最相似的，但其表观基因组随年龄增长而分化；而这种分化速度在相同的环境下会变慢[16]。对这些表观遗传过程的理解可以实施早期干预策略从而改善早期发育和后期健康；因此，表观遗传生物标志物的研究是一个快速发展的领域[17]。

表观遗传机制包括DNA甲基化、组蛋白修饰和非编码RNAs（ncRNAs），如图 7.1 所示[5, 18-20]。

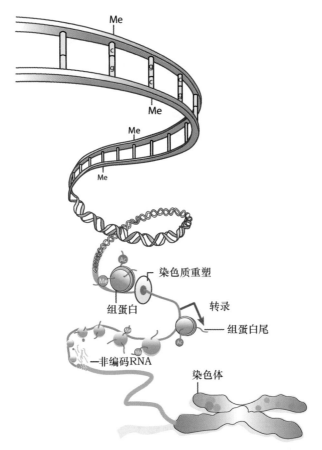

图 7.1　根据细胞和组织类型的不同，基于 DNA 碱基序列的编码和结构信息被组织为多个表观基因组。除了组蛋白尾部和组蛋白变体的共价修饰外，邻近鸟嘌呤碱基（CpG 位点）的胞嘧啶 DNA 甲基化，也可以为核小体重塑机制提供信息。（核小体是由 DNA 和组蛋白形成的染色质基本结构单位，每个核小体由 DNA 缠绕组蛋白八聚体形成。）通过核小体重塑，导致 DNA 解体，编码非编码 RNA 的基因和位点易被转录。转录因子（图中未显示）在基因组的潜能和结构组成中也发挥重要作用。（引自 Jones PA 等，Nature，2008；454（7205）：711-5.）

翻译后组蛋白修饰

翻译后组蛋白修饰及组蛋白修饰酶是基因表观遗传调控的重要组成部分。核小体是染色质的基本结构单位，由四种不同的组蛋白分子（H2A、H2B、H3 和 H4）组成八聚体包裹 DNA 形成。从核小体突出的核心组蛋白的柔性 N 末端尾部经历各种翻译后修饰，包括乙酰化、甲基化、磷酸化、泛素化、苏酰化、ADP

核糖基化、脱氨和非共价脯氨酸异构化[21]。组蛋白修饰的模式改变了染色质的转录可及性（又称染色质开放程度，反映了染色质的转录活性状态，染色质可及性是指细胞核内大分子能够与染色质上的 DNA 进行物理接触的程度，由核小体或其他染色质结合因子在染色质上的占据情况和拓扑结构决定）。研究表明，常染色质作为一种更放松、更活跃的 DNA 转录状态，以特定组蛋白 H3K4、H3K36 和 H3K79 上通过高水平乙酰化和三甲基化（H3）赖氨酸残留物（K）为特征；而一种更为浓缩、转录不活跃的异染色质则以低水平的乙酰化和高水平的 H3K9、H3K27 和 H4K20 甲基化为特征[22]。大多数组蛋白翻译后修饰是动态的，由促进或逆转特异性修饰的酶家族调控，如组蛋白乙酰转移酶（HAT）可添加乙酰化标记，而组蛋白去乙酰化酶（HDAC）则可脱乙酰化。许多转录共激活物或共抑制物具有 HAT 或 HDAC 活性，或与这些酶相关，因此，组蛋白甲基化和乙酰化以及去甲基化 / 去乙酰化之间的平衡对修饰靶基因的表达具有重要意义。

非编码 RNAs

研究发现，高达 90% 的真核生物基因组被转录，但只有 1% ～ 2% 的基因组编码蛋白质[1, 23]。近年来的研究越来越清晰地表明：基因组中的非蛋白编码部分在控制增殖、分化和凋亡等生物学过程中起着至关重要的作用。MicroRNAs（miRNAs）是最有特征的 ncRNAs，是大约 21 个核苷酸长度的非编码 RNA 分子。通常在其 3' 非翻译区域，miRNAs 被整合到 RNA 诱导沉默复合体（RISC）中，以促进与靶 mRNA 的结合。如果 miRNA 与靶 RNA 匹配，则会导致靶转录物的降解。更常见的情况是，miRNAs 与靶标结合不完全，仅导致翻译抑制，而不破坏 mRNA。一般来说，miRNAs 主要是参与生理和病理过程的基因表达的负调节因子；但一些 miRNAs 已经被证实在某些情况下亦可激活翻译[24-25]。

miRNAs 是 ncRNAs 大家族的一部分，包括核仁小分子 RNA 和长链非编码 RNA（lncRNAs）。lncRNAs 是哺乳动物非编码转录组的最大组成部分，但其作用机制尚不完全清楚。研究表明它们可以通过充当反义转录子或组蛋白修饰物支架来调节基因表达[7, 26]。

DNA 甲基化

　　DNA 甲基化是表观遗传修饰中研究最为广泛的一种，是本章的重点——已有实验证据表明 miRNAs 和组蛋白修饰在骨发育调控中的作用，而且这三个表观遗传过程协同作用控制基因表达。DNA 甲基化是真核生物的一种常见修饰，涉及一个甲基基团转移到胞嘧啶的第 5 位碳原子上，形成 5- 甲基胞嘧啶（5-mC）[27]。尽管甲基标记可以在整个生命周期中添加和移除，但它是一种相对稳定的表观遗传标记，可以在有丝分裂期间通过 DNA 复制传递[28]。胞嘧啶甲基化主要发生在二核苷酸序列 CpG 中，一个胞嘧啶直接与一个鸟嘌呤发生 5′ 反应，二者之间的一个磷酸基用 "p" 表示，而非 CpG 甲基化在胚胎干细胞中也很普遍[29]。在单个细胞中，CpG 位点既可以甲基化，也可以去甲基化；然而，在整个组织中，一个特定的位点可能在大量细胞中被甲基化或去甲基化，基因表达的范围从 0% 到 100% 都是可能的[5]。

　　CpG 二核苷酸并非随机分布在整个基因组中，而是聚集在基因 5′ 端称为 CpG 岛，通常 CpG 岛的高甲基化与基因沉默有关，低甲基化与基因激活有关[30]。DNA 甲基化可以直接阻断转录因子与 DNA 的结合，或者通过引入大量其他抑制因子，如甲基化 CpG 结合蛋白 2（MeCP2），进而介导局部染色质的变化以削弱转录因子的结合[31]。CpG 甲基化模式在胚胎发育、胎儿和围产期基本建立。母系和父系基因组上的 DNA 甲基化标记在受精过程中基本上被清除（印记基因和其他特定的基因组区域除外），然后在囊胚植入之前，内细胞团发生再次甲基化[32-33]。DNA 的从头甲基化是由 DNA 甲基转移酶（DNMT）3a 和 3b 催化的[33]，并通过 DNA 甲基转移酶 1（DNMT1）对半甲基化 DNA 进行甲基化来维持有丝分裂[34]。这使得谱系特异性的甲基化模式得以在分化组织中维持。DNA 甲基化最初被认为是相对稳定的，通常在一生中保持不变，但是这个观点目前受到挑战。在 2009 年，作为另一种表观遗传修饰，5- 羟甲基胞嘧啶（5hmC）被发现高水平存在于神经元和胚胎干细胞中[35]。5hmC 已被证明是由 10-11 易位（TET）家族的酶氧化 5-mC（5- 甲基胞嘧啶）而产生[36]，并被认为是一种对抗 DNA 甲基化的特异性表观遗传标记，同时也是去甲基化途径中的被动中间产物[37-38]。大脑和神经元中的高水平 5hmC 在控制神经元分化和神经元可塑性方面起作用[39]。

生命早期的营养与表观基因组的修饰

DNA 甲基化最初被认为是一个非常稳定的修饰，一旦建立，甲基化模式在整个生命历程中基本上保持不变，但现在越来越多的证据表明，许多环境因素，如营养、压力、胎盘功能不全、内分泌失调和污染，特别是在生命早期可以改变表观基因组，从而导致后代的长期表型变化[40]。

营养通过改变基因的表观遗传调控来改变表型的最好例子之一是在蜜蜂的研究中发现的。尽管遗传基因完全相同，在有蜂王浆的情况下孵化的雌性幼虫主要发育成蜂王，而在没有蜂王浆的情况下孵化的雌性幼虫则发育成不育工蜂[41-42]。然而，DNA 甲基转移酶 3（DNMT3）的敲除（它是蜜蜂体内主要的DNA 甲基转移酶），增加了幼虫发育成蜂王的比例，而非不育工蜂[42]。营养也被证明会影响啮齿动物的 DNA 甲基化。在 A^{vy} 刺鼠中，毛色是由刺鼠基因上游 $5'$ 区域的一个池内 A 颗粒（IAP）的甲基化状态决定的。母体补充叶酸、钴胺素、胆碱和甜菜碱引起幼崽的毛色由主要的黄色（刺鼠）逐渐转变为棕色（伪刺鼠）[43]。这种转变伴随着 A^{vy} IAP 插入位点下游 600 bp 处的 7 个 CpG 二核苷酸的高甲基化。营养规划模型也证明了，早期生命营养可以诱导后代持续的表观遗传和表型变化。例如，给怀孕的大鼠喂食蛋白质限制性（PR）饮食会导致在幼鼠和成年鼠的肝中糖皮质激素受体（GR）和过氧化物酶体增殖激活受体（PPAR）α 启动子的低甲基化；这伴随着 GR 和 PPAR α 表达及其控制的代谢过程上调[44-46]。相反，妊娠期间全面饮食限制却可导致子代肝中 PPAR α 和 GR的 DNA 甲基化水平增加[47]，表明母体营养对子代表观基因组的影响取决于母体营养挑战的性质。这种与营养相关的反应与诱导的表观遗传变化的概念一致，表观遗传变化是生理学变化的基础，提供了适应不利环境的手段[48]。这种作用并不局限于营养限制，高脂肪饮食也被证明会引起后代的甲基化变化。Vucetic 等发现，妊娠期间食用高脂肪饮食的老鼠在伏隔核、前额叶皮质和下丘脑的 μ 阿片受体（MOR）和前脑啡肽原（PENK）表达增加，并伴随着这些基因启动子区域的低甲基化[49]。

在动物模型的研究中，可以仔细控制妊娠前和妊娠后的饮食以及遗传背景，这有助于证明营养对表观基因组的长期影响。证明人类母亲饮食能引起后代长期表观遗传和表型变化的证据有限。然而，有报道母亲遭受过荷兰冬季饥荒的后代全血中提取的 DNA，有一些基因的甲基化发生了变化。营养限制的时机可能很重要，因为受孕前后饥饿暴露与印记 IGF2 基因的 CpG 甲基化的轻度减少和瘦素、IL-10、母系印记基因 3（MEG3）和 ATP 结合盒 A 亚家族成员 4 基因

（ABCA4）甲基化水平升高有关[50]，而妊娠晚期饥饿暴露对甲基化水平无影响。因为对这些评估是在饥饿暴露后 60 年进行的，本研究还表明母亲的营养受限会导致关键代谢调节基因发生长期的表观遗传改变。在受孕前后每天补充 400 μg 叶酸的饮食研究也表明，在儿童外周血细胞中 IGF2 基因特定 CpG 位点发生了甲基化改变[51]。也有一些证据表明，在人类表观基因组中，可塑性可能会持续到成年，例如，在健康年轻男性中，短期高脂肪过量饮食导致超过 6000 多个骨骼肌基因发生甲基化变化，在正常热量饮食 6 ～ 8 周后仅部分逆转[52]。

环境损伤和衰老对 DNA 甲基化的影响

吸烟是一种公认的与 DNA 甲基化修饰相关的暴露，这在许多表观基因组相关性研究（EWAS）中得到了证实，并在随后的 meta 分析中进行了总结[53]。事实上，DNA 甲基化模式可以作为吸烟暴露的生物标志物用于研究和临床实践。

与年龄相关的 DNA 甲基化变化已得到充分的证明。各种研究致力于了解衰老和死亡率的表观遗传预测因子，使用来自全基因组中多个 CpG 位点的甲基化测定来预测人类的实际年龄[54-55]。Hannum 等创建了一个基于单个队列的年龄预测因子，包括全血测定 DNA 甲基化[54]。Horvath 利用来自多个研究（包括 Hannum 数据集）和多个组织的 DNA 甲基化数据开发了一个年龄预测因子[55]。在这两项研究中，甲基化预测年龄和实际年龄之间的差异（即 Δage）被认为是不相称的"生物学"衰老指标，并提出与年龄相关疾病和死亡风险相关。其他研究表明，Δage 或加速衰老的标志物可以独立于健康状况、生活方式因素和已知遗传因素预测死亡率[56-57]。

作为生物标记的表观遗传标记

早期生活环境暴露与关键代谢调节基因的表观遗传变化之间的联系表明，这些变化可能为后代基因表达和代谢的长期变化提供很好的支持。然而，由于在体内改变单个 CpG 位点的甲基化状态存在技术挑战，目前还没有可靠的证据证实这些甲基化变化存在因果关系。但是无论是否与疾病的发展存在因果关系，还是表型改变的旁观者效应，这种甲基化变化的检测可以提供有效的标志物来识别疾病风险增加的个体。与此模式一致，Godfrey 等在两个独立的队列中报道，在维甲酸 X 受体 A（RXRA）启动子区域的单个 CpG 位点的甲基化状态与男孩和女孩的儿童期肥胖呈正相关，因此 RXRA 启动子的甲基化可以解释儿童脂肪量五分之一以上的变异[58]，而 Clarke-Harris 等则证明，5 ～ 7 岁儿童外周血 PGC1a 启动子中 CpG 位点的甲基化可预测 9 ～ 14 岁儿童肥胖[59]。

这些发现不仅支持了发育诱导的表观遗传标记对后期表型有重大贡献的假设，而且还表明在外周组织中检测表观遗传标记也可以在临床疾病发病前识别出老年期慢性疾病风险增加的个体。

然而，尚待解决的问题依然存在。首先，EWAS 研究中常用的组织样本，如血液、脂肪、胎盘和脐带组织，由多种细胞类型组成，甲基化的改变可能代表组织内细胞类型比例的改变，而不是细胞内甲基化的内在变化。尽管由细胞混合确定的甲基化信号是否应该被摒弃仍不确定，但是已经开发出了计算这些差异的方法，因为这种细胞类型的变化可能与疾病表型极其相关。其次，DNA 甲基化有多种评估方法，这使得研究之间的比较变得困难，并且表型的稳定标记识别也受到限制。全基因组甲基化方法成本也很高，常常导致研究样本数量较少。

随着 Illumina 人类甲基化 450 k BeadChip 的发展以及最近 EPIC 阵列的发展，EPIC 阵列提供了一个相对经济有效的方法寻找"全基因组"甲基化差异。许多研究人员越来越多地使用这些平台测量 DNA 甲基化，研究之间可以进行比较，并有可能合并成千上万个数据库的数据。然而，值得注意的是，即使使用 EPIC 阵列，也只能覆盖基因组中很小一部分 CpG。

尽管存在局限性，生命早期 DNA 甲基化变化的检测仍提供了一个机会以识别罹患疾病风险增加的个体；由于 DNA 甲基化既反映了基因型也反映了环境，因此是一个比单独基因型或环境更强大的生物标志物。这些表观遗传生物标志物也可以提供即时的测量结果，以评估潜在的产前干预措施，并为产后暴露提供新的见解，从而改变这些表观遗传标记，甚至可能改变疾病风险。因此，不仅可以通过在生命早期使用表观遗传生物标志物来识别有可能患老年期疾病的个体，而且可以制订针对并逆转这些表观遗传变化的干预策略。

结论

已有足够的证据表明，我们的基因型和环境并不是非传染性疾病（NCD）风险的唯一决定因素，早期生活环境所诱导的表观遗传标记与重要代谢组织中基因表达模式的改变有关，从而导致晚年疾病易感性的改变。

　　证实基因的表观遗传调控在非传染性疾病发展中的作用并识别未来疾病潜在风险的表观遗传生物标志物，为预防医学的发展提供了可能性。在生命过程的早期阶段识别有风险的个体，并进行营养或生活方式干预，从而采取更有效的预防性治疗策略。这既能提高生活质量，又能减轻与当前治疗策略相关的经济负担。进一步了解营养改变表观基因组和表观遗传易感性的机制可能有助于开发新的干预策略，以扭转当前全球流行的非传染性疾病，如骨质疏松症。

参考文献

1. Richards JB, Zheng HF, Spector TD. Genetics of osteoporosis from genome-wide association studies: Advances and challenges. *Nat Rev Genet.* 2012;13(8):576-88.

2. Zheng HF, Forgetta V, Hsu YH, Estrada K, Rosello-Diez A, Leo PJ, et al. Whole-genome sequencing identifies EN1 as a determinant of bone density and fracture. *Nature.* 2015;526(7571):112-7.

3. Yang J, Bakshi A, Zhu Z, Hemani G, Vinkhuyzen AA, Lee SH, et al. Genetic variance estimation with imputed variants finds negligible missing heritability for human height and body mass index. *Nat Genet.* 2015;47(10):1114-20.

4. Dennison EM, Arden NK, Keen RW, Syddall H, Day IN, Spector TD, et al. Birthweight, vitamin D receptor genotype and the programming of osteoporosis. *Paediatr Perinat Epidemiol.* 2001;15(3):211-9.

5. Gluckman PD, Hanson MA, Cooper C, Thornburg KL. Effect of in utero and early-life conditions on adult health and disease. *N Engl J Med.* 2008;359(1):61-73.

6. Hanson MA, Gluckman PD. Early developmental conditioning of later health and disease: Physiology or pathophysiology? *Physiol Rev.* 2014;94(4):1027-76.

7. Lee TM, Zucker I. Vole infant development is influenced perinatally by maternal photoperiodic history. *Am J Physiol.* 1988;255(5 Pt 2):R831-8.

8. Lee TM, Spears N, Tuthill CR, Zucker I. Maternal melatonin treatment influences rates of neonatal development of meadow vole pups. *Biol Reprod.* 1989;40(3):495-502.

9. Godfrey KM, Lillycrop KA, Burdge GC, Gluckman PD, Hanson MA. Epigenetic mechanisms and the mismatch concept of the developmental origins of health and disease. *Pediatr Res.* 2007;61(5 Pt 2):5R-10R.

10. Lillycrop KA, Phillips ES, Jackson AA, Hanson MA, Burdge GC. Dietary protein restriction of pregnant rats induces and folic acid supplementa-

tion prevents epigenetic modification of hepatic gene expression in the offspring. *J Nutr*. 2005;135(6):1382-6.

11. Burdge GC, Slater-Jefferies J, Torrens C, Phillips ES, Hanson MA, Lillycrop KA. Dietary protein restriction of pregnant rats in the F0 generation induces altered methylation of hepatic gene promoters in the adult male offspring in the F1 and F2 generations. *Br J Nutr*. 2007;97(3):435-9.

12. Hanson MA, Skinner MK. Developmental origins of epigenetic transgenerational inheritance. *Environ Epigenet*. 2016;2(1):dvw002.

13. Burdge GC, Hoile SP, Uller T, Thomas NA, Gluckman PD, Hanson MA, et al. Progressive, transgenerational changes in offspring phenotype and epigenotype following nutritional transition. *PloS One*. 2011; 6(11):e28282.

14. Jaenisch R, Bird A. Epigenetic regulation of gene expression: How the genome integrates intrinsic and environmental signals. *Nat Genet*. 2003;33 Suppl:245-54.

15. Grossniklaus U, Kelly WG, Ferguson-Smith AC, Pembrey M, Lindquist S. Transgenerational epigenetic inheritance: How important is it? *Nat Rev Genet*. 2013;14(3):228-35.

16. Fraga MF, Ballestar E, Paz MF, Ropero S, Setien F, Ballestar ML, et al. Epigenetic differences arise during the lifetime of monozygotic twins. *Proc Natl Acad Sci U S A*. 2005;102(30):10604-9.

17. Godfrey KM, Costello PM, Lillycrop KA. The developmental environment, epigenetic biomarkers and long-term health. *J Dev Orig Health Dis*. 2015;6(5):399-406.

18. Gicquel C, El-Osta A, Le Bouc Y. Epigenetic regulation and fetal programming. *Best Pract Res Clin Endocrinol Metab*. 2008;22(1):1-16.

19. Tang WY, Ho SM. Epigenetic reprogramming and imprinting in origins of disease. *Rev Endocr Metab Disord*. 2007;8(2):173-82.

20. American Association for Cancer Research Human Epinome Task Force, et al. Moving AHEAD with an international human epigenome project. *Nature*. 2008;454(7205):711-5.

21. Gibney ER, Nolan CM. Epigenetics and gene expression. *Heredity*. 2010;105(1):4-13.

22. Portela A, Esteller M. Epigenetic modifications and human disease. *Nature Biotechnol*. 2010;28(10):1057-68.

23. Consortium EP, Birney E, Stamatoyannopoulos JA, Dutta A, Guigo R, Gingeras TR, et al. Identification and analysis of functional elements in 1% of the human genome by the ENCODE pilot project. *Nature*. 2007;447(7146):799-816.

24. Huntzinger E, Izaurralde E. Gene silencing by microRNAs: Contributions of translational repression and mRNA decay. *Nat Rev Genet*. 2011;12(2):99-110.

25. Kapinas K, Delany AM. MicroRNA biogenesis and regulation of bone

remodeling. *Arthritis Res Ther*. 2011;13(3):220.

26. Esteller M. Non-coding RNAs in human disease. *Nat Rev Genet*. 2011;12(12):861-74.

27. Kumar S, Cheng X, Klimasauskas S, Mi S, Posfai J, Roberts RJ, et al. The DNA (cytosine-5) methyltransferases. *Nucleic Acids Res*. 1994;22(1):1-10.

28. Bird A. DNA methylation patterns and epigenetic memory. *Genes Dev*. 2002;16(1):6-21.

29. Ramsahoye BH, Biniszkiewicz D, Lyko F, Clark V, Bird AP, Jaenisch R. Non-CpG methylation is prevalent in embryonic stem cells and may be mediated by DNA methyltransferase 3a. *Proc Natl Acad Sci U S A*. 2000;97(10):5237-42.

30. Song F, Smith JF, Kimura MT, Morrow AD, Matsuyama T, Nagase H, et al. Association of tissue-specific differentially methylated regions (TDMs) with differential gene expression. *Proc Natl Acad Sci U S A*. 2005;102(9):3336-41.

31. Fuks F, Hurd PJ, Wolf D, Nan X, Bird AP, Kouzarides T. The methyl-CpG-binding protein MeCP2 links DNA methylation to histone methylation. *J Biol Chem*. 2003;278(6):4035-40.

32. Okano M, Bell DW, Haber DA, Li E. DNA methyltransferases Dnmt3a and Dnmt3b are essential for de novo methylation and mammalian development. *Cell*. 1999;99(3):247-57.

33. Santos F, Hendrich B, Reik W, Dean W. Dynamic reprogramming of DNA methylation in the early mouse embryo. *Dev Biol*. JID-0372762. 2002;241(1):172-82.

34. Bacolla A, Pradhan S, Roberts RJ, Wells RD. Recombinant human DNA (cytosine-5) methyltransferase. II. Steady-state kinetics reveal allosteric activation by methylated dna. *J Biol Chem*. 1999;274(46):33011-9.

35. Tahiliani M, Koh KP, Shen Y, Pastor WA, Bandukwala H, Brudno Y, et al. Conversion of 5-methylcytosine to 5-hydroxymethylcytosine in mammalian DNA by MLL partner TET1. *Science*. 2009;324(5929):930-5.

36. Ito S, Shen L, Dai Q, Wu SC, Collins LB, Swenberg JA, et al. TET proteins can convert 5-methylcytosine to 5-formylcytosine and 5-carboxylcytosine. *Science*. 2011;333(6047):1300-3.

37. Guibert S, Weber M. Functions of DNA methylation and hydroxymethylation in mammalian development. *Curr Topics Devel Biol*. 2013;104:47-83.

38. Wen L, Tang F. Genomic distribution and possible functions of DNA hydroxymethylation in the brain. *Genomics*. 2014;104(5):341-6.

39. Santiago M, Antunes C, Guedes M, Sousa N, Marques CJ. TET enzymes and DNA hydroxymethylation in neural development and function – How critical are they? *Genomics*. 2014;104(5):334-40.

40. Feil R, Fraga MF. Epigenetics and the environment: Emerging patterns

and implications. *Nat Rev Genet.* 2011;13(2):97-109.

41. Maleszka R. Epigenetic integration of environmental and genomic signals in honey bees. *Epigenetics.* 2008;3(4):188-92.

42. Kucharski R, Maleszka J, Foret S, Maleszka R. Nutritional control of reproductive status in honeybees via DNA methylation. *Science.* 2008;319(5871):1827-30.

43. Waterland RA, Jirtle RL. Transposable elements: Targets for early nutritional effects on epigenetic gene regulation. *Mol Cell Biol.* 2003;23(15):5293-300.

44. Lillycrop KA, Phillips ES, Jackson AA, Hanson MA, Burdge GC. Dietary protein restriction of pregnant rats induces and folic acid supplementation prevents epigenetic modification of hepatic gene expression in the offspring. *J Nutr.* 2005;135(6):1382-6.

45. Lillycrop KA, Slater-Jefferies JL, Hanson MA, Godfrey KM, Jackson AA, Burdge GC. Induction of altered epigenetic regulation of the hepatic glucocorticoid receptor in the offspring of rats fed a protein-restricted diet during pregnancy suggests that reduced DNA methyltransferase-1 expression is involved in impaired DNA methylation and changes in histone modifications. *Br J Nutr.* 2007;97(6):1064-73.

46. Burdge GC, Phillips ES, Dunn RL, Jackson AA, Lillycrop KA. Effect of reduced maternal protein consumption during pregnancy in the rat on plasma lipid concentrations and expression of peroxisomal proliferator-activated receptors in the liver and adipose tissue of the offspring. *Nutr Res.* 2004;24(8):639-46.

47. Gluckman PD, Lillycrop KA, Vickers MH, Pleasants AB, Phillips ES, Beedle AS, et al. Metabolic plasticity during mammalian development is directionally dependent on early nutritional status. *Proc Natl Acad Sci U S A.* 2007;104(31):12796-800.

48. Gluckman PD, Hanson MA, Spencer HG. Predictive adaptive responses and human evolution. *Trends Ecol Evol.* 2005;20(10):527-33.

49. Vucetic Z, Kimmel J, Totoki K, Hollenbeck E, Reyes TM. Maternal high-fat diet alters methylation and gene expression of dopamine and opioid-related genes. *Endocrinology.* 2010;151(10):4756-64.

50. Tobi EW, Lumey LH, Talens RP, Kremer D, Putter H, Stein AD, et al. DNA methylation differences after exposure to prenatal famine are common and timing- and sex-specific. *Hum Mol Genet.* 2009;18(21):4046-53.

51. Steegers-Theunissen RP, Obermann-Borst SA, Kremer D, Lindemans J, Siebel C, Steegers EA, et al. Periconceptional maternal folic acid use of 400 microg per day is related to increased methylation of the IGF2 gene in the very young child. *PloS One.* 2009;4(11):e7845.

52. Jacobsen SC, Brons C, Bork-Jensen J, Ribel-Madsen R, Yang B, Lara E, et al. Effects of short-term high-fat overfeeding on genome-wide DNA

methylation in the skeletal muscle of healthy young men. *Diabetologia*. 2012;55(12):3341-9.

53. Gao X, Jia M, Zhang Y, Breitling LP, Brenner H. DNA methylation changes of whole blood cells in response to active smoking exposure in adults: A systematic review of DNA methylation studies. *Clin Epigenet*. 2015;7:113.

54. Hannum G, Guinney J, Zhao L, Zhang L, Hughes G, Sadda S, et al. Genome-wide methylation profiles reveal quantitative views of human aging rates. *Molec Cell*. 2013;49(2):359-67.

55. Horvath S. DNA methylation age of human tissues and cell types. *Genome Biol*. 2013;14(10):R115.

56. Zhang Y, Wilson R, Heiss J, Breitling LP, Saum KU, Schottker B, et al. DNA methylation signatures in peripheral blood strongly predict all-cause mortality. *Nat Comm*. 2017;8:14617.

57. Marioni RE, Shah S, McRae AF, Chen BH, Colicino E, Harris SE, et al. DNA methylation age of blood predicts all-cause mortality in later life. *Genome Biol*. 2015;16:25.

58. Godfrey KM, Sheppard A, Gluckman PD, Lillycrop KA, Burdge GC, McLean C, et al. Epigenetic gene promoter methylation at birth is associated with child's later adiposity. *Diabetes*. 2011;60(5):1528-34.

59. Clarke-Harris R, Wilkin TJ, Hosking J, Pinkney J, Jeffery AN, Metcalf BS, et al. PGC1alpha promoter methylation in blood at 5-7 years predicts adiposity from 9 to 14 years (EarlyBird 50). *Diabetes*. 2014;63(7):2528-37.

（李捷思　译　陈陵霞　审校）

第 8 章

骨骼发育的表观遗传机制

ELIZABETH M CURTIS，NICHOLAS C HARVEY
AND CYRUS COOPER

引言

如第 7 章所述，表观遗传机制通过调节基因表达，为观察到的早期环境暴露与老年期健康和疾病之间的关系提供了潜在的原因。队列研究如南安普顿妇女调查表明这种过程可能对长期的骨骼健康十分重要。该研究发现了与维生素 D 代谢和细胞衰老确切相关基因的甲基化标记，这些基因与老年期骨骼健康结局相关[1]。

维生素 D 和 DNA 甲基化

维生素 D 已被证明是一种外界因素，可能通过调节 DNA 甲基化，在胎儿时期以后的骨骼发育中发挥重要作用。从母体维生素 D 水平与子代骨量之间的机制联系方面来看，研究表明维生素 D 可能是通过胎盘钙转运介导的，至少部分是通过胎盘钙转运介导的[2]。最近的研究表明，胎盘的氨基酸转运也可能受母体 25（OH）- 维生素 D［25（OH）D］状态和维生素 D 结合蛋白水平的部分调节，为这种关联提供了另一种补充机制[3]。在南安普顿妇女调查中，胎盘组织中一种活性 ATP 依赖性胎盘钙转运蛋白 PMCA3 的 mRNA 表达与子代出生时全身骨面积和骨矿物含量呈正相关[4]。胎盘钙转运的调节在人类中尚不明确，维生素 D 的机制作用仍有待阐明，但动物实验中表明 PMCA 家族成员由 1,25（OH）$_2$- 维生素 D［1,25（OH）$_2$D］调控[5]。对维生素 D 代谢的进一步深入研究表明，1,25（OH）$_2$D 与维生素 D 受体（VDR）结合转录调控 1α - 羟化酶基因的表达。此外，维生素 D 代谢的持续调控可能涉及 1α - 羟化酶启动子区域的甲基化，1,25（OH）$_2$- 维生素 D/VDR/RXR 复合物在 1α - 羟化酶启动子处诱导 DNA 甲基化，而甲状旁腺素（PTH）信号通路通过不同的途径导致该区域的去甲基化。这表明表观遗传过程在维生素 D- 甲状旁腺激素轴中发挥作用[6-7]。

从安妮公主医院队列和南安普顿妇女调查收集的脐带样本可以解释，通过阵列方法识别的候选位点的表观遗传标记[8]与后代骨骼大小、矿化度和密度之间的关系。图 8.1 总结了从表观基因组到候选基因的甲基标记识别流程示意图[1]。

在安妮公主医院队列研究的 66 对母子中，脐带内皮型一氧化氮合酶（eNOS）启动子区 2 个 CpG 位点的甲基化百分率与 9 岁儿童全身骨面积、骨矿含量及面积骨密度呈正相关（$r = 0.28 \sim 0.34$，$P = 0.005 \sim 0.02$）[9]。eNOS 在成骨细胞、骨细胞和破骨细胞功能中的作用机制已被证明，并且有证据表明硝酸盐的使用对临床人群的骨密度有积极影响[10-13]。

南安普顿妇女的调查显示，脐带中维甲酸 X 受体 α（RXRA）启动子区域六个 CpG 位点中有四个位置的甲基化程度较高，与 4 岁时校正后的子代 BMC 较低相关，如图 8.2（$\beta = -2.1 \sim -3.4$ g/sd，$P = 0.002 \sim 0.047$）。此结果得到第二个独立队列安妮公主医院研究的支持[14]。在该研究中，母体游离维生素 D 指数的估计值与 RXRA CpG 4/5 处（9 号染色体，136355593，600 ＋）的甲基化程度呈负相关。如前所述，RXRA 与几种已知的影响骨代谢的核激素［包括 1,25（OH）$_2$- 维生素 D］形成异源二聚体，表明母体 25（OH）D 状态可能在 RXRA 基因的转录调控中发挥一定的作用。通过对转录因子结合的不同反应可以获得功能意义的证据，这些过程的更深一步特征也正在研究中，但需要在其他独立队列研究中能够清晰地重复结果才能证实这些发现的有效性。

母体 25（OH）D 状态与 RXRA 甲基化之间的关联可能是通过多种机制介导的。首先，研究表明维生素 D 可能与表观基因组在多个水平上相互作用。维生

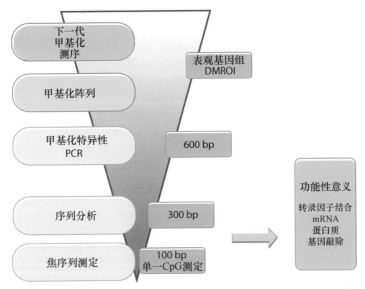

图 8.1　从表观基因组到候选基因组的甲基标记研究示意图。下一代甲基化测序可以在整个甲基组中识别单个甲基标记。基于阵列的方法允许识别广泛基因组区域内的差异甲基化区域（DMROI）——常用的"450k"甲基化阵列评估整个基因组 450 000 个 CpG 位点的甲基化，现已有可更广泛覆盖的"850k"阵列。候选基因的精细化选择和个体 CpG 甲基化的研究可通过序列分析和焦序列测定等技术获得，通过这些技术可以在个体 CpG 水平上测量甲基化。功能信号可由转录因子结合、mRNA 和蛋白质表达阐明，并通过细胞系和动物基因敲除模型进一步验证。（经许可引自 Harvey NC et al. J Bone Miner Res.2014；29（9）：1917-25.）

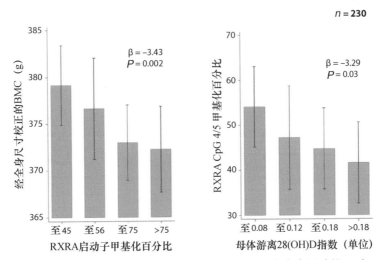

图 8.2　南安普顿妇女调查中，RXRA 启动子的甲基化百分比与全身尺寸校正后 BMC 的关系（左），以及母体游离 25（OH）D 指数与 RXRA CpG4/5 甲基化的关系（右）（$n = 230$）。（经许可引自 Harvey NC et al. J bone Miner Res.2014；29（3）：600-7.）

素 D 信号系统中的关键基因，包括 VDR 和 25- 羟化酶（CYP2R1）、1α- 羟化酶（CYP27B1）和 24- 羟化酶（CYP24A1）的编码基因在启动子区域均存在大的 CpG 岛，因此可以通过 DNA 甲基化实现基因沉默。其次，VDR/RXR 异质二聚体被证明与蛋白质发生相互作用，能够通过共激活蛋白和辅阻遏子蛋白改变染色质环境和染色质重塑，进而与组蛋白修饰物，如组蛋白乙酰转移酶（HATs）、组蛋白去乙酰酶（HDACs）、组蛋白甲基转移酶（HMTs）接触。再次，一些编码染色质修饰物和重构物的基因是 VDR 及其配体的主要靶点，最后，有证据表明某些 VDR 配体具有 DNA 去甲基化作用[15]。

维生素 D 对 DNA 甲基化作用更深入的理解来自 EWAS 研究。对严重缺乏维生素 D 的非裔美国青少年的 DNA 甲基化进行 EWAS 分析表明，一些基因的甲基化发生了改变，包括参与维生素 D 代谢的基因，如 24- 和 25- 羟化酶基因[16]。其他研究评估了维生素 D 代谢途径中 CYP 酶的 DNA 甲基化，发现 CYP2R1（25- 羟化酶）和 CYP24A1（24- 羟化酶）与循环 25（OH）D 水平变化相关[7]。另一项使用 ALSPAC 队列和挪威母子队列（MoBa）的研究使用 450k 阵列分析 1416 名新生儿的脐血显示母体 25（OH）D 状态与 DNA 甲基化之间没有令人信服的关联，该方法覆盖了 473 731 个 CpG DNA 甲基化位点[17]。作者建议，为了进一步确定相关性，需要进行更大规模的联合研究、扩大基因组覆盖范围并调查不同妊娠时间点的不同细胞类型或 25（OH）D 状态。

DNA 甲基化、骨骼发育和体内平衡

先前对安妮公主医院队列和南安普顿妇女调查的脐带样本进行的阵列分析[8] 确定了子代脂肪量与另一个位点 CDKN2A 的甲基化之间存在关联[8, 18-19]。CDKN2A 位点编码两种细胞周期抑制剂：p14ARF 和 P16INK4a，它们在细胞衰老和老化过程中发挥作用。CDKN2A 位点还编码长链非编码 RNA ANRIL（INK4 位点的反义非编码 RNA），一种 3834 bp 的转录物，可负调控 p16INK4a。DKN2A 位点内的 SNPs，特别是位于 ANRIL 内的 SNPs，与心血管疾病、糖尿病和衰弱相关[20]，最近发现该位点的 DNA 甲基化随年龄的变化而变化[21]。

研究已经证明了围产期 CDKN2A 甲基化与子代脂肪量之间的联系，证明它是老年期肥胖的一个标志物[22]。脂肪和骨骼之间的功能关系很有特点，并通过机械途径和内分泌途径调节[23]。此外，CDKN2A 基因中 CpG 位点的 DNA 甲基化与子代 4 岁和 6 岁时骨量相关[24]（图 8.3）。

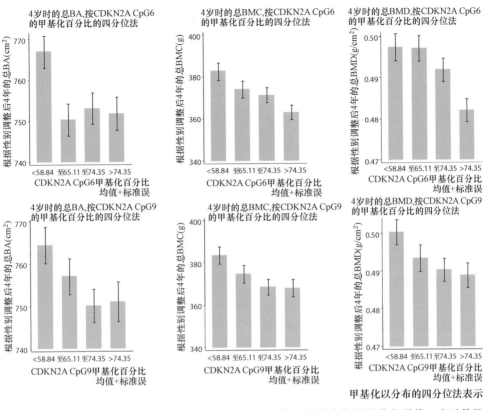

图 8.3 南安普顿妇女调查中，CDKN2A 基因内 CpG 位点的围产期甲基化与子代 4 岁时骨骼指数相关。BA：骨面积；BMC：骨矿含量；BMD：骨密度。（经许可引自 Curtis EM et al. J Bone Miner Res.2017；32（10）：2030-40.）

这些研究强调了从早期发育到老年 DNA 甲基化在骨代谢表观遗传过程中的重要性，特别是与细胞分化、细胞周期调节和骨细胞功能有关的基因位点。

发育和衰老的表观遗传机制

在骨骼发育过程中，DNA 甲基化在成骨细胞分化中发挥重要作用；一项研究表明，包括 RUNX2、骨钙素和 CDKN2A 在内的几个基因在骨髓基质细胞向成骨细胞分化的过程中发生了过度低甲基化[25]。另一项研究发现了细胞周期蛋白依赖性激酶及其抑制剂在脂肪来源间充质干细胞成骨分化过程中的重要性，RUNX2、骨钙素和 osterix 基因启动子的主动去甲基化过程依赖于生长停滞及与 CDK1 和 CDKN1A 存在相互作用的 DNA 损伤诱导蛋白 GADD45[26-27]。

Wnt 3a 也被证明通过刺激骨形态发生蛋白 2（BMP2）和碱性磷酸酶（ALP）的表达在成骨细胞分化中发挥作用，这一过程可能受到 BMP2 和 ALP 启动子甲基化的调控[28]。

在不同细胞类型的分化骨组织中，已证实 DNA 甲基化标记在骨重建和破骨细胞形成中的重要性，这一过程通过核因子 NF-κB 受体活化因子配体（RANKL）基因及其可溶性诱饵受体骨保护素（OPG）调控[29]。最后，DNA 甲基化已被证明通过调节包括 ALP 和硬化蛋白（SOST）在内的各种基因[30-32]以及通过机械刺激的转导[33]，在成骨细胞分化为矿化骨中骨细胞的最终状态中发挥作用。

在生命历程的另一端，DNA 甲基化与骨质疏松症的发病机制有关；已经证明 Alu 元件（穿插重复 DNA 序列）的低甲基化与绝经后妇女的低骨密度相关[34]。另一个研究发现，骨质疏松症患者血液样本中 SOST 的甲基化水平升高，而骨细胞中 SOST mRNA 水平降低，这可能是骨质疏松症患者促进骨形成的代偿机制[35]。

老年患者全基因组甲基化图谱研究，比较了低骨密度和正常骨密度的个体，结果同样也表明早期生活对老年患者的骨质量有影响。一项研究比较了老年髋部骨折患者及骨关节炎患者的骨活检，发现富含与细胞分化和骨骼胚胎发生相关基因的差异甲基化区域（DMRs），包括同源异型盒超家族中的基因，这提示骨质疏松症的易感因素中存在发育因素。编码细胞周期蛋白依赖性激酶抑制剂 CKDNIC（已知由维生素 D 受体调控）和细胞周期蛋白依赖性激酶 CDK20 的基因在骨质疏松症和骨关节炎样本中均存在甲基化差异[36]。结合基因表达、DNA 甲基化和 miRNA 数据对高 BMD 和低 BMD 妇女进行多组学分析（译者注：多组学分析是指对来自不同组学，如基因组学、转录组学、蛋白组学和代谢组学的数据源进行归一化处理、比较分析应用到同一研究中），确定了影响 BMD 状态的四个潜在基因表达调控模式，其中两种模式（mTOR 和胰岛素信号通路）与骨细胞分化和出生后骨骼生长有关[37]。

因此，现有研究证据表明，DNA 甲基化在细胞周期调控、分化和骨细胞功能的重要位点上可能影响骨骼发育和骨骼的终生健康。

表观遗传信号的验证和功能相关性

这些研究结果充分表明，早期的表观遗传标记与后期的表型变异有关。然而，考虑到表观遗传信号的潜在组织特异性、这种标记随时间的变化以及区分因果关系的困难，表观遗传机制在疾病病因学和病理学中的准确描述是一个非常复杂的过程[38-39]。通过阵列和候选调查研究识别的表观遗传标志必须在不同的独立队列研究中得以重复才能明确其与后期疾病的强大关联。然而，大型 EWAS 使用 Infinium 人类甲基化 450 芯片评估了 4614 名北美和欧洲成年人和 901 名复制队列全血中量化的高达 473 882 个 CpGs 位点与 BMD 的相关性，结果未能发现任何实质性的甲基化与骨骼的关系[40]。全血的细胞异质性可能是一个限制因素，事实上特定血液细胞类型的靶向 EWAS 在骨生物学中有明确的作用，由于在破骨细胞生成中的作用，单核细胞可能会更有效。

利用细胞培养和动物模型的实验工作也需要记录详细的分子过程、调控和功能结果。将这些基础研究与疾病发展联系起来，对于充分理解表观遗传机制在骨质疏松症发展中的作用至关重要。与此同时，无论观察到的表观遗传标记是原因还是结果，如果可重复即说明这样的信号很可能成为不良骨骼发育的新型生物标志物。

参考文献

1. Harvey N, Dennison E, Cooper C. Osteoporosis: A lifecourse approach. *J Bone Miner Res*. 2014;29(9):1917-25.

2. Javaid MK, Crozier SR, Harvey NC, Gale CR, Dennison EM, Boucher BJ, et al. Maternal vitamin D status during pregnancy and childhood bone mass at age 9 years: A longitudinal study. *Lancet*. 2006;367(9504):36-43.

3. Cleal JK, Day PE, Simner CL, Barton SJ, Mahon PA, Inskip HM, et al. Placental amino acid transport may be regulated by maternal vitamin D and vitamin D-binding protein: Results from the Southampton Women's Survey. *Br J Nutr*. 2015;113(12):1903-10.

4. Martin R, Harvey NC, Crozier SR, Poole JR, Javaid MK, Dennison EM, et al. Placental calcium transporter (PMCA3) gene expression predicts intrauterine bone mineral accrual. *Bone*. 2007;40(5):1203-8.

5. Kip SN, Strehler EE. Vitamin D3 upregulates plasma membrane Ca2+-ATPase expression and potentiates apico-basal Ca2+ flux in MDCK cells. *Am J Physiol Renal Physiol*. 2004;286(2):F363-F9.

6. Takeyama K, Kato S. The vitamin D3 1alpha-hydroxylase gene and its regulation by active vitamin D3. *Biosci Biotechnol Biochem*. 2011;75(2):208-13.

7. Zhou Y, Zhao LJ, Xu X, Ye A, Travers-Gustafson D, Zhou B, et al. DNA methylation levels of CYP2R1 and CYP24A1 predict vitamin D response variation. *J Steroid Biochem Mol Biol*. 2014;144PA:207-14.

8. Godfrey KM, Sheppard A, Gluckman PD, Lillycrop KA, Burdge GC, McLean C, et al. Epigenetic gene promoter methylation at birth is associated with child's later adiposity. *Diabetes*. 2011;60(5):1528-34.

9. Harvey NC, Lillycrop KA, Garratt E, Sheppard A, McLean C, Burdge G, et al. Evaluation of methylation status of the eNOS promoter at birth in relation to childhood bone mineral content. *Calcif Tissue Int*. 2012;90(2):120-7.

10. Zaman G, Pitsillides AA, Rawlinson SC, Suswillo RF, Mosley JR, Cheng MZ, et al. Mechanical strain stimulates nitric oxide production by rapid activation of endothelial nitric oxide synthase in osteocytes. *J Bone Miner Res*. 1999;14(7):1123-31.

11. Sabanai K, Tsutsui M, Sakai A, Hirasawa H, Tanaka S, Nakamura E, et al. Genetic disruption of all NO synthase isoforms enhances BMD and bone turnover in mice in vivo: Involvement of the renin-angiotensin system. *J Bone Miner Res*. 2008;23(5):633-43.

12. Nilforoushan D, Gramoun A, Glogauer M, Manolson MF. Nitric oxide enhances osteoclastogenesis possibly by mediating cell fusion. *Nitric Oxide*. 2009;21(1):27-36.

13. Jamal SA, Browner WS, Bauer DC, Cummings SR. Intermittent use of nitrates increases bone mineral density: The study of osteoporotic fractures. *J Bone Miner Res*. 1998;13(11):1755-9.

14. Harvey NC, Sheppard A, Godfrey KM, McLean C, Garratt E, Ntani G, et al. Childhood bone mineral content is associated with methylation status of the RXRA promoter at birth. *J Bone Miner Res*. 2014;29(3):600-7.

15. Fetahu IS, Höbaus J, Kállay E. Vitamin D and the epigenome. *Frontiers Physiol*. 2014;5(164):1-12.

16. Zhu H, Wang X, Shi H, Su S, Harshfield GA, Gutin B, et al. A genome-wide methylation study of severe vitamin D deficiency in African American adolescents. *J Pediatr*. 2013;162(5):1004-9.e1.

17. Suderman M, Stene LC, Bohlin J, Page CM, Holvik K, Parr CL, et al. 25-Hydroxyvitamin D in pregnancy and genome wide cord blood DNA methylation in two pregnancy cohorts (MoBa and ALSPAC). *J Steroid Biochem Molec Biol*. 2016;159:102-9.

18. Lillycrop KA MR, Teh AL, Cheong CY, Dogra S, Clarke-Harris R, Barton S, et al. 8th World Congress on Developmental Origins of Health and Disease. *J Devel Origins Health Disease*. 2013;4(s2):S1509 DOI: 10.017/S2040174413000421.

19. Murray R, Bryant J, Titcombe P, Barton SJ, Inskip H, Harvey NC, et al. DNA methylation at birth within the promoter of ANRIL predicts markers of cardiovascular risk at 9 years. *Clin Epigenetics*. 2016;8:90.

20. Congrains A, Kamide K, Oguro R, Yasuda O, Miyata K, Yamamoto E, et al. Genetic variants at the 9p21 locus contribute to atherosclerosis through modulation of ANRIL and CDKN2A/B. *Atherosclerosis*. 2012;220(2):449-55.

21. Bell CG, Xia Y, Yuan W, Gao F, Ward K, Roos L, et al. Novel regional age-associated DNA methylation changes within human common disease-associated loci. *Genome Biol.* 2016;17(1):193.

22. Lillycrop K, Murray R, Cheong C, Teh AL, Clarke-Harris R, Barton S, et al. ANRIL promoter DNA methylation: A perinatal marker for later adiposity. *EBioMedicine.* 2017;19:60-72.

23. Johansson H, Kanis JA, Oden A, McCloskey E, Chapurlat RD, Christiansen C, et al. A meta-analysis of the association of fracture risk and body mass index in women. *J Bone Miner Res.* 2014;29(1):223-33.

24. Curtis EM, Murray R, Titcombe P, Cook E, Clarke-Harris R, Costello P, et al. Perinatal DNA methylation at CDKN2A is associated with offspring bone mass: Findings from the Southampton Women's Survey. *J Bone Miner Res.* 2017;32(10):2030-40.

25. Kang MI, Kim HS, Jung YC, Kim YH, Hong SJ, Kim MK, et al. Transitional CpG methylation between promoters and retroelements of tissue-specific genes during human mesenchymal cell differentiation. *J Cell Biochem.* 2007;102(1):224-39.

26. Zhang RP, Shao JZ, Xiang LX. GADD45A protein plays an essential role in active DNA demethylation during terminal osteogenic differentiation of adipose-derived mesenchymal stem cells. *J Biol Chem.* 2011;286(47):41083-94.

27. Ghayor C, Weber FE. Epigenetic regulation of bone remodeling and its impacts in osteoporosis. *Int J Mol Sci.* 2016;17(9).

28. Cho YD, Yoon WJ, Kim WJ, Woo KM, Baek JH, Lee G, et al. Epigenetic modifications and canonical wingless/int-1 class (WNT) signaling enable trans-differentiation of nonosteogenic cells into osteoblasts. *J Cell Biochem.* 2014;289(29):20120-8.

29. Delgado-Calle J, Sañudo C, Fernández AF, García-Renedo R, Fraga MF, Riancho JA. Role of DNA methylation in the regulation of the RANKL-OPG system in human bone. *Epigenetics.* 2012;7(1):83-91.

30. Delgado-Calle J, Riancho J. The role of DNA methylation in common skeletal disorders. *Biology.* 2012;1(3):698.

31. Delgado-Calle J, Sanudo C, Bolado A, Fernandez AF, Arozamena J, Pascual-Carra MA, et al. DNA methylation contributes to the regulation of sclerostin expression in human osteocytes. *J Bone Miner Res.* 2012;27(4):926-37.

32. Delgado-Calle J, Sanudo C, Sanchez-Verde L, Garcia-Renedo RJ, Arozamena J, Riancho JA. Epigenetic regulation of alkaline phosphatase in human cells of the osteoblastic lineage. *Bone.* 2011;49(4):830-8.

33. Hupkes M, van Someren EP, Middelkamp SH, Piek E, van Zoelen EJ, Dechering KJ. DNA methylation restricts spontaneous multi-lineage differentiation of mesenchymal progenitor cells, but is stable during

growth factor-induced terminal differentiation. *Biochim Biophys Acta* 2011;1813(5):839-49.

34. Jintaridth P, Tungtrongchitr R, Preutthipan S, Mutirangura A. Hypomethylation of Alu elements in post-menopausal women with osteoporosis. *PloS One*. 2013;8(8):e70386.

35. Reppe S, Noer A, Grimholt RM, Halldorsson BV, Medina-Gomez C, Gautvik VT, et al. Methylation of bone SOST, its mRNA, and serum sclerostin levels correlate strongly with fracture risk in postmenopausal women. *J Bone Miner Res*. 2015;30(2):249-56.

36. Delgado-Calle J, Fernandez AF, Sainz J, Zarrabeitia MT, Sanudo C, Garcia-Renedo R, et al. Genome-wide profiling of bone reveals differentially methylated regions in osteoporosis and osteoarthritis. *Arthritis Rheum*. 2013;65(1):197-205.

37. Zhang JG, Tan LJ, Xu C, He H, Tian Q, Zhou Y, et al. Integrative analysis of transcriptomic and epigenomic data to reveal regulation patterns for BMD variation. *PloS One*. 2015;10(9):e0138524.

38. Hanson M, Godfrey KM, Lillycrop KA, Burdge GC, Gluckman PD. Developmental plasticity and developmental origins of non-communicable disease: Theoretical considerations and epigenetic mechanisms. *Prog Biophys Mol Biol*. 2011;106(1):272-80.

39. Xie M, Hong C, Zhang B, Lowdon RF, Xing X, Li D, et al. DNA hypomethylation within specific transposable element families associates with tissue-specific enhancer landscape. *Nat Genet*. 2013;45(7):836-41.

40. Morris JA, Tsai PC, Joehanes R, Zheng J, Trajanoska K, Soerensen M, et al. Epigenome-wide association of DNA methylation in whole blood with bone mineral density. *J Bone Miner Res*. 2017;32(8):1644-50.

（李捷思　译　陈陵霞　审校）

第9章

生长相关性骨强度增长和年龄相关性骨强度降低的物质与结构基础

EGO SEEMAN

引言

　　不同个体、不同性别和种族人群的骨强度存在差异，这是由于其骨骼的大小、形状、微结构和组成成分存在差异。骨骼形态的差异一般在 2 岁前就已形成，之后不再发生显著变化。从骨骼特征的分布曲线看，每个个体的骨骼特征可能会处于不同的百分位，但无论处于什么位置，是第 95、第 50 还是第 5 百分位数，从婴儿早期、青春期到成年期，个体的骨骼特征都会沿着相同的轨迹进行演变。

　　在骨骼的生长过程中，越来越多的骨基质与不同的髓质和皮质相结合，从而构建出骨的外部构型，骨基质的不同构型又形成松质骨（孔隙最疏松）、过渡区和密质骨（孔隙最致密）。骨骼尺寸的大小更多地取决于孔隙的体积而不是骨基质的体积，因此对于较大的骨骼来说，其骨基质含量相对较少；体积表观骨密度（BMD）相对较低。而较小的骨骼其组成更致密。与高加索人相比，亚洲人长骨的骨皮质相对于其横截面来说更厚，皮质孔隙更少，骨基质矿物质密度也更高。不同性别和种族间骨骼外部尺寸和内部微结构的差异在青春期表现得最为显著，部分原因是不同性别和种族人群的青春期年龄不同。男性青春期比女性迟，高加索人的青春期通常比亚洲人晚。青春期相对晚，以及青春期之前的几年中四肢骨骼的生长速度比中轴骨更快这两个原因导致男性的四肢要比女性长，高加索人的四肢比亚洲人长。而青春期发育持续时间越长，中轴骨的生长就越多，使得男性的中轴骨比女性更长，高加索人和亚洲人的中轴骨长度相似。

在成年期开始时，骨骼纵向生长的结束与骨膜原位成骨（译者注：骨膜附着固定在骨面，在骨重建和吸收中发挥重要作用）的减慢有关。骨骼内（骨内膜）表面的皮质间、皮质内以及骨小梁的组分缓慢地持续重建，并通过用等体积的新骨替换旧骨或受损骨来保持骨的原料成分，使骨骼不会发生永久性的结构退化。

在中年阶段，两性和所有种族的骨骼重建都失去平衡，绝经后女性的骨骼重建迅速加快，因此女性骨结构退化的速度比男性更快。在生长过程中，骨骼的表面积 / 基质体积是通过构建-重建方式形成的，这在一定程度上决定了骨基质在成年期也能够被重建；生长过程中重建较多的骨在成年期会成为多孔骨，具有更大的表面积 / 体积结构，当绝经后重建出现快速失衡时，这种多孔骨就更容易退化。与皮质骨相比，松质骨具有较高的表面积 / 体积结构，因此也更容易被重建和丢失。由于骨小梁会穿孔和消失，因此松质骨的骨丢失是自限性的。正如在亚洲人群所见，当骨骼构建较为致密且表面积 / 基质体积较低时，就不容易被重建，当老龄阶段出现重建失衡时，骨结构退化的速度可能会较慢。

由于生长过程中骨骼特征的差异超过了衰老过程中骨丢失的速度，因此在生命最初 20 年关注峰值骨结构的影响因素是很重要的，随着年龄增长，关注骨丢失的影响因素也变得越来越重要。骨小梁的消失和皮质内孔隙的增加使得皮质内表面积增加，因此占骨量 80% 的皮质骨就成为了骨丢失 70% 的来源。皮质骨的丢失是持续性的，原因是重建能够形成更多的表面，在这些表面上又可以启动失衡的重建；总骨量不断减少，速度越来越快，导致老龄时容易发生脆性骨折。

骨骼的宫内发育与产后生长：早期即形成特征性差异

在这个阶段，骨量等个体骨骼特征存在着很大的差异：1 标准差（SD）为平均值的 10% ～ 15%[1]。因此当个体骨骼大小处于第 95 和第 5 百分位时，其骨量这一骨骼特征的差异约为 50%。成年阶段骨丢失速度的差异大约要低一个数量级（1 SD ＝平均值的 1%）。因此，个体生长完成时骨骼特征的差异是其老龄期骨骼强度和骨折风险的重要决定因素[2]。尚在子宫内时，就可发现个体骨骼结构的差异，但至少在超声成像所测得的股骨长度方面，还没有证据表明宫内的骨骼状态就有确定的百分位数排序。相反，在整个妊娠过程中个体股骨长度在四分位数中的排序都在变化，因此，仅有不到 10% 的个体出生时的股骨长度与怀孕早期测得的股骨长度处于相同四分位数排序[3]（图 9.1）。

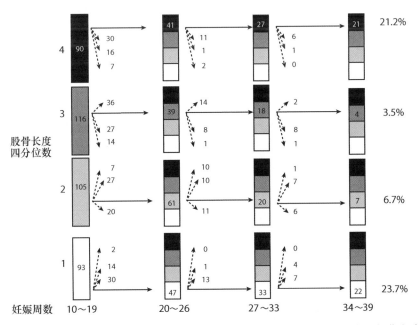

图 9.1　用超声测量 412 位子宫内个体的股骨长度，只有 13%（n ＝ 54）在妊娠期间保持在相同的四分位数内。右边的数字是特定四分位数的百分比。条形图右侧的数字表示妊娠期间个体的股骨长度与其基线四分位数的位置关系。数字是指其股骨长度与基线四分位数重合（实线）或偏离（虚线）的胎儿数量偏离第 1 四分位数显示为白色、偏离第 2 四分位数显示为浅灰色、偏离第 3 四分位数显示为深灰色、偏离第 4 四分位数显示为黑色。（经许可引自 Bjornerem A et al. J Bone Miner Res.2010；25（5）：1029-33.）

婴儿期与儿童期骨骼生长

一些研究报道了出生时和成年期骨骼特征之间的联系[4-5]。例如，出生后6个月或以上（而不是出生时）的顶踵长度（CHL）能够预测近20年后的身高、骨骼大小、骨量和骨强度[6-7]。顶踵长度或身高可以从6个月大开始记录至幼年、青春期直到成年。在记录总体和局部的骨量和骨骼大小、胫骨和桡骨的横截面积以及弯曲和抗压指数时，也同样可以用这种方法，首次测量时间在11.5岁，随后的7年持续测量，直到18岁。在整个青春期持续记录骨骼的特征，并未发现其在百分位数排序上的变化。Loro等人报道，对于Tanner 2期的人群，其骨骼特征的百分位数排序在3年内没有变化，成熟期的个体骨骼特征差异60%～90%是由青春期前的特征差异发展而来的[8]。在青春期前椎体或股骨干横截面较大，或者椎体体积（vBMD）或股骨皮质面积高于同龄人的个体，这一相对优势会保持至成熟期。骨折女性的女儿在绝经前也会出现相应部位的骨骼结构异常，这表明成熟期骨骼特征的家族相似性是在骨骼生长过程中建立的[9]。

骨骼形成时会依据遗传信息选择骨骼的大小和形状；体外培养的胎儿肢芽会发育出股骨近端的形状[10]。然而，环境因素也会影响骨骼的形态。网球运动员运动臂和非运动臂的骨骼大小存在差异，这证实了生长期骨膜原位成骨在力量负荷的作用下可影响骨骼形成[11]；在成年期的类似影响未见报道。

青春期前的女性，在10岁时其胫骨横截面的形状就已经是椭圆形了[12]。通过骨膜原位成骨，2年内胫骨前后侧的骨量增长是内外侧的两倍，这进一步增加椭圆度（图9.2）。抗弯强度在前后方向上的增长也高于内侧方向。胫骨前侧和后侧表面的骨膜原位成骨高于内侧和外侧表面，这使得胫骨呈椭圆形，同时骨膜原位成骨也展示了如何在质量最轻的情况下通过具体到点的构建和重建来优化骨骼强度。改变骨骼材料的空间分布而不是使用更多的材料具有更高的能效。如果在骨横截面周长上的每一点都增加等量的骨膜原位成骨来增加皮质的厚度，那么如要产生同样抗弯强度，增加的骨量将是观察到的4倍以上。

股骨颈形状的不均匀性进一步说明了这一点[13]。在与股骨干的交界处，股骨颈（FN）的尺寸和椭圆度都是最大的。股骨颈的尺寸先减小后增大，并且横截面变得更圆。虽然横截面与横截面之间的总横截面尺寸和形状不同，但所用骨骼材料的数量都是相似的。相同数量的骨骼材料空间分布不同，每个横截面的空隙体积比例也不一样。等量的骨骼材料形成一个更大的横截面，股骨干附近以皮质骨为主，而且大多分布在股骨干下方。在股骨近端，皮质骨的比例减少，松质

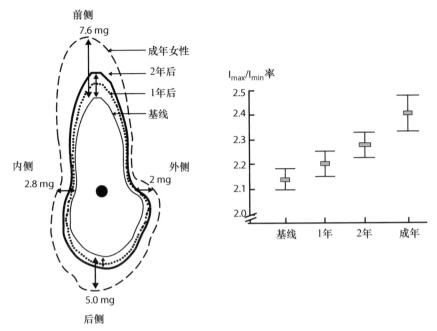

图 9.2　胫骨周围的骨量分布。胫骨周围的局部骨膜原位成骨程度不同。骨在前-后（AP）区比在内-外侧（ML）区沉积得更多，使椭圆度和抗弯强度沿 AP 轴增加（I_{max}）比 ML 轴（I_{min}）更多。（经许可引自 Wang Q et al. J Clin Endocrinol Metab.2009；94（5）：1555-61.）

骨的比例增加。股骨近端的皮质越来越薄，在股骨头交界处，骨大部分呈小梁状，较薄皮质均匀地分布于其周。在骨骼周围的每个点上，不同的骨膜原位成骨与骨内膜表面的吸收同时发生。在管状骨中，皮质内的吸收导致骨髓腔的出现，增厚的皮质向外移动，远离中轴，从而使骨骼变轻且抗弯强度增加[14]。Wang 等报道，青春期前儿童胫骨横截面较大者与胫骨横截面较小者相比，2 年内骨膜表面的沉积量并无差异[12]。

因此，相对于其起始横截面积来说，较大的骨骼所沉积的骨质是更少的，因为抗弯强度是要求较少的骨沉积在较大骨骼的骨膜表面，而不是在较小骨骼的骨膜表面。通过增加骨骼孔隙和基质的不完全矿化，也可以让较大的骨骼变轻。较大的骨骼还会通过提高以重建为基础的皮质内吸收速率来形成更大的骨髓腔，使骨骼变轻。同时较大的骨骼也具有较高的皮质孔隙率[15]（图 9.3）。这两个特征都会导致骨骼的表观体积骨密度（vBMD）更小。

横截面较小的管状骨和更多的骨量（与横截面尺寸相比）结合在一起，形成了具有较高表观 vBMD 的骨骼。在横截面较小的骨，通过更多的骨膜原位成骨（与横截面尺寸相比）形成较小的骨髓腔和较低的皮质孔隙率，使得骨骼的vBMD 较高，所以因形状细长所导致的骨折倾向得以改善。与高加索人相比，亚

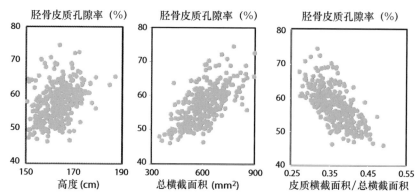

图 9.3　胫骨的高度和总横截面积越大，皮质孔隙率（左图和中图）就越高。皮质面积占胫骨总横截面积的比例越高（髓质面积所占的比例越低），孔隙率就越低。（经许可引自 Bjornerem A et al. J Bone Miner Res. 2013；28（9）：2017-26.）

洲人的骨骼较小，皮质孔隙率较低，vBMD 更高[16]。因此，vBMD 达高峰值并不是因为骨形成增加（增加骨量耗能较多），而是因为骨吸收减少（骨吸收之后不会有骨的形成，这是一种构建，而不是重建）。vBMD 较低是因为骨吸收增加，而不是因为骨形成减少。

青春期和性别相关的骨骼形态学差异

　　身高的增长是因为四肢和脊柱在生长[17]。出生时，四肢骨和脊柱骨的生长速度很快，在出生后则急剧减慢。在 1 岁左右，四肢的生长速度加快，到青春期之前其速度一直是脊柱生长速度的 2 倍左右，所以青春期前身高的增长大部分是由下肢的生长造成的。在青春期，四肢的生长速度减慢，而脊柱的生长速度加快。骨骼长度、骨骼宽度、骨量和骨骼强度的性别差异大部分出现在青春期。在青春期的前 2 年（女孩 11 ~ 13 岁，男孩 13 ~ 15 岁），脊柱生长和四肢生长对站立身高的影响是相似的（女孩分别为 7.7 cm 和 7.4 cm，男孩分别为 8.5 cm 和 8.0 cm），而在青春期后期，站立身高的增长更多是由于脊柱的生长而不是四肢的生长（两性相同，分别为 4.5 cm 和 1.5 cm）。因为男性的青春期开始较晚，所以男性的青春期之前的发育时间比女性长 1 ~ 2 年，导致两性下肢长度的差异要高于躯干长度的差异[18]。

　　在青春期，骨膜原位成骨增加了骨骼宽度，而皮质内吸收则扩大了骨髓腔[19]。因为骨膜原位成骨超过了皮质内吸收，所以骨骼的净皮质厚度是增加的。女孩会更早出现骨膜原位成骨减慢，骨髓腔缩小。女孩骨膜原位成骨停止和骨髓腔缩小所达到的净效果，是形成了一个总横截面积和骨髓腔面积均较小的骨，但其皮质厚度与男孩的相近。从 5 岁到刚成年时，男性和女性的长骨干骺端小梁室的 vBMD 均保持恒定状态。在青春期之后，两性长骨干骺端的 BMC、vBMD 和横截面大小开始呈现出性别差异；据报道男性的骨小梁更厚，骨体积 / 总体积（BV/TV）更高[8]。

在生长过程中，随着椎体尺寸的增加，椎体内的骨量也会增加，因此青春期之前的 vBMD 并不增加[9]。在青春期时，男性和女性、非裔美国人和高加索人的骨小梁 vBMD 都会增加，其原因是骨小梁厚度的增加，而不是数量的增加。vBMD 的增加存在种族差异，但无性别差异[20]。在青春期之前男性的椎体横截面积比女性大 15% 左右，在成熟期比女性大 25% 左右，但骨小梁的数量和厚度无性别差异。也就是说，骨骼形态的性别差异在于骨骼的大小，而不在于骨骼的密度；青春期前，存在性别差异的是椎体总横截面积（CSA），而不是椎体高度和骨小梁密度。

女孩 10 ~ 12 岁和男孩 12 ~ 14 岁时，桡骨远端干骺端骨折的发病率达到高峰，这与青春期生长突增相一致[21]。骨骼长度增长的速度峰值要早于骨量增长的速度峰值。桡骨干骺端远端的生长更为迅速，且速度超过了骨小梁表面源于生长板的骨形成速度。干骺端皮质骨的形成出现延迟，产生了暂时性的皮质间孔隙，容易发生骨折[22-23]。在青春期后期，随着纵向骨生长速度的减慢，骨小梁发生结合，小梁表面开始成骨。骨骼皮质孔隙率降低，基质矿化增加，导致皮质 vBMD 增加。由于性类固醇可能会加强皮质内表面干骺端皮质的牢固程度，受此影响，青春期前后的女性会比男性更早地出现皮质残余孔隙率的减少[24-25]。

在骨骼纵向生长过程中，较宽的干骺端需要进行塑形以适应相对细长的骨干。骨干是通过骨膜原位成骨来增加直径的，与之不同的是，干骺端皮质是从骨膜表面吸收并通过骨小梁结合在皮质内表面来成骨的。这种骨膜表面的吸收性构建，以及通过骨小梁皮质化而形成的皮质内表面的骨沉积，与膜成骨形成的骨干皮质增厚是有差别的。

疾病对生长过程的影响不仅在于疾病的严重程度，也取决于患病时骨骼的成熟阶段。在青春期之前和青春期早期，四肢骨比脊柱的纵向生长速度更快，因此疾病可能会造成更明显的四肢骨形态学缺陷。例如青春期之前及青春期，尤其在青春期早期，影响径向生长的疾病会影响到骨骼抗弯强度的增长。青春期后期的疾病，可能会导致更明显的脊柱形态缺陷，超过四肢的形态缺陷，而青春期之后的疾病则不大影响骨骼的尺寸大小[26-27]。如研究中仅涉及身高或仅涉及 BMD，可能会掩盖这种生长过程中的局部特异性和疾病的影响。

青春期女性如患有导致性激素不足的疾病，会使女性的下肢长度失去性别差异，这是由于雌激素缺乏的女性骨骼仍能继续生长，骨骺不会闭合，骨膜原位成骨也会持续进行。骨膜原位成骨使骨骼的宽度不断增加，但不发生皮质骨成骨，所以皮质的厚度是降低的，但其只是轻度降低，骨骼仍然较宽。相反，青春期躯干长度的突增如受到影响，会形成短而宽的椎体和较低的坐高。青春期延迟的男性，骨膜原位成骨会减少，形成皮质较薄的细长骨骼，四肢骨长度增加，继续形成更长、更细和皮质更薄的骨骼，使得男性的骨骼比女性骨骼更脆弱，而青春期延迟的女性，其骨骼直径更大，能形成生物力学优势，而且由于持续的骨膜原位成骨改善了皮质骨成骨的不足，所以皮质变薄的情况减轻了[28-30]。

成年早期的骨丢失

在青壮年，破骨细胞从表面局部吸收大量陈旧或受损的矿化骨基质，随后成骨细胞在同一位置形成相同体积的新基质，通过这一过程，骨骼重建维持着骨骼的材料成分和结构[31-32]。这种细胞水平的重建是由破骨细胞和成骨细胞完成的，它们构成了寿命短暂的细胞群，形成了骨多细胞单位（BMU）[33]。

在绝经前，新BMU的生成速度缓慢且处于稳定状态，在骨内膜表面三个组分（皮质内、皮质间和骨小梁）中的一个或多个组分上吸收骨骼的新BMU数量与通过成骨来完成骨重建的新BMU数量是相等的。虽然有报道显示BMD的下降发生在中年之前，但仍需谨慎解读这些数据[34-35]。在没有负骨平衡和缓慢骨重建的情况下，很难解释骨密度的下降原因，除非可能是由于骨髓的脂肪变化造成了系统性测量误差，使得光子传输产生了被称为骨"丢失"的低BMD。如果在绝经前存在骨丢失，其后果的严重程度可能低于晚年骨丢失，原因是①重建的速度慢；②骨小梁丢失可能是由于骨形成减少，而不是BMU所致的骨吸收增加；③骨丢失是由骨小梁变薄引起的，而不是连接减少引起的，所以与连接减少相比，骨小梁BMD的降低对骨强度下降的影响更小[36]；④持续进行的骨膜原位成骨部分抵消了皮质内骨丢失，从而使皮质径向移动，并维持着皮质面积和抗弯强度[37-39]。

绝经期和老龄期的骨丢失

老龄与骨骼构建-重建细胞机制中的四个变化有关，这些变化损害了骨骼的材料特性和结构强度。第一个是细胞机制与年龄相关的变化，即每个 BMU 形成的骨体积都有下降[40]。第二个是重建过程中的异常变化，性激素不足之后的一段短暂时间内，BMU 吸收的骨体积是增加的[41]。到老龄时则出现了相反的情况，即每个 BMU 吸收的骨体积减少了，这可以通过吸收陷窝深度减小，以及与年龄相关的间质厚度（骨间距离）增加反映出来[32, 42-43]。第三个与年龄相关的异常，是绝经后骨骼重建速度的增加。每个 BMU 的负骨平衡变得更差，骨吸收体积增加，骨形成体积减小，并且有更多的 BMU 在骨内膜表面的三个组分（皮质内、皮质间和骨小梁）上进行骨重建[41, 44]。第四个异常也是组织水平的骨形成减少——在完成纵向生长后，骨膜表面的骨形成速度急剧减慢，但仍缓慢地持续进行，因此骨骼的直径有所增加，但其增加在随后 60 年里也不超过几毫米[37-39]。这种程度的增加不足以补偿皮质内表面（导致皮质变薄）、皮质间表面（产生皮质间孔隙）和骨小梁表面（导致骨小梁变薄）骨膜内剧烈的骨丢失，最后骨小梁完全丧失，其连接性也消失。

与骨骼重建速度的差异相比，BMU 负平衡的差异较小，因此绝经期和衰老期间的骨丢失速度更多地是由个体之间重建速度的差异造成的，而不是个体之间BMU 负平衡的差异所导致的[33]。因此，快速重建是骨丢失的一个重要决定因素，骨丢失加速的原因是中年时期重建速度增快和雌激素不足所导致的 BMU 负平衡恶化。

在绝经期，新 BMU 的产生速度增加，骨骼的稳定状态受到干扰，这些新BMU 从骨内膜表面的三个组成部分中移除骨质，而在绝经前产生的少数 BMU直到此时才通过骨沉积来完成重建（因其形成阶段延迟且进展缓慢）[45]。上述干扰导致骨丢失的净加速和骨密度的快速下降。绝经后出现的大量吸收腔隙的再填充过程延迟且缓慢，加重了骨基质和矿物质短暂不足的情况，导致了骨丢失加速[46-47]。

这种"重建瞬态"或骨量和矿物质的暂时性缺乏由三个部分组成：类骨质和矿物质不足的腔隙、缺乏矿物质的类骨，以及仅有初级但未经历次级矿化的骨骼。初级矿化发生迅速，而次级矿化即类钙羟基磷灰石矿物晶体的增大缓慢，需要几个月到几年的时间才能完成[48]。无论何时，都既有绝经后迅速产生的骨单位，也有较少的、较早产生的、处于次级矿化不同阶段的骨单位。

在绝经后的 3 ～ 5 年内，骨丢失的速度会减缓，但这并不是因为骨骼重建的速度减慢，而是因为骨骼正在以新的、更高的重建速度恢复稳定状态。大量的 BMU 形成吸收腔隙，其数量与绝经早期产生的、完成重建成骨的 BMU 大数量是相匹配的。由于 BMU 是负平衡，并且负平衡程度可能比绝经前更加严重，会导致骨量和矿物质出现永久性不足[45]，此时骨丢失的速度比绝经前要快，但比刚绝经后要慢。重建速度越快，BMU 负平衡程度越严重，骨丢失和微结构破坏就越明显。如果破骨细胞和成骨细胞寿命变化所产生的 BMU 平衡恶化是暂时的，并且 BMU 的负平衡持续减缓，那么骨丢失速度也会减缓，但仍然会持续进行，这是因为骨丢失主要是由快速重建导致的。

由于骨重建总是始于骨表面，并且松质骨每单位骨体积的表面积要大于皮质骨的，所以至少在开始阶段，松质骨的重建速度比皮质骨要快。吸收部位会产生应力"集中点"，容易造成微损伤（如试管上的一个小切口使试管很容易折断）[49]。快速重建和 BMU 负平衡会导致骨小梁变薄，甚至完全丧失。在女性，与吸收陷窝数量增加或 BMU 形成减少相比，吸收深度的增加更可能造成骨小梁穿孔和完全丧失[50-51]。骨小梁丧失对骨强度的影响要大于骨小梁变薄的影响。

随着骨骼重建的持续进行，骨小梁丢失，骨小梁的表面也不复存在，但皮质内表面的重建仍在继续进行，所以表面积是增加的（如肠管皱褶）。皮质内表面（哈弗斯管）的重建使皮质间孔隙率增加。孔隙率增加是由于孔洞数量的增加，和（或）因相邻重建空腔融合所致孔洞尺寸增加造成的，孔隙率增加使得可用于重建的表面增大——使皮质"小梁化"[52-53]。由于骨总表面积不变（皮质骨增加，松质骨减少）或增加（仅在皮质骨区域），所以在晚年，骨丢失更多源于皮质而不是骨小梁。持续性重建的强度与其 BMU 负平衡程度相同，在同样数量或更多数量的骨表面上，从不断减少的骨量中移除同样数量的骨量，这样加速了骨丢失和结构衰退。

快速重建也会改变骨的材料特性。更密集的矿化骨被移除，取而代之的是新生的、密度较低的矿化骨，因而骨骼的坚硬度降低了。重建增加会损害胶原蛋白的异构化[54-58]。从内部到表面都进行着重建的间质骨被更加密集地矿化着，其与晚期糖基化终末产物（AGE）如戊糖苷的交联程度也变得更高，这两个过程都会降低骨骼的韧性；在均匀矿化的骨骼中，骨的微裂缝更容易变长。间质（骨间）骨的骨细胞数量减少，微损伤逐渐增加[59]。

骨膜原位成骨被认为是一种适应性反应，以此来补偿皮质内骨丢失造成的骨强度降低，所以不会有骨的净损失，不会有皮质变薄，也不会有骨强度的减低。在一项针对 600 多名女性的前瞻性研究中，Szulc 等报道，绝经前女性出现骨皮质内骨丢失时，也发生着骨膜原位成骨[39]。当骨膜原位成骨小于皮质内吸收时，皮质会变薄，因为此时较薄的皮质分布在保存着总骨量的较大外缘周围，所以没有骨的净丢失。此外，虽然发生了骨丢失和皮质变薄，但此时同等数量的骨分布在离中轴更远的地方，所以骨骼的抗弯强度反而增强了（图 9.4）。

在围绝经期，皮质内骨吸收增加，骨膜原位成骨减少。尽管有骨质丢失和皮

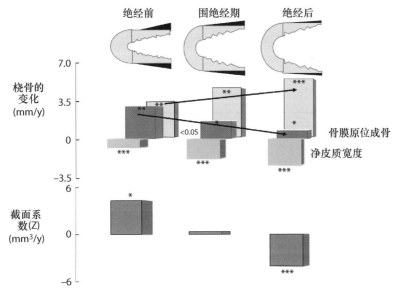

图 9.4　随年龄增长，皮质内吸收骨量增加，骨膜原位成骨所致的骨沉积量减少，两者的净效应是皮质厚度下降。在绝经前的妇女中，较薄的皮质径向移位，截面系数（Z）增大。在围绝经期的妇女中，尽管皮质变薄，但因为骨膜原位成骨仍然会产生径向移位，故 Z 值并不减小。在绝经后的妇女中，因为持续发生皮质内骨吸收，骨膜原位成骨减少，且几乎没有发生径向移位，故 Z 值减小。（经许可引自 Szulc P et al. J Bone Miner Res. 2006；21（12）：1856-63.）

质变薄，但骨膜原位成骨仍然足以使变薄的皮质向外移动，所以骨骼的抗弯强度保持不变。绝经之后，皮质内骨吸收加速，骨膜原位成骨减慢，导致皮质进一步变薄，至此才出现骨脆性。此阶段的骨膜原位成骨最少，变薄的皮质几乎没有发生向外移位，所以皮质面积是减少的，抗弯强度也是减弱的。在衰老过程中，皮质内骨吸收增加和骨膜原位成骨减少都会导致骨的净丢失，剩余骨组织的分布会发生改变，并开始出现骨脆性增加。

松质骨和皮质骨丢失的性别差异

女性在一生中遭受脆性骨折的概率要高于男性，这是由于男性生长发育期形成的骨骼比女性更大，所以男性骨骼的抗弯强度比女性更强。男性的骨丢失是 BMU 负平衡的结果，导致 BMU 负平衡的原因是骨形成的减少，而不是骨吸收的增加，因此松质骨的骨丢失是由于骨质变薄，而不是连接丧失[50]。男性在中年阶段并不出现性激素下降，也不会出现重建速度加快所致的骨骼结构性衰退。

正如一些研究所报道的，男性的骨重建速度比女性低，皮质孔隙率增长比女性少，骨膜原位成骨可能比女性多[60-61]。

总结与结论

老龄阶段的骨脆性与生长过程中的先决因素有关，这是因为生长过程中的骨骼特征变化速度要明显高于衰老过程中的骨丢失速度。生长过程中加强运动和营养，可能是改变骨骼形态的最佳策略。只有骨形成而没有骨吸收的适应性模式，会改变骨骼的尺寸大小和形状，而没有骨形成的骨吸收性模式，会形成骨髓腔。骨骼重建时，会先有一定体积的骨吸收，再有 BMU 细胞在同一位置沉积一定体积的骨，这一过程是个修复的过程，到中年阶段，骨骼重建开始变得不平衡，骨的完整性会遭到破坏；由于继发性甲状旁腺功能亢进，每个 BMU 形成的骨体积减小，每个 BMU 持续吸收一定体积的骨，使得中年女性、老年男性和女性的骨骼重建速度增加，骨膜原位成骨减少，由于骨膜成骨的减少并不能够补偿骨膜内骨丢失，所以骨骼结构最终会出现恶化。

通过更好地理解骨骼构建和重建的细胞机制，以及阐明增龄对这些机制的影响，可能有助于确定新的治疗靶点，从而预防和逆转骨脆性。影像学的进步使骨骼材料成分和骨微结构得以量化，从而使量化骨骼强度的具体决定因素成为可能，因此可以识别有骨折风险的人群，并提供相关治疗。

参考文献

1. Seeman E. Growth in bone mass and size – Are racial and gender differences in bone mineral density more apparent than real? *J Clin Endocrinol Metab*. 1998;83(5):1414-9.

2. Hui SL, Slemenda CW, Johnston CC, Jr. The contribution of bone loss to postmenopausal osteoporosis. *Osteoporos Int*. 1990;1(1):30-4.

3. Bjornerem A, Johnsen SL, Nguyen TV, Kiserud T, Seeman E. The shifting trajectory of growth in femur length during gestation. *J Bone Miner Res*. 2010;25(5):1029-33.

4. Pietilainen KH, Kaprio J, Rasanen M, Winter T, Rissanen A, Rose RJ. Tracking of body size from birth to late adolescence: Contributions of birth length, birth weight, duration of gestation, parents' body size, and twinship. *Am J Epidemiol*. 2001;154(1):21-9.

5. Wang Q, Alen M, Nicholson P, Lyytikainen A, Suuriniemi M, Helkala E, et al. Growth patterns at distal radius and tibial shaft in pubertal girls: A 2-year longitudinal study. *J Bone Miner Res.* 2005;20(6):954-61.

6. Ruff C. Growth tracking of femoral and humeral strength from infancy through late adolescence. *Acta Paediatr.* 2005;94(8):1030-7.

7. Cheng S, Volgyi E, Tylavsky FA, Lyytikainen A, Tormakangas T, Xu L, et al. Trait-specific tracking and determinants of body composition: A 7-year follow-up study of pubertal growth in girls. *BMC Med.* 2009;7:5.

8. Loro ML, Sayre J, Roe TF, Goran MI, Kaufman FR, Gilsanz V. Early identification of children predisposed to low peak bone mass and osteoporosis later in life. *J Clin Endocrinol Metab.* 2000;85(10):3908-18.

9. Seeman E, Hopper JL, Bach LA, Cooper ME, Parkinson E, McKay J, et al. Reduced bone mass in daughters of women with osteoporosis. *N Engl J Med.* 1989;320(9):554-8.

10. Murray PD, Huxley JS. Self-differentiation in the grafted limb-bud of the chick. *J Anat.* Jul 1925;59(Pt 4):379-84.

11. Lanyon LE. Control of bone architecture by functional load bearing. *J Bone Miner Res.* 1992;7 Suppl 2:S369-75.

12. Wang Q, Cheng S, Alen M, Seeman E, Finnish Calex Study G. Bone's structural diversity in adult females is established before puberty. *J Clin Endocrinol Metab.* 2009;94(5):1555-61.

13. Zebaze RM, Jones A, Welsh F, Knackstedt M, Seeman E. Femoral neck shape and the spatial distribution of its mineral mass varies with its size: Clinical and biomechanical implications. *Bone.* 2005;37(2):243-52.

14. Ruff CB, Hayes WC. Subperiosteal expansion and cortical remodeling of the human femur and tibia with aging. *Science.* 1982;217(4563):945-8.

15. Bjornerem A, Bui QM, Ghasem-Zadeh A, Hopper JL, Zebaze R, Seeman E. Fracture risk and height: An association partly accounted for by cortical porosity of relatively thinner cortices. *J Bone Miner Res.* 2013;28(9):2017-26.

16. Boutroy S, Walker MD, Liu XS, McMahon DJ, Liu G, Guo XE, et al. Lower cortical porosity and higher tissue mineral density in Chinese American versus white women. *J Bone Miner Res.* 2014;29(3):551-61.

17. Karlberg J. The infancy-childhood growth spurt. *Acta Paediatr Scand Suppl.* 1990;367:111-8.

18. Tanner JM, Whitehouse RH. Clinical longitudinal standards for height, weight, height velocity, weight velocity, and stages of puberty. *Arch Disease Child.* Mar 1976;51(3):170-9.

19. Garn SM. The course of bone gain and the phases of bone loss. *Orthop Clin North Am.* Nov 1972;3(3):503-20.

20. Gilsanz V, Boechat MI, Roe TF, Loro ML, Sayre JW, Goodman WG. Gender differences in vertebral body sizes in children and adolescents.

Radiology. 1994;190(3):673-7.

21. Cooper C, Dennison EM, Leufkens HG, Bishop N, van Staa TP. Epidemiology of childhood fractures in Britain: A study using the general practice research database. *J Bone Miner Res.* 2004;19(12):1976-81.

22. Cadet ER, Gafni RI, McCarthy EF, McCray DR, Bacher JD, Barnes KM, et al. Mechanisms responsible for longitudinal growth of the cortex: Coalescence of trabecular bone into cortical bone. *J Bone Joint Surg Am.* 2003;85-A(9):1739-48.

23. Wang Q, Wang XF, Iuliano-Burns S, Ghasem-Zadeh A, Zebaze R, Seeman E. Rapid growth produces transient cortical weakness: A risk factor for metaphyseal fractures during puberty. *J Bone Miner Res.* 2010;25(7):1521-6.

24. Wang Q, Nicholson PH, Suuriniemi M, Lyytikainen A, Helkala E, Alen M, et al. Relationship of sex hormones to bone geometric properties and mineral density in early pubertal girls. *J Clin Endocrinol Metab.* 2004;89(4):1698-703.

25. Rauch F, Schoenau E. Peripheral quantitative computed tomography of the distal radius in young subjects – New reference data and interpretation of results. *J Musculoskel Neuron Interact.* 2005;5(2):119-26.

26. Khosla S, Riggs BL, Atkinson EJ, Oberg AL, McDaniel LJ, Holets M, et al. Effects of sex and age on bone microstructure at the ultradistal radius: A population-based noninvasive in vivo assessment. *J Bone Miner Res.* 2006;21(1):124-31.

27. Seeman E, Karlsson MK, Duan Y. On exposure to anorexia nervosa, the temporal variation in axial and appendicular skeletal development predisposes to site-specific deficits in bone size and density: A cross-sectional study. *J Bone Miner Res.* 2000;15(11):2259-65.

28. Kirmani S, Christen D, van Lenthe GH, Fischer PR, Bouxsein ML, McCready LK, et al. Bone structure at the distal radius during adolescent growth. *J Bone Miner Res.* 2009;24(6):1033-42.

29. Havill LM, Mahaney MC, T LB, Specker BL. Effects of genes, sex, age, and activity on BMC, bone size, and areal and volumetric BMD. *J Bone Miner Res.* 2007;22(5):737-46.

30. Schoenau E, Neu CM, Rauch F, Manz F. Gender-specific pubertal changes in volumetric cortical bone mineral density at the proximal radius. *Bone.* 2002;31(1):110-3.

31. Hattner R, Epker BN, Frost HM. Suggested sequential mode of control of changes in cell behaviour in adult bone remodelling. *Nature.* 1965;206 (983):489-90.

32. Eriksen EF. Normal and pathological remodeling of human trabecular bone: Three dimensional reconstruction of the remodeling sequence in normals and in metabolic bone disease. *Endocr Rev.* 1986 Nov;7(4):379-408.

33. Parfitt A. Skeletal heterogeneity and the purposes of bone remodelling: Implications for the understanding of osteoporosis. In: Marcus R FD, Kelsey J, editors. *Osteoporosis*. San Diego, CA: Academic Press; 1996. p. 315-39.

34. Riggs BL, Melton LJ, Robb RA, Camp JJ, Atkinson EJ, McDaniel L, et al. A population-based assessment of rates of bone loss at multiple skeletal sites: Evidence for substantial trabecular bone loss in young adult women and men. *J Bone Miner Res.* 2008;23(2):205-14.

35. Riggs BL, Wahner HW, Melton LJ, 3rd, Richelson LS, Judd HL, Offord KP. Rates of bone loss in the appendicular and axial skeletons of women. Evidence of substantial vertebral bone loss before menopause. *J Clin Invest.* 1986;77(5):1487-91.

36. van der Linden JC, Homminga J, Verhaar JA, Weinans H. Mechanical consequences of bone loss in cancellous bone. *J Bone Miner Res.* 2001;16(3):457-65.

37. Balena R, Shih MS, Parfitt AM. Bone resorption and formation on the periosteal envelope of the ilium: A histomorphometric study in healthy women. *J Bone Miner Res.* 1992;7(12):1475-82.

38. Seeman E. Periosteal bone formation – A neglected determinant of bone strength. *N Engl J Med.* 2003;349(4):320-3.

39. Szulc P, Seeman E, Duboeuf F, Sornay-Rendu E, Delmas PD. Bone fragility: Failure of periosteal apposition to compensate for increased endocortical resorption in postmenopausal women. *J Bone Miner Res.* 2006;21(12):1856-63.

40. Lips P, Courpron P, Meunier PJ. Mean wall thickness of trabecular bone packets in the human iliac crest: Changes with age. *Calcif Tissue Res.* 1978;26(1):13-7.

41. Manolagas SC. Birth and death of bone cells: Basic regulatory mechanisms and implications for the pathogenesis and treatment of osteoporosis. *Endocr Rev.* 2000;21(2):115-37.

42. Vedi S, Compston JE, Webb A, Tighe JR. Histomorphometric analysis of bone biopsies from the iliac crest of normal British subjects. *Metabol Bone Dis Relat Res.* 1982;4(4):231-6.

43. Croucher PI, Garrahan NJ, Mellish RW, Compston JE. Age-related changes in resorption cavity characteristics in human trabecular bone. *Osteoporos Int.* 1991;1(4):257-61.

44. Eriksen EF, Langdahl B, Vesterby A, Rungby J, Kassem M. Hormone replacement therapy prevents osteoclastic hyperactivity: A histomorphometric study in early postmenopausal women. *J Bone Miner Res.* 1999;14(7):1217-21.

45. Seeman E, Martin TJ. Co-administration of antiresorptive and anabolic agents: A missed opportunity. *J Bone Miner Res.* 2015;30(5):753-64.

46. Parfitt AM. Morphological basis of bone mineral measurements: Transient and steady state effects of treatment in osteoporosis. *Miner Elecrolyte Metab*. 1980;4:273-87.

47. Parfitt AM. The cellular basis of bone remodeling: The quantum concept reexamined in light of recent advances in the cell biology of bone. *Calcif Tissue Int*. 1984;36 Suppl 1:S37-45.

48. Akkus O, Polyakova-Akkus A, Adar F, Schaffler MB. Aging of microstructural compartments in human compact bone. *J Bone Miner Res*. 2003;18(6):1012-9.

49. Hernandez CJ, Gupta A, Keaveny TM. A biomechanical analysis of the effects of resorption cavities on cancellous bone strength. *J Bone Miner Res*. 2006;21(8):1248-55.

50. Aaron JE, Makins NB, Sagreiya K. The microanatomy of trabecular bone loss in normal aging men and women. *Clin Orthop Relat Res*. 1987(215): 260-71.

51. Arlot ME, Delmas PD, Chappard D, Meunier PJ. Trabecular and endocortical bone remodeling in postmenopausal osteoporosis: Comparison with normal postmenopausal women. *Osteoporos Int*.1990;1(1):41-9.

52. Martin RB. Porosity and specific surface of bone. *Crit Rev Biomed Eng*. 1984;10(3):179-222.

53. Zebaze RM, Ghasem-Zadeh A, Bohte A, Iuliano-Burns S, Mirams M, Price RI, et al. Intracortical remodelling and porosity in the distal radius and post-mortem femurs of women: A cross-sectional study. *Lancet*. 2010;375(9727):1729-36.

54. Boivin G, Meunier PJ. Changes in bone remodeling rate influence the degree of mineralization of bone. *Connect Tissue Res*. 2002;43(2-3):535-7.

55. Viguet-Carrin S, Garnero P, Delmas PD. The role of collagen in bone strength. *Osteoporos Int*. 2006;17(3):319-36.

56. Bailey AJ, Sims TJ, Ebbesen EN, Mansell JP, Thomsen JS, Mosekilde L. Age-related changes in the biochemical properties of human cancellous bone collagen: Relationship to bone strength. *Calcif Tissue Int*. 1999;65(3):203-10.

57. Banse X, Sims TJ, Bailey AJ. Mechanical properties of adult vertebral cancellous bone: Correlation with collagen intermolecular cross-links. *J Bone Miner Res*. 2002;17(9):1621-8.

58. Boivin G, Lips P, Ott SM, Harper KD, Sarkar S, Pinette KV, et al. Contribution of raloxifene and calcium and vitamin D3 supplementation to the increase of the degree of mineralization of bone in postmenopausal women. *J Clin Endocrinol Metab*, 2003;88(9):4199-205.

59. Seeman E, Delmas PD. Bone quality – The material and structural basis of bone strength and fragility. *N Engl J Med*. 2006;354(21):2250-61.

60. Duan Y, Beck TJ, Wang XF, Seeman E. Structural and biomechanical basis

of sexual dimorphism in femoral neck fragility has its origins in growth and aging. *J Bone Miner Res.* 2003;18(10):1766-74.

61. Duan Y, Turner CH, Kim BT, Seeman E. Sexual dimorphism in vertebral fragility is more the result of gender differences in age-related bone gain than bone loss. *J Bone Miner Res.* 2001;16(12):2267-75.

（潘梓末　译　宝辉　审校）

第 10 章

峰值后骨丢失与骨质疏松性骨折的危险因素：人群研究

BO ABRAHAMSEN

引言

　　骨质疏松性骨折由骨骼强度损害引起。骨骼中钙离子含量可部分预测骨骼抵抗外伤免于发生骨折的能力。骨质疏松症通常由双能 X 线吸收法（DXA）进行评估，DXA 是目前使用的金标准，尽管也有存在某些优势的其他技术[1]。由于骨骼强度不易检测，临床医师及流行病学专家只能依赖骨质疏松症引起骨折这一间接证据。尽管低能量骨折可通过在骨折危险因素的队列研究中详细询问导致骨折的环境确定，但低能量骨折的流行病学史通常依赖继发于骨质疏松症的骨折，而非其他疾病状态。髋部、椎体、肱骨和前臂骨折与低骨密度（BMD）及年龄增长具有相关性，这种相关性足以使其在流行病学上被认为是主要的骨质疏松性骨折。目前认为，骨质疏松症患者其他部位发生骨折的风险也是增加的，包括高能量创伤导致的骨折[2]。本章介绍在达到骨峰值后成人骨质疏松性骨折和骨丢失的危险因素。在其他章节中介绍骨峰值的决定因素。

我们将骨折的危险因素按以下几种方式进行分类：可改变或不可改变，获得性或先天性，作用强或弱，常见或少见，对两种性别或仅对一种性别重要的，牵涉到多处或少数骨折部位。显然，提高公共卫生的目的必须着眼于成功地处理强的、普遍的、可改变的危险因素。这些危险因素包括饮酒和吸烟习惯，衰弱和相当范围的药物暴露，但通常缺乏结论性干预研究[3]。然而，不可改变的危险因素，例如骨质疏松症家族史或既往骨折史，对于临床管理仍然很重要。因为这些因素可能会使资源精准用于那些未来骨质疏松性骨折风险增加的人群[4]。即使是引起骨质疏松症最罕见的遗传因素也可能会发现新的病理生理机制，并用于开发有助于广泛人群骨质疏松症治疗的方法：护骨素，硬骨素和组织蛋白酶 K 都属于此类范畴[5-6]。

部分内容本章有意省略。首先，FRAX® 是第 12 章的主题，此处不再赘述。其次，在第 1 章中已经明确并介绍了大量常见的基因变异，每个变异对成年人骨骼健康都有中等或更小的影响。

在下文中，影响骨丢失率的因素是在相对小规模的人群队列研究中通过连续骨密度测量获取的。相比之下，骨折相关信息不仅可以通过面对面的前瞻性队列研究获取，还可以在国家卫生注册机构、理赔数据库和全科医学记录中获取。与积极招募志愿者的研究相比，此类研究允许较低水平的表型细节，但可提供更高程度的外在效度（external validity）（译者注：外在效度指特定研究的结果是否具有推广性）。

骨折部位的观察性研究采用了病例对照研究设计，或更常用的队列研究设计。在本书其他部分对这两种不同方法的优缺点进行了有效的回顾[7]。两者的关键区别在于，病例对照研究比较了有或没有达到既定临床结局的受试者组，而队列研究则比较了有或没有特定暴露因素的受试者组。队列研究的主要优点是可以计算绝对事件发生率，并且可获得不止一种结果。

骨丢失的危险因素

本篇综述引用相当数量的队列研究（表 10.1），这些队列研究专注于危险因素状态与成人骨丢失率的关系，其中大多数研究报道了与骨丢失率显著相关的少数危险因素。变化率估算的准确性本质上比单次 BMD 测量的准确性差，这是有道理的，否则高效能队列可能会在可靠区分危险因素相对重要性方面遇到困难，这些危险因素也可能显示出交互作用或共线性。一般而言，低体重指数（BMI）

表 10.1　成人骨丢失率的观察性队列研究

研究	可控危险因素	不可控危险因素
加拿大多中心骨质疏松症研究（CaMos）	低钙和维生素 D 摄入[16]	
鹿特丹港研究（Rotterdam）	男性低 BMI，吸烟，低钙摄入[8]	
达博骨质疏松症流行病学研究（DOES）	女性中低脂肪量，而非男性[9]	
骨质疏松性骨折研究（SOF）	BTM 较高[30] 维生素 D 及性激素水平低[17] 低植物性蛋白摄入[31] 维生素 B$_{12}$ 水平低[28] 体重减轻[10]	2 型糖尿病[25]
男性骨质疏松性骨折研究（MrOS）	25（OH）D 水平低[18] 外周动脉疾病[32]	
多巴哥健康研究［Tobago Health Study（M）］	GFR < 60 ml/min[27]	
欧洲诺福克癌症与营养学前瞻性队列研究（EPIC Norfolk）	体重减轻，低体力活动，低维生素 C 摄入[11]	
健康、衰老和身体成分研究（Health ABC study）	血浆低 HCO3$^-$水平[33]	糖尿病，但具有性别 / 种族特异性[26]
赫特福郡研究（Hertfordshire study）	BMI 和 BMI 变化[12]	
北特伦德拉格健康研究（HUNT）	中年体重减低[13]	
库奥皮奥骨质疏松症的危险因素及预防研究（Kuopio OSTPRE）	肥胖[15] 或他汀类药物[34] 无影响	
密歇根骨健康与代谢研究（Michigan Bone Health and Metabolism Study）	绝经期过渡，FSH 水平[19] 在 20 ～ 54 岁之间：低酒精摄入，缺乏体育锻炼	加速骨丢失：生殖系统癌症[20]
村松队列研究（Muramatsu cohort）	整体营养状态，体重减轻[35]	
美国国家妇女健康研究（SWAN）	BMI[14]	种族[14]
特罗姆瑟研究（Tromsø Study）	与性类固醇激素和 SHBG 具有微弱的相关性[21]	

注：BTM：骨转化指标；FSH：卵泡刺激素；GFR：肾小球滤过率；SHBG：性激素结合蛋白

和体重减轻与较高的骨丢失率有关，而较高的体重指数、脂肪量和体重增加在大多数研究中具有相反的影响[8-14]，虽然这些研究结果并非全部一致[15]。在加拿大多中心骨质疏松症研究（CaMos）中，较高的维生素 D 和钙摄入量与成年加拿大女性 BMD 的纵向变化均有良好的相关性，而对男性的影响尚不确定[16]。然而，在骨质疏松性骨折研究[17]和 MrOS[18]中对男性和女性进行评估，较高水平的血清维生素 D 含量与较低的骨丢失率相关。在女性中，较低的性激素水平、绝经过渡期和生殖系统肿瘤病史均是观察性队列研究人群中骨丢失率加速的预测因素[17, 19-21]，这与雌激素对骨小梁和骨皮质的激活频率（activation frequency）（译者注：激活频率指单位时间内完成的骨重建周期数，反映了骨重建活动的程度）这一生理作用相符[22-24]。尽管数据来源于小样本人群研究，共病如 2 型糖尿病[25-26]、轻度肾功能不全[27]和维生素 B$_{12}$ 缺乏[28]，可能均与成人骨丢失率增加有关。在一项对 862 名美国女性更年期 BMD 变化的小型研究中观察到，非裔美国女性的骨丢失率最缓慢，而日本或华裔女性的骨丢失率最迅速，表明绝经后骨丢失率存在种族差异[14]。涉及骨丢失率调节的基因将在单独的章节进行阐述，在此不再重复。而值得注意的是，双胞胎中骨丢失率相对于骨密度本身的表观遗传率较低，且随着年龄增长骨丢失率的遗传度逐渐降低[29]。这表明，至少在老年人群中，骨丢失率的危险因素大部分是获得性的，而非遗传性，这也为公共卫生战略提供了几个潜在的干预靶点，尤其是针对存在营养不良风险或者控制不佳的可治疗的慢性共病人群。

骨折的可控危险因素（表 10.2）

生活方式

饮酒与吸烟是两种影响大、又可控的生活方式因素。因此，自 2005 年的 meta 分析初次指出后[37]，吸烟一直以来被认为与椎体[36]和髋骨骨折风险增加有关。其中最受认可的队列研究之一是 MrOS 研究，此项研究对美国亚组队列进行了最新分析，5994 名年龄在 65 岁以上的男性进行了平均 9 年的随访研究后证实，当前吸烟者髋部骨折发生风险增加了 3 倍[38]。有趣的是，即使对股骨颈 BMD 进行校正后，这种相关性仍然强烈且显著（HR 2.05；95% CI 1.05 ～ 3.98）；这证实 BMD 单独不能充分体现骨折的危险因素。椎体骨折也与当前吸烟状态有关；在"骨质疏松性骨折研究"中，当前吸烟者影像学上椎体骨折的风险是不吸烟者的 1.7 倍[39]。吸烟显然是一项可控危险因素，无论"护士健康研究"[40]还

表 10.2　可控及不可控的骨折危险因素

研究	FRAX 研究队列	FRAX 验证队列	可控危险因素	不可控危险因素
加拿大多中心骨质疏松症研究（CaMos）	x		低蛋白摄入[131]，衰弱指数[51]，GC 的使用[132]，低 QoL[133]	
心血管健康研究（Cardiovascular Health Study）			蛋白尿：女性髋部骨折风险增加（中度），而不包括男性[134]；心力衰竭：髋部骨折风险增加[135]；酗酒：与髋部骨折呈 U 型相关性[42]	高水平的可溶性 CD14 标志骨折风险增加[136]；循环 TGF-β1 低水平与女性髋部骨折风险增加有关，男性风险可变或降低[137]
丹麦骨质疏松症预防研究（DOPS）			使用 β 受体阻滞剂骨折风险增加[138]；使用 NSAID 骨折风险增加[139]；高 PTH 水平合并低维生素 D 增加骨折风险[77]	
达博骨质疏松症流行病学研究（DOES）	x		骨关节病[140] 和高血压[141] 增加骨折风险；β 受体阻滞剂发挥保护性作用[142-143]；血清睾酮水平低意味着 60 岁以上男性骨折风险增加[62]	
欧洲诺福克癌症与营养学前瞻性队列研究（EPIC Norfolk）			镁离子摄入发挥保护性作用，但经过多重检测校正后无作用[144]	
欧洲脊椎骨质疏松症研究（EVOS/EPOS）	x		闭经[36, 96]，跌倒[56]，体重[36, 92]，酗酒[36, 96, 92]，吸烟[36]	迟发月经初潮[36, 96]，髋部骨折家族史[96]，既往椎体骨折[91]，既往髋部骨折[92]
弗雷明翰心脏研究（Framingham heart study）				近期的身高缩减可以预测老年男性和女性髋部骨折风险[145]

（续表）

研究	FRAX 研究队列	FRAX 验证队列	可控危险因素	不可控危险因素
弗雷明翰骨质疏松症研究（Framingham osteoporosis study）			补充维生素 C（与饮食不同）——髋部骨折风险降低[146]；高 HCy 水平[147] 和咖啡摄入增加髋部骨折风险[148]	
吉朗（Geelong）		x	抑郁症[149]；使用 β 受体阻滞剂时骨折风险降低[150]；城市人口骨折风险增加[151]	
全球妇女骨质疏松症纵向研究（GLOW）			髋部骨折预测指标：体重，体重减轻，跌倒，缺乏体力活动；椎体骨折预测指标：体重，体重减轻，哮喘，缺乏体力活动[46-47]；体重是大多数骨质疏松性骨折的保护因素，但却是踝部骨折的危险因素[44]	髋部骨折预测指标：年龄，骨折既往史；椎体骨折预测指标：年龄，骨折既往史，身体状况欠佳[47]
库奥皮奥骨质疏松危险因素及预防研究（Kuopio OSTPRE）			身体功能下降是绝经后骨折的预测因素[152]；高 BMI 降低腕部骨折风险，增加踝部骨折风险[153]	
百万女性研究（Million Women）			BMI 和体力活动影响绝经后女性的骨折风险，但其作用与解剖部位有关[48]	身材较高女性骨折风险增加[154]
奥格斯堡心血管病趋势和决定因素监测（MONICA Augsburg）			使用 β 受体阻滞剂时骨折风险降低[155]	

（续表）

研究	FRAX 研究队列	FRAX 验证队列	可控危险因素	不可控危险因素
男性骨质疏松骨折研究（MrOS）			低 25（OH）D [18]；吸烟、应用三环类抗抑郁药 [70]，低蛋白摄入及低执行功能 [38]；低钠血症时骨折风险增加 [156]；低维生素 B_{12} 时骨折风险增加 [157]；血清低低 E_2 水平和高 SHBG 水平 [63] 或游离睾酮水平较低 [64] 时骨折风险增加；生物可利用睾酮水平低合并低维生素 D 状态增加骨折风险 [158]；身体成分 [159]；肌少症 [160]；亚临床甲状腺功能亢进增加髋部骨折风险 [161]；肥胖（校正 BMD 后）增加骨折风险 [162]；反复跌倒史 [163]；衰弱 [52] 和身体功能不良 [53]	炎症因子增加骨折风险 [164]；髋部骨折风险增加：身高较高及 25 岁后身高缩减、骨折史、心肌梗死或症状性帕金森病 [70]；甲状腺功能亢进症或帕金森病 [70]；男性既往椎体骨折的类型、数量及部位影响后续骨折风险 [93]；高水平 SHBG 时椎体骨折风险增加 [69]；铀–镉排泄率高时骨折风险增加 [165]；骨丢失加速时骨折风险增加 [166]；血清脂联素升高时非椎体骨折风险增加 [128]；低水平尿酸与髋部骨折风险增加有关 [168]；主动脉钙化增加骨折风险，但可能不是独立的预测因素，与肾功能、方法有关 [108]；高 FGF-23 水平增加骨折风险 [169]
长野队列研究（Nagano Cohort study）			低维生素 D 水平增加髋部和其他长骨骨折风险 [170]	
美国第三次全国健康与营养调查（NHANES Ⅲ）				血红蛋白双向相关性，高水平或低水平均增加骨折风险 [171]
挪威流行病学骨质疏松症研究（NOREPOS）			低维生素 K_1 时骨折风险增加 [172]	

（续表）

研究	FRAX 研究队列	FRAX 验证队列	可控危险因素	不可控危险因素
护士健康研究（Nurses' Health Study）			利尿剂与椎体骨折风险相关 [173]；控制 BMI 后腹型肥胖的低体力活动女性发生髋部骨折的风险增加 [49]；从事夜班工作骨折风险增加 [174]；西方饮食模式不是骨折的危险因素 [175]；碳酸饮料摄入增多增加髋骨骨折风险 [176]；吸烟 [40]	血浆氧化应激标志物是骨折的独立危险因素 [177]
里昂女性骨质疏松症研究（OFELY）			HCy 水平，但经年龄校正后骨折风险不相关 [178]	椎骨形状 [179]；血清高骨膜素水平增加骨折风险 [180]
骨质疏松症与超声研究（OPUS）		x	低雌二醇水平增加骨折风险 [66]；吸烟 [41]	
马尔摩骨质疏松症前瞻性风险评估研究（OPRA, Malmoe）			平衡能力，步速和自述跌倒史 [57]	
罗切斯特队列研究（Rochester cohorts）	x		恶性贫血 [181], PHPT [182], AS [183]	
鹿特丹港研究（Rotterdam）	x		维生素 A [184]，低钠血症 [185]，维生素 B [186]，T4 [187]，HCy [188]	尿酸 [127]，腰椎间盘退行性病变 [189]，SHBG [190]

（续表）

研究	FRAX 研究队列	FRAX 验证队列	可控危险因素	不可控危险因素
新加坡华人健康研究（Singapore Chinese Health Study）			高水平的游离雌二醇及 E_2 生物活性降低骨折风险[67]；蔬菜摄入与类胡萝卜素与髋部骨折呈负相关[191]；豆腐、大豆和异黄酮摄入发挥保护作用（髋部），但在男性中无保护作用[192]	手术导致的绝经不会增加骨折风险[143]
骨质疏松性骨折研究（SOF）		x	下肢生理功能减退[54]；BVF 丢失增加骨折风险[193]；雌二醇水平较高时椎体骨折患病率低[68]	
瑞典乳腺队列研究（Swedish Mammography cohort）			低 α- 生育酚水平[194]；少于五种的蔬菜及水果摄入与髋部骨折风险增加有关[195]；维生素 D 摄入量相对次要[196]	
特罗姆瑟研究（Tromso Study）			体力活动与承重部位骨折风险降低有关，与非承重部位骨折无关[50]；吸烟的糖尿病女性中非椎体骨折风险增加[197]；自我报告的共病[198]	身高[199]

（续表）

研究	FRAX研究队列	FRAX验证队列	可控危险因素	不可控危险因素
乌普萨拉成年男性纵向研究（Uppsala ULSAM）、妇女健康倡议（WHI）			低α-生育酚[194]； 喜欢喝红酒的女性较喜欢其他酒类或不喝酒的女性骨折风险更低[43]； 贫血患者骨折风险更高[200]； 摄入饱和脂肪酸使骨折风险增加[201]； 抑郁症状与椎体骨折[202]； 高维生素D水平发挥保护作用，但仅限于白人女性[76]	肾结石增加骨折风险，但经校正后无相关性[203]； 40岁以下女性出现非手术性绝经[121]； 中度或重度的绝经期舒缩症状与髋部骨折风险增加[204]； 高骨保护素（OPG）水平可预测髋部骨折风险增加[205]； 胱抑素C水平评估的肾功能，但种族之间存在一些差异[109]

注释：斜体字表示阴性结果。BVF：双眼视野；GC：糖皮质激素；HCy：同型半胱氨酸；NSAID：非甾体抗炎药；PHPT：原发性甲状旁腺功能亢进；PTH：甲状旁腺激素；QoL：生活质量；SHBG：性激素结合球蛋白；TGF：转化生长因子；AS：强直性脊柱炎

是最近的瑞典 OPRA 研究[41]都有证据表明女性戒烟后骨质疏松性骨折风险随之降低。前一项研究报告了参与者戒烟 10 年后髋部骨折风险降低了 30%；而后一项研究规模较小、随访时间较短，结果显示戒烟后虽然对降低髋部骨折风险没有取得预期的结果，但整体骨折的发生风险每年降低 11%。过量饮酒与骨折风险的相关性是没有争议的，但是对于饮酒的安全水平仍有疑问。遗憾的是，由于各个国家对于酒精计量单位的定义不同，导致研究结果的差异。同样，目前零饮酒在有的研究中可能代表终身未饮酒，有的研究中也可能代表有饮酒史。相比之下，少量饮酒更可能是终身适度饮酒的标志。这种矛盾信息可使流行病学分析产生偏差，偏向于每天适量饮酒减少不良后果的风险。在几项研究中，酒精摄入量与骨折之间呈现明显的 U 型关系。在一项针对 65 岁以上美国人群的"心血管健康研究"中发现，与长期戒酒者相比，每周饮酒不超过 14 杯的受试者发生髋部骨折的风险降低约 20%，而每周饮酒超过 14 杯的受试者发生髋部骨折的风险增加约 20%[42]。对于椎体骨折，每周饮酒 5 天或以上骨折的风险无论男女均无显著升高，尽管其效应估计值在"心血管健康研究"报告的髋部骨折风险置信区间内[36]。在 MrOS 队列研究进行随访的美国男性中，研究者们发现每周饮酒超过 14 杯的男性髋部骨折的风险小幅降低，在校正 BMD 后这种差异并不具有统计学意义[38]。在"妇女健康倡议"研究中，女性患者中偏爱红酒的骨折风险比偏爱其他酒类的低[43]。

　　肥胖对于某些骨折是可控的危险因素，但两者的相关性比较复杂[44-45]。已发现肥胖可以保护主要骨质疏松性骨折，然而也是其他骨折的危险因素，尤其是小腿和踝部骨折。在基层医疗队列为基础的 GLOW 研究中，骨折风险与体重和 BMI 的相关性在不同解剖部位之间存在显著性差异；其中，BMI 与髋部、椎体和腕部骨折呈显著负相关，而体重增加会增加踝部骨折的风险[44]。上臂和锁骨骨折与身高有关，而与体重无关。在此队列研究中，非故意的体重减轻 5 年后髋部和其他骨折风险有所增加[46]。

　　低水平体力活动、残疾和跌倒是否是可控的危险因素取决于具体情况。低水平体力活动[47-50]、衰弱[51-52]和残疾[38, 53-55]在观察性队列中均显示与骨折风险增加相关，跌倒[47, 56-57]也是如此。毫无疑问，增加跌倒风险的药物，如阿片类、多巴胺类、抗抑郁药和镇静剂等，都会增加髋部骨折风险[58]，睡眠障碍本身也会增加跌倒风险[59]。通过多学科干预，包括培训计划和家庭安全干预，可以显著降低跌倒风险[60]。"骨质疏松性骨折研究"的观察报告提示，导致髋部骨折的跌倒类型与导致腕部骨折的跌倒类型不同[61]。

内分泌因素

骨折风险的内分泌预测因素包括男性[62-65]和女性[66-68]的性激素水平，人群研究结果也已显示，性激素结合球蛋白[69]与骨折风险存在不同程度的相关性。老年男性和绝经后女性的生物可利用性类固醇激素水平相对较低，对所选择检测方法要求高，因此，不同研究之间的差异可能部分归因于所用检测方法的差异。在大多数但非所有人群研究中，甲状腺功能亢进症（甲亢）与骨折风险增加相关，是另一种可能的骨折风险可控因素。在 MrOS 研究中，甲亢病史是与髋部骨折风险相关的共病之一[70]，然而"心血管健康研究"在 4936 名美国成年人的队列中没有发现这种相关性[71]。一个主要的困难是要充分考虑随着时间推移甲状腺状态的变化，以及研究开始后甲状腺药物的使用情况。链接丹麦医疗保健数据库的生化信息分析发现，甲亢患者，特别是长期处于亚临床甲亢的患者，骨折风险增加[72]，这一发现与最近一项纳入 13 项大型前瞻性队列研究的 meta 分析结果一致[73]。甲状腺疾病种类范围广泛，包括从自限性急性或亚急性疾病到慢性的甲状腺激素缺乏或过量的状态。尽管在某些情况下可以治疗，糖尿病主要被认为是一组慢性疾病。因此，糖尿病将在下文不可控危险因素中进行介绍。

营养与骨折风险

维生素 D 对于消化道活性钙的吸收、正常骨骼矿化以及维持正常血钙水平和肌肉功能至关重要。理想的血清维生素 D 水平一直存在争议[74]，但可以说几乎没有证据表明维生素 D 血清水平为 50 nmol/L（美国医学研究所推荐的水平）的受试者骨折风险高于 75 mmol/L 的受试者（此水平更被接受，尤其在美国）。多项观察性队列研究（表 10.2）报告了低维生素 D 水平受试者的骨折风险，但结果不尽相同，尽管新的队列研究的结果更为一致，这可能归因于维生素 D 检测方法的进展。想要全面回顾有关维生素 D、维生素 D 检测和不同种族合适水平的争议和知识缺口，读者可以参考 Fuleihan 的杰出论文[75]。在最近大规模人群研究中，MrOS 研究[18]和 WHI 研究[76]发现维生素 D 水平与骨折风险之间存在负相关，尽管后一项研究指出这种相关性在不同种族之间差异很大，维生素 D 水平较高时骨折风险降低仅限于白人女性。在丹麦绝经后妇女中，只有在甲状旁腺激素（PTH）升高时低水平维生素 D 才可预测骨折风险[77]。

骨折与药物暴露

药物本身可能会增加对骨骼强度的影响，例如糖皮质激素和芳香化酶抑制剂，它们可能会增加跌倒风险，就像催眠药和抗焦虑药一样，或者它们仅仅是骨折风险相关共病的一个标志[78]。例如，如果将骨折人群中使用的全部药物组合与年龄匹配的非骨折对照组人群进行比较，铁、维生素 B_{12} 和叶酸补充剂等药物与骨折风险相关，糖皮质激素、抗抑郁药和阿片类药物与骨折风险的相关性更显著[79]。这并不一定意味着停止补充铁剂会降低骨折的风险，而只是表明需要补充铁剂的患者可能是一群在骨质疏松症诊断、治疗或预防跌倒方面应该受到我们关注的患者。剂量-反应关系的存在，最近而非过去的药物暴露，合理的生物学机制，以及来自动物模型的证据是 Bradford-Hill 准则的一部分，这些可以帮助我们推断哪些相关性是因果关系（并可能是可控的），以及哪些相关性会为发现病例提供机会。关于骨折与药物暴露相关性的许多工作来自与行政管理结果数据相关的处方数据库，而不是来自基于诊所的队列研究。然而重要的是，这些队列研究有时能够提供骨密度信息和功能测试以阐明其机制。一项与骨折风险增加相关的所有药物的回顾性分析（至少在某些，但不必是全部的分析）不在本章介绍范围之内，包括糖皮质激素[80-81]、抗雄激素药物[82-83]、芳香化酶抑制剂[84]、过量的甲状腺素[85]和质子泵抑制剂[86-88]这些药物。抗癫痫药也能增加骨折风险[89-90]。

骨折的不可控危险因素及共病（表 10.2）

老年期间发生骨折最普遍、影响最强、不可控的危险因素是既往骨折史[47, 91-93]和年龄[47, 94-95]。骨质疏松性骨折家族史也是成人主要骨质疏松性骨折普遍且重要的危险因素[95-97]。关于导致成人骨折风险的特定基因，请参阅本书第 1 章。骨几何学及骨结构与骨折风险之间的关系在本书其他章节（第 3 章和第 9 章）已有介绍，本章不再涉及。影响骨折风险的慢性病可逆性程度各不相同，对骨骼的影响亦不相同。甲状腺毒症[98-102]对骨骼的影响是可逆的，至少短期内是可逆的，同样，怀孕和哺乳期内发生的生理性骨骼影响也是可逆的。甚至糖皮质激素过量，无论是医源性的还是内源性的，一般患者的恢复时间也很短，尽管短期且仅中等剂量的糖皮质激素治疗即可引起严重椎体骨折的发生[80-81]。

正如其他部分所述[103]，尽管对社会整体骨折负担的影响相对较小（人群归因风险为 4% ~ 10%），但 1 型和 2 型糖尿病均与个体患者骨折风险显著增加相关。矛盾的是，尽管骨折风险增高，但糖尿病患者接受骨质疏松症相关治疗的可能性小[104]，这可能是由于骨折阈值改变（相同 BMD 水平骨折增多）的 2 型糖尿病患者中 BMD 变化相对有限，而且还可能受到糖尿病患者肾功能不全患病率较高的影响——肾功能不全会阻碍骨折药物的应用。合并糖尿病并发症的患者骨折发病率较高[105]，部分可能是由于跌倒风险增加，也可能是由于胶原蛋白修饰和骨骼组成的其他变化[106]。因此，改善糖尿病控制情况可能降低骨折风险的推测是合理的。

需要认识到很多慢性病是成人骨折的危险因素，包括肾功能损害[107-109]、器官移植[110-111]、原发性甲状旁腺功能亢进[112]、炎症性肠病（髋部骨折[113-114]、椎体骨折[115]）、乳糜泻[116-117]、厌食症[118-120]、迟发月经初潮[36, 96]、闭经[36, 96]、早发性更年期[121]、类风湿关节炎[122-123]和强直性脊柱炎。不能确定痛风[124-126]和尿酸水平[127]是否为骨质疏松性骨折的危险因素。然而，在某些队列研究中，血清尿酸水平本身与骨折风险呈负相关[128]，而有关别嘌呤醇对骨骼影响的证据也存在矛盾结果。随着癌症治疗的显著改善，越来越多的癌症幸存者[129]由于抗激素治疗、化学治疗、放射和（或）糖皮质激素治疗而使骨骼变得脆弱。骨骼健康另一个令人担忧的领域是减重手术，其对骨量和骨折风险[130]的影响越来越明显，且越来越被认同。

结论

尽管基于人群的队列研究中收集了大量信息帮助我们了解骨折的危险因素，但我们对人群水平骨丢失率决定因素的了解仍相对有限，绝经期、糖皮质激素过量、体重减轻、肾功能受损和糖尿病是研究的关键领域。虽然 DXA 应用已经超过 25 年，令人失望的是，有关加速骨丢失的危险因素的报道仍相对较少。研究比较同一纵向骨密度人群中的各种危险因素对于理解它们的相对贡献及其相互作用特别有价值。在基于人群的研究中，我们对于骨折危险因素（很多危险因素可以显著改变）的认识是扎实且不断深入的。然而，从表 10.2 中可以清楚地看到，在所进行的不同队列研究中，研究之间重叠部分很少，并且很难知道是否存在其他危险因素，这些未知的危险因素可能是研究的阴性结果而未能发表。就骨折危险因素而言，整合多种危险因素进行综合分析，确定干预最可能成功的领域，并选择影响强而不可控的危险因素进行针对性的骨折预防研究，可能具有特别的价值。

参考文献

1. Høiberg MP, Rubin KH, Hermann AP, Brixen K, Abrahamsen B. Diagnostic devices for osteoporosis in the general population: A systematic review. *Bone*. 2016;92:58-69.
2. Mackey DC et al. High-trauma fractures and low bone mineral density in older women and men. *JAMA*. 2007;298:2381-8.
3. Abrahamsen B, Brask-Lindemann D, Rubin KH, Schwarz P. A review of lifestyle, smoking and other modifiable risk factors for osteoporotic fractures. *Bonekey Rep*. 2014;3:574.
4. Leslie WD, Schousboe JT. A review of osteoporosis diagnosis and treatment options in new and recently updated guidelines on case finding around the world. *Curr Osteoporos Rep*. 2011;9:129-40.
5. Boudin E, Fijalkowski I, Hendrickx G, Van Hul W. Genetic control of bone mass. *Mol Cell Endocrinol*. 2016;432:3-13.
6. Schwarz P, Jørgensen NR, Abrahamsen B. Status of drug development for the prevention and treatment of osteoporosis. *Expert Opin Drug Discov*. 2014;9:245-53.
7. Vandenbroucke JP, et al. Strengthening the Reporting of Observational Studies in Epidemiology (STROBE): Explanation and elaboration. *Epidemiology*. 2007;18:805-35.
8. Burger H, et al. Risk factors for increased bone loss in an elderly population: The Rotterdam Study. *Am J Epidemiol*. 1998;147:871-9.
9. Yang S, Center JR, Eisman JA, Nguyen TV. Association between fat mass, lean mass, and bone loss: The Dubbo osteoporosis epidemiology study. *Osteoporos Int*. 2015;26:1381-6.
10. Ensrud KE, et al. Intentional and unintentional weight loss increase bone loss and hip fracture risk in older women. *J Am Geriatr Soc*. 2003;51:1740-7.
11. Kaptoge S, et al. Effects of dietary nutrients and food groups on bone loss from the proximal femur in men and women in the 7th and 8th decades of age. *Osteoporos Int*. 2003;14:418-28.
12. Dennison E, et al. Determinants of bone loss in elderly men and women: A prospective population-based study. *Osteoporos Int*. 1999;10:384-91.
13. Forsmo S, Langhammer A, Schei B. Past and current weight change and forearm bone loss in middle-aged women: The Nord-Trøndelag Health Study, Norway. *Menopause*. 2009;16:1197-1204.
14. Greendale GA, et al. Bone mineral density loss in relation to the final menstrual period in a multiethnic cohort: Results from the Study of Women's Health Across the Nation (SWAN). *J Bone Miner Res*. 2012;27:111-8.
15. Saarelainen J, et al. Body mass index and bone loss among postmeno-

pausal women: The 10-year follow-up of the OSTPRE cohort. *J Bone Miner Metab.* 2012;30:208-16.

16. Zhou W, et al. Longitudinal changes in calcium and vitamin D intakes and relationship to bone mineral density in a prospective population-based study: The Canadian Multicentre Osteoporosis Study (CaMos). *J Musculoskelet Neuronal Interact.* 2013;13:470-9.

17. Stone K, et al. Hormonal predictors of bone loss in elderly women: A prospective study. The Study of Osteoporotic Fractures Research Group. *J Bone Miner Res.* 1998;13:1167-74.

18. Swanson CM, et al. Associations of 25-hydroxyvitamin D and 1,25-dihydroxyvitamin D with bone mineral density, bone mineral density change, and incident nonvertebral fracture. *J Bone Miner Res.* 2015;30:1403-13.

19. Sowers MR, et al. Amount of bone loss in relation to time around the final menstrual period and follicle-stimulating hormone staging of the trans-menopause. *J Clin Endocrinol Metab.* 2010;95:2155-62.

20. Bainbridge KE, Sowers M, Lin X, Harlow SD. Risk factors for low bone mineral density and the 6-year rate of bone loss among premenopausal and perimenopausal women. *Osteoporos Int.* 2004;15:439-46.

21. Bjørnerem A, et al. Circulating sex steroids, sex hormone-binding globulin, and longitudinal changes in forearm bone mineral density in postmenopausal women and men: The Tromsø Study. *Calcif Tissue Int.* 2007;81:65-72.

22. Brockstedt H, Kassem M, Eriksen EF, Mosekilde L, Melsen F. Age- and sex-related changes in iliac cortical bone mass and remodeling. *Bone.* 1993;14:681-91.

23. Parfitt AM, et al. Effects of ethnicity and age or menopause on osteo-blast function, bone mineralization, and osteoid accumulation in iliac bone. *J Bone Miner Res.* 1997;12:1864-73.

24. Recker R, Lappe J, Davies KM, Heaney R. Bone remodeling increases substantially in the years after menopause and remains increased in older osteoporosis patients. *J Bone Miner Res.* 2004;19:1628-33.

25. Schwartz AV, et al. Diabetes and change in bone mineral density at the hip, calcaneus, spine, and radius in older women. *Front Endocrinol (Lausanne).* 2013;4:62.

26. Schwartz AV, et al. Diabetes and bone loss at the hip in older black and white adults. *J Bone Miner Res.* 2005;20:596-603.

27. Kuipers AL, et al. Renal function and bone loss in a cohort of Afro-Caribbean men. *J Bone Miner Res.* 2015;30:2215-20.

28. Stone KL, Bauer DC, Sellmeyer D, Cummings SR. Low serum vitamin B-12 levels are associated with increased hip bone loss in older women: A prospective study. *J Clin Endocrinol Metab.* 2004;89:1217-21.

29. Moayyeri A, Hammond CJ, Hart DJ, Spector TD. Effects of age on

genetic influence on bone loss over 17 years in women: The Healthy Ageing Twin Study (HATS). *J Bone Miner Res.* 2012;27:2170-8.

30. Bauer DC, et al. Biochemical markers of bone turnover and prediction of hip bone loss in older women: The study of osteoporotic fractures. *J Bone Miner Res* 1999;14:1404-10.

31. Sellmeyer DE, Stone KL, Sebastian A, Cummings SR. A high ratio of dietary animal to vegetable protein increases the rate of bone loss and the risk of fracture in postmenopausal women. Study of Osteoporotic Fractures Research Group. *Am J Clin Nutr.* 2001;73:118-22.

32. Collins TC, et al. Peripheral arterial disease is associated with higher rates of hip bone loss and increased fracture risk in older men. *Circulation.* 2009;119:2305-12.

33. Tabatabai LS, et al. Arterialized venous bicarbonate is associated with lower bone mineral density and an increased rate of bone loss in older men and women. *J Clin Endocrinol Metab.* 2015;100:1343-9.

34. Sirola J, et al. Relation of statin use and bone loss: A prospective population-based cohort study in early postmenopausal women. *Osteoporos Int.* 2002;13:537-41.

35. Nakamura K, et al. Nutritional and biochemical parameters associated with 6-year change in bone mineral density in community-dwelling Japanese women aged 69 years and older: The Muramatsu Study. *Nutrition.* 2012;28:357-61.

36. Roy DK, et al. Determinants of incident vertebral fracture in men and women: Results from the European Prospective Osteoporosis Study (EPOS). *Osteoporos Int.* 2003;14:19-26.

37. Kanis JA, et al. Smoking and fracture risk: A meta-analysis. *Osteoporos Int.* 2005;16:155-62.

38. Cauley JA, et al. Risk factors for hip fracture in older men: The Osteoporotic Fractures in Men Study (MrOS). *J Bone Miner Res.* 2016. doi:10.1002/jbmr.2836.

39. Nevitt MC, et al. Risk factors for a first-incident radiographic vertebral fracture in women > or = 65 years of age: The study of osteoporotic fractures. *J Bone Miner Res.* 2005;20:131-40.

40. Cornuz J, Feskanich D, Willett WC, Colditz GA. Smoking, smoking cessation, and risk of hip fracture in women. *Am J Med.* 1999;106:311-4.

41. Thorin MH, Wihlborg A, Åkesson K, Gerdhem P. Smoking, smoking cessation, and fracture risk in elderly women followed for 10 years. *Osteoporos Int.* 2015;249-255. doi:10.1007/s00198-015-3290-z.

42. Mukamal KJ, Robbins JA, Cauley JA, Kern LM, Siscovick DS. Alcohol consumption, bone density, and hip fracture among older adults: The cardiovascular health study. *Osteoporos Int.* 2007;18:593-602.

43. Kubo JT, et al. Preference for wine is associated with lower hip

fracture incidence in post-menopausal women. *BMC Womens Health.* 2013;13:36.

44. Compston JE, et al. Relationship of weight, height, and body mass index with fracture risk at different sites in postmenopausal women: The Global Longitudinal study of Osteoporosis in Women (GLOW). *J Bone Miner Res.* 2014;29:487-93.

45. Compston JE, et al. Obesity is not protective against fracture in post-menopausal women: GLOW. *Am J Med.* 2011;124:1043-50.

46. Compston JE, et al. Increase in fracture risk following unintentional weight loss in postmenopausal women: The Global Longitudinal Study of Osteoporosis in Women. *J Bone Miner Res.* 2016;31:1466-72.

47. FitzGerald G, et al. Differing risk profiles for individual fracture sites: Evidence from the Global Longitudinal Study of Osteoporosis in Women (GLOW). *J Bone Miner Res.* 2012;27:1907-15.

48. Lacombe J, et al. The effects of age, adiposity, and physical activity on the risk of seven site-specific fractures in postmenopausal women. *J Bone Miner Res.* 2016;31:1559-68.

49. Meyer HE, Willett WC, Flint AJ, Feskanich D. Abdominal obesity and hip fracture: Results from the Nurses' Health Study and the Health Professionals Follow-up Study. *Osteoporos Int.* 2016;27:2127-36.

50. Morseth B, et al. Leisure time physical activity and risk of non-vertebral fracture in men and women aged 55 years and older: The Tromsø Study. *Eur J Epidemiol.* 2012;27:463-71.

51. Kennedy CC, et al. A Frailty Index predicts 10-year fracture risk in adults age 25 years and older: Results from the Canadian Multicentre Osteoporosis Study (CaMos). *Osteoporos Int.* 2014;25:2825-32.

52. Ensrud KE, et al. A comparison of frailty indexes for the prediction of falls, disability, fractures, and mortality in older men. *J Am Geriatr Soc.* 2009;57:492-8.

53. Cawthon PM, et al. Physical performance and risk of hip fractures in older men. *J Bone Miner Res.* 2008;23:1037-44.

54. Barbour KE, et al. Trajectories of lower extremity physical performance: Effects on fractures and mortality in older women. *J Gerontol A Biol Sci Med Sci.* 2016. doi:10.1093/gerona/glw071.

55. Kärkkäinen M, et al. Association between functional capacity tests and fractures: An eight-year prospective population-based cohort study. *Osteoporos Int.* 2008;19:1203-10.

56. Kaptoge S, et al. Low BMD is less predictive than reported falls for future limb fractures in women across Europe: Results from the European Prospective Osteoporosis Study. *Bone.* 2005;36:387-398.

57. Wihlborg A, Englund M, Åkesson K, Gerdhem P. Fracture predictive ability of physical performance tests and history of falls in elderly women: A

10-year prospective study. *Osteoporos Int.* 2015;26:2101-9.

58. Thorell K, Ranstad K, Midlöv P, Borgquist L, Halling A. Is use of fall risk-increasing drugs in an elderly population associated with an increased risk of hip fracture, after adjustment for multimorbidity level: A cohort study. *BMC Geriatr.* 2014;14:131.

59. Stone KL, et al. Sleep disturbances and risk of falls in older community-dwelling men: The outcomes of Sleep Disorders in Older Men (MrOS Sleep) Study. *J Am Geriatr Soc.* 2014;62:299-305.

60. Gillespie LD, et al. Interventions for preventing falls in older people living in the community. *Cochrane Database Syst Rev.* 9, CD007146. 2012.

61. Nevitt MC, Cummings SR. Type of fall and risk of hip and wrist fractures: The study of osteoporotic fractures. The Study of Osteoporotic Fractures Research Group. *J Am Geriatr Soc.* 1993;41:1226-34.

62. Meier C, et al. Endogenous sex hormones and incident fracture risk in older men: The Dubbo Osteoporosis Epidemiology Study. *Arch Intern Med.* 2008;168:47-54.

63. Mellström D, et al. Older men with low serum estradiol and high serum SHBG have an increased risk of fractures. *J Bone Miner Res.* 2008;23:1552-60.

64. Mellström D, et al. Free testosterone is an independent predictor of BMD and prevalent fractures in elderly men: MrOS Sweden. *J Bone Miner Res.* 2006;21:529-35.

65. Barrett-Connor E, et al. The association of concurrent vitamin D and sex hormone deficiency with bone loss and fracture risk in older men: The MrOS study. *J Bone Miner Res.* 2012;27:2306-13.

66. Finigan J, et al. Endogenous estradiol and the risk of incident fracture in postmenopausal women: The OPUS study. *Calcif Tissue Int.* 2012;91:59-68.

67. Lim VW, et al. Serum free estradiol and estrogen receptor-α mediated activity are related to decreased incident hip fractures in older women. *Bone.* 2012;50:1311-6.

68. Ettinger B, et al. Associations between low levels of serum estradiol, bone density, and fractures among elderly women: The study of osteoporotic fractures. *J Clin Endocrinol Metab.* 1998;83:2239-43.

69. Cawthon PM, et al. Sex hormones, sex hormone binding globulin, and vertebral fractures in older men. *Bone.* 2016;84:271-8.

70. Fink HA, et al. Association of Parkinson's disease with accelerated bone loss, fractures and mortality in older men: The Osteoporotic Fractures in Men (MrOS) study. *Osteoporos Int.* 2008;19:1277-82.

71. Garin MC, Arnold AM, Lee JS, Robbins J, Cappola AR. Subclinical thyroid dysfunction and hip fracture and bone mineral density in older adults: The cardiovascular health study. *J Clin Endocrinol Metab.* 2014.

99:jc20141051.

72. Abrahamsen B, et al. Low serum thyrotropin level and duration of suppression as a predictor of major osteoporotic fractures – The OPENTHYRO register cohort. *J Bone Miner Res.* 2014;29:2040-50.

73. Blum MR, et al. Subclinical thyroid dysfunction and fracture risk. *JAMA.* 2015;313:2055.

74. Rosen CJ, et al. IOM Committee members respond to Endocrine Society Vitamin D Guideline. *J Clin Endocrinol Metab.* 2012;97:1146-52.

75. Fuleihan G, et al. Serum 25-Hydroxyvitamin D Levels: Variability, Knowledge Gaps, and the Concept of a Desirable Range. *J Bone Miner Res.* 2015;30:1119-33.

76. Cauley JA, et al. Serum 25-hydroxyvitamin D and clinical fracture risk in a multiethnic cohort of women: The Women's Health Initiative (WHI). *J Bone Miner Res.* 2011;26:2378-88.

77. Rejnmark L, Vestergaard P, Brot C, Mosekilde L. Increased fracture risk in normocalcemic postmenopausal women with high parathyroid hormone levels: A 16-year follow-up study. *Calcif Tissue Int.* 2011;88:238-45.

78. O'Sullivan S, Grey A. Adverse skeletal effects of drugs – Beyond glucocorticoids. *Clin Endocrinol (Oxf).* 2015;82:12-22.

79. Abrahamsen B, Brixen K. Mapping the prescriptiome to fractures in men – A national analysis of prescription history and fracture risk. *Osteoporos Int.* 2008;20:585-97.

80. De Vries F, et al. Fracture risk with intermittent high-dose oral glucocorticoid therapy. *Arthritis Rheum.* 2007;56:208-14.

81. van Staa TP, Leufkens HG, Abenhaim L, Zhang B, Cooper C. Oral corticosteroids and fracture risk: Relationship to daily and cumulative doses. *Rheumatology.* 2000;39:1383-9.

82. Abrahamsen B, et al. Fracture risk in Danish men with prostate cancer: A nationwide register study. *BJU Int.* 2007;100:749-54.

83. Lopez AM, et al. Fracture risk in patients with prostate cancer on androgen deprivation therapy. *Osteoporos Int.* 2005;16:707-11.

84. Rizzoli R, et al. Guidance for the prevention of bone loss and fractures in postmenopausal women treated with aromatase inhibitors for breast cancer: An ESCEO position paper. *Osteoporos Int.* 2012;23: 2567-76.

85. Abrahamsen B, et al. The excess risk of major osteoporotic fractures in hypothyroidism is driven by cumulative hyperthyroid as opposed to hypothyroid time: An observational register-based time-resolved cohort analysis. *J Bone Miner Res.* 2015;30:898-905.

86. Abrahamsen B, Vestergaard P. Proton pump inhibitor use and fracture risk – Effect modification by histamine H1 receptor blockade. Observational case-control study using National Prescription Data. *Bone.* 2013;57:269-71.

87. Andersen BN, Johansen PB, Abrahamsen B. Proton pump inhibitors and osteoporosis. *Curr Opin Rheumatol.* 2016;28:1.

88. Ngamruengphong S, Leontiadis GI, Radhi S, Dentino A, Nugent K. Proton pump inhibitors and risk of fracture: A systematic review and meta-analysis of observational studies. *Am J Gastroenterol.* 2011;106:1209-18; quiz 1219.

89. Souverein PC, Webb DJ, Weil JG, van Staa TP, Egberts AC. Use of anti-epileptic drugs and risk of fractures: Case-control study among patients with epilepsy. *Neurology.* 2006;66:1318-24.

90. Vestergaard P, Rejnmark L, Mosekilde L. Fracture risk associated with use of antiepileptic drugs. *Epilepsia.* 2004;45:1330-7.

91. Lunt M, et al. Characteristics of a prevalent vertebral deformity predict subsequent vertebral fracture: Results from the European Prospective Osteoporosis Study (EPOS). *Bone.* 2003;33:505-13.

92. Ismail AA, O'Neill TW, Cooper C, Silman AJ. Risk factors for vertebral deformities in men: Relationship to number of vertebral deformities. European Vertebral Osteoporosis Study Group. *J Bone Miner Res.* 2000;15:278-83.

93. Karlsson MK, et al. Characteristics of prevalent vertebral fractures predict new fractures in elderly men. *J Bone Joint Surg Am.* 2016;98:379-85.

94. McCloskey EV, Johansson H, Oden A, Kanis JA. From relative risk to absolute fracture risk calculation: The FRAX algorithm. *Curr Osteoporos Rep.* 2009;7:77-83.

95. Cummings SR, Melton LJ. Epidemiology and outcomes of osteoporotic fractures. *Lancet.* 2016;359:1761-7.

96. Naves M, Diaz-Lopez JB, Gomez C, Rodriguez-Rebollar A, Cannata-Andia JB. Determinants of incidence of osteoporotic fractures in the female Spanish population older than 50. *Osteoporos Int.* 2005;16:2013-7.

97. Scholes S, et al. Epidemiology of lifetime fracture prevalence in England: A population study of adults aged 55 years and over. *Age Ageing.* 2014;43:234-40.

98. Mosekilde L, Eriksen EF, Charles P. Effects of thyroid hormones on bone and mineral metabolism. *Endocrinol Metab Clin North Am.* 1990; 19:35-63.

99. Langdahl BL, et al. Bone mass, bone turnover, calcium homeostasis, and body composition in surgically and radioiodine-treated former hyperthyroid patients. *Thyroid.* 1996;6:169-75.

100. Gorka J, Taylor-Gjevre RM, Arnason T. Metabolic and clinical consequences of hyperthyroidism on bone density. *Int J Endocrinol.* 2013;2013:638727.

101. Mosekilde L, Melsen F. A tetracycline-based histomorphometric evaluation of bone resorption and bone turnover in hyperthyroidism and hyperparathyroidism. *Acta Med Scand.* 1978;204:97-102.

102. Vestergaard P, Mosekilde L, Hyperthyroidism, bone mineral, and fracture risk – A meta-analysis. *Thyroid.* 2003;13:585-93.

103. Starup-Linde J, Frost M, Vestergaard P, Abrahamsen B. Epidemiology of fractures in diabetes. *Calcif Tissue Int.* 2016. doi:10.1007/s00223-016-0175-x.

104. Fraser L-A, Papaioannou A, Adachi JD, Ma J, Thabane L. Fractures are increased and bisphosphonate use decreased in individuals with insulin-dependent diabetes: A 10 year cohort study. *BMC Musculoskelet Disord.* 2014;15:201.

105. Vestergaard P, Rejnmark L, Mosekilde L. Diabetes and its complications and their relationship with risk of fractures in type 1 and 2 diabetes. *Calcif Tissue Int.* 2009;84:45-55.

106. Napoli N, et al. Mechanisms of diabetes mellitus-induced bone fragility. *Nat Rev Endocrinol.* 2016. doi:10.1038/nrendo.2016.153.

107. Hansen D, Olesen JB, Gislason GH, Abrahamsen B, Hommel K. Risk of fracture in adults on renal replacement therapy: A Danish national cohort study. *Nephrol Dial Transplant.* gfw073. 2016. doi:10.1093/ndt/gfw073.

108. Ensrud KE, et al. Estimated GFR and risk of hip fracture in older men: Comparison of associations using cystatin C and creatinine. *Am J Kidney Dis.* 2014;63:31-9.

109. Ensrud KE, et al. Renal function and nonvertebral fracture risk in multi-ethnic women: The Women's Health Initiative (WHI). *Osteoporos Int.* 2012;23:887-99.

110. Premaor MO, et al. Fracture incidence after liver transplantation: Results of a 10-year audit. *QJM.* 2011;104:599-606.

111. Sprague SM, Josephson MA. Bone disease after kidney transplantation. *Semin Nephrol.* 2004;24:82-90.

112. Vestergaard P, Mosekilde L. Fractures in patients with primary hyperparathyroidism: Nationwide follow-up study of 1201 patients. *World J Surg.* 2003;27:343-9.

113. Card T, West J, Hubbard R, Logan RF. Hip fractures in patients with inflammatory bowel disease and their relationship to corticosteroid use: A population based cohort study. *Gut.* 2004;53:251-5.

114. Targownik LE, et al. Inflammatory bowel disease and the risk of fracture after controlling for FRAX. *J Bone Miner Res.* 2013;28:1007-13.

115. Vázquez MA, et al. Vertebral fractures in patients with inflammatory bowel disease compared with a healthy population: A prospective case-control study. *BMC Gastroenterol.* 2012;12:47.

116. Heikkila K, et al. Celiac disease autoimmunity and hip fracture risk: Findings from a prospective cohort study. *J Bone Miner Res.* 2015;30:630-6.

117. Olmos M, et al. Systematic review and meta-analysis of observational

studies on the prevalence of fractures in coeliac disease. *Dig Liver Dis.* 2008;40:46-53.

118. Vestergaard P, et al. Fractures in patients with anorexia nervosa, bulimia nervosa, and other eating disorders – A nationwide register study. *Int J Eat Disord.* 2002;32:301-8.

119. Howgate DJ, et al. Bone metabolism in anorexia nervosa: Molecular pathways and current treatment modalities. *Osteoporos Int.* 2013;24:407-21.

120. Misra M, Golden NH, Katzman DK. State of the art systematic review of bone disease in anorexia nervosa. *Int J Eat Disord.* 2016;49:276-92.

121. Sullivan SD, et al. Effects of self-reported age at nonsurgical menopause on time to first fracture and bone mineral density in the Women's Health Initiative Observational Study. *Menopause.* 2015;22:1035-44.

122. Kim SY, et al. Risk of osteoporotic fracture in a large population-based cohort of patients with rheumatoid arthritis. *Arthritis Res Ther.* 2010;12:R154.

123. Amin S, Gabriel SE, Achenbach SJ, Atkinso, EJ, Melton LJ. Are young women and men with rheumatoid arthritis at risk for fragility fractures? A population-based study. *J Rheumatol.* 2013;40:1669-76.

124. Dennison EM, et al. Is allopurinol use associated with an excess risk of osteoporotic fracture? A National Prescription Registry study. *Arch Osteoporos.* 2015;10:36.

125. Basu U, et al. Association between allopurinol use and hip fracture in older patients. *Bone.* 2016;84:189-93.

126. Kim SC, Paik JM, Liu J, Curhan GC, Solomon DH. Gout and the risk of non-vertebral fracture. *J Bone Miner Res.* 2016. doi:10.1002/jbmr.2978.

127. Muka T, et al. The Influence of Serum Uric Acid on Bone Mineral Density, Hip Geometry, and Fracture Risk: The Rotterdam Study. *J Clin Endocrinol Metab.* 2016;101:1113-22.

128. Lane NE, et al. Association of serum uric acid and incident nonspine fractures in elderly men: The Osteoporotic Fractures in Men (MrOS) Study. *J Bone Miner Res.* 2014;29:1701-7.

129. Lustberg MB, Reinbolt RE, Shapiro CL. Bone health in adult cancer survivorship. *J Clin Oncol.* 2012;30:3665-74.

130. Rousseau C, et al. Change in fracture risk and fracture pattern after bariatric surgery: Nested case-control study. *BMJ.* 2016;354:i3794.

131. Langsetmo L, et al. Associations of Protein Intake and Protein Source with Bone Mineral Density and Fracture Risk: A Population-Based Cohort Study. *J Nutr Health Aging.* 2015;19:861-8.

132. Ioannidis G, et al. Glucocorticoids predict 10-year fragility fracture risk in a population-based ambulatory cohort of men and women: Canadian Multicentre Osteoporosis Study (CaMos). *Arch Osteoporos.* 2014;9:169.

133. Papaioannou A, et al. Risk factors associated with incident clinical verte-

bral and nonvertebral fractures in postmenopausal women: The Canadian Multicentre Osteoporosis Study (CaMos). *Osteoporos Int.* 2005;16, 568-78.

134. Barzilay JI, et al. Albuminuria is associated with hip fracture risk in older adults: The Cardiovascular Health Study. *Osteoporos Int.* 2013;24:2993–3000.

135. Carbone L, et al. Hip fractures and heart failure: Findings from the Cardiovascular Health Study. *Eur Heart J.* 2010;31:77-84.

136. Bethel M, et al. Soluble CD14 and fracture risk. *Osteoporos Int.* 2016;27:1755-63.

137. Barzilay JI, et al. Fibrosis markers, hip fracture risk, and bone density in older adults. *Osteoporos Int.* 2016;27:815-20.

138. Rejnmark L, et al. Fracture risk in perimenopausal women treated with beta-blockers. *Calcif Tissue Int.* 2004;75:365-72.

139. Vestergaard P, Hermann P, Jensen J-EB, Eiken P, Mosekilde L. Effects of paracetamol, non-steroidal anti-inflammatory drugs, acetylsalicylic acid, and opioids on bone mineral density and risk of fracture: Results of the Danish Osteoporosis Prevention Study (DOPS). *Osteoporos Int.* 2012;23: 1255-65.

140. Chan MY, Center JR, Eisman JA, Nguyen TV. Bone mineral density and association of osteoarthritis with fracture risk. *Osteoarthritis Cartilage.* 2014;22:1251-8.

141. Yang S, Nguyen ND, Center JR, Eisman JA, Nguyen TV. Association between hypertension and fragility fracture: A longitudinal study. *Osteoporos Int.* 2014;25:97-103.

142. Yang S, et al. Association between beta-blocker use and fracture risk: The Dubbo Osteoporosis Epidemiology Study. *Bone.* 2011;48:451-5.

143. Vesco KK, et al. Surgical menopause and nonvertebral fracture risk among older US women. *Menopause.* 2012;19:510-6.

144. Hayhoe RPG, Lentjes MAH, Luben RN, Khaw K-T, Welch AA. Dietary magnesium and potassium intakes and circulating magnesium are associated with heel bone ultrasound attenuation and osteoporotic fracture risk in the EPIC-Norfolk cohort study. *Am J Clin Nutr.* 2015;102:376-84.

145. Hannan MT, et al. Height loss predicts subsequent hip fracture in men and women of the Framingham Study. *J Bone Miner Res.* 2012;27:146-52.

146. Sahni S, et al. Protective effect of total and supplemental vitamin C intake on the risk of hip fracture – A 17-year follow-up from the Framingham Osteoporosis Study. *Osteoporos Int.* 2009;20:1853-61.

147. McLean RR, et al. Homocysteine as a predictive factor for hip fracture in older persons. *N Engl J Med.* 2004;350:2042-9.

148. Kiel DP, Felson DT, Hannan MT, Anderson JJ, Wilson PW. Caffeine and the risk of hip fracture: The Framingham Study. *Am J Epidemiol.* 1990; 132:675-84.

149. Williams LJ, et al. Depression as a risk factor for fracture in women: A 10

year longitudinal study. *J Affect Disord.* 2016;192:34-40.

150. Pasco JA, et al. Beta-adrenergic blockers reduce the risk of fracture partly by increasing bone mineral density: Geelong Osteoporosis Study. *J Bone Miner Res.* 2004;19:19-24.

151. Sanders KM, et al. Fracture rates lower in rural than urban communities: The Geelong Osteoporosis Study. *J Epidemiol Commun Health.* 2002; 56:466-70.

152. Kärkkäinen M, et al. Association between functional capacity tests and fractures: An eight-year prospective population-based cohort study. *Osteoporos Int.* 2008;19:1203-10.

153. Honkanen R, Tuppurainen M, Kröger H, Alhava E, Saarikoski S. Relationships between risk factors and fractures differ by type of fracture: A population-based study of 12,192 perimenopausal women. *Osteoporos Int.* 1998; 8:25-31.

154. Armstrong ME, et al. Relationship of height to site-specific fracture risk in postmenopausal women. *J Bone Miner Res.* 2016;31:725-31.

155. Meisinger C, Heier M, Lang O, Döring A. Beta-blocker use and risk of fractures in men and women from the general population: The MONICA/KORA Augsburg cohort study. *Osteoporos Int.* 2007;18:1189-95.

156. Jamal SA, et al. Hyponatremia and fractures: Findings from the MrOS Study. *J Bone Miner Res.* 2015;30:970-5.

157. Lewerin C, et al. Low holotranscobalamin and cobalamins predict incident fractures in elderly men: The MrOS Sweden. *Osteoporos Int.* 2014;25:131-40.

158. Barrett-Connor E, et al. The association of concurrent vitamin D and sex hormone deficiency with bone loss and fracture risk in older men: The MrOS study. *J Bone Miner Res.* 2012. doi:10.1002/jbmr.1697.

159. Sheu Y, et al. Abdominal body composition measured by quantitative computed tomography and risk of non-spine fractures: The Osteoporotic Fractures in Men (MrOS) Study. *Osteoporos Int.* 2013;24:2231-41.

160. Yu R, Leung J, Woo J. Incremental predictive value of sarcopenia for incident fracture in an elderly Chinese cohort: Results from the Osteoporotic Fractures in Men (MrOs) Study. *J Am Med Dir Assoc.* 2014;15:551-8.

161. Waring AC, et al. A prospective study of thyroid function, bone loss, and fractures in older men: The MrOS study. *J Bone Miner Res.* 2013; 28:472-9.

162. Nielson CM, et al. BMI and fracture risk in older men: The Osteoporotic Fractures in Men Study (MrOS). *J Bone Miner Res.* 2011;26:496-502.

163. Faulkner KA, et al. Histories including number of falls may improve risk prediction for certain non-vertebral fractures in older men. *Inj Prev.* 2009;15:307-11.

164. Cauley JA, et al. Inflammatory markers and the risk of hip and vertebral

fractures in men: The Osteoporotic Fractures in Men (MrOS). *J Bone Miner Res.* 2016. doi:10.1002/jbmr.2905.

165. Wallin M, et al. Low-level cadmium exposure is associated with decreased bone mineral density and increased risk of incident fractures in elderly men: The MrOS Sweden Study. *J Bone Miner Res.* 2016;31:732-41.

166. Cawthon PM, et al. Change in hip bone mineral density and risk of subsequent fractures in older men. *J Bone Miner Res.* 2012;27:2179-88.

167. Johansson H, et al. Waning predictive value of serum adiponectin for fracture risk in elderly men: MrOS Sweden. *Osteoporos Int.* 2014. doi:10.1007/s00198-014-2654-0.

168. Szulc P, et al. High hip fracture risk in men with severe aortic calcification: MrOS study. *J Bone Miner Res.* 2014;29:968-75.

169. Mirza MA, et al. Serum fibroblast growth factor-23 (FGF-23) and fracture risk in elderly men. *J Bone Miner Res.* 2011;26:857-64.

170. Tanaka S, et al. Serum 25-hydroxyvitamin D below 25 ng/mL is a risk factor for long bone fracture comparable to bone mineral density in Japanese postmenopausal women. *J Bone Miner Metab.* 2014;32:514-23.

171. Looker AC. Hemoglobin and hip fracture risk in older non-Hispanic white adults. *Osteoporos Int.* 2014;25:2389-98.

172. Finnes TE, et al. A combination of low serum concentrations of vitamins K1 and D is associated with increased risk of hip fractures in elderly Norwegians: A NOREPOS study. *Osteoporos Int.* 2016;27:1645-52.

173. Paik JM, Rosen HN, Gordon CM, Curhan GC. diuretic use and risk of vertebral fracture in women. *Am J Med.* 2016. doi:10.1016/j.amjmed.2016.07.013.

174. Feskanich D, Hankinson SE, Schernhammer ES. Nightshift work and fracture risk: The Nurses' Health Study. *Osteoporos Int.* 2009;20:537-42.

175. Fung TT, Feskanich D. Dietary patterns and risk of hip fractures in postmenopausal women and men over 50 years. *Osteoporos Int.* 2015;26:1825-30.

176. Fung TT, et al. Soda consumption and risk of hip fractures in postmenopausal women in the Nurses' Health Study. *Am J Clin Nutr.* 2014;100:953-8.

177. Yang S, Feskanich D, Willett WC, Eliassen AH, Wu T. Association between global biomarkers of oxidative stress and hip fracture in postmenopausal women: A prospective study. *J Bone Miner Res.* 2014;29:2577-83.

178. Périer MA, Gineyts E, Munoz F, Sornay-Rendu E, Delmas PD. Homocysteine and fracture risk in postmenopausal women: The OFELY study. *Osteoporos Int.* 2007;18:1329-36.

179. Roux JP, Belghali S, Wegrzyn J, Rendu ES, Chapurlat R. Vertebral body morphology is associated with incident lumbar vertebral fracture in postmenopausal women. The OFELY study. *Osteoporos Int.* 2016;27:2507-13.

180. Rousseau JC, Sornay-Rendu E, Bertholon C, Chapurlat R, Garnero P. Serum periostin is associated with fracture risk in postmenopausal women: A 7-year prospective analysis of the OFELY study. *J Clin Endocrinol Metab.* 2014;99:2533-9.

181. Goerss JB, et al. Risk of fractures in patients with pernicious anemia. *J Bone Min Res.* 1992;7:573-9.

182. Melton LJ, Atkinson EJ, O'Fallon WM, Heath, H. Risk of age-related fractures in patients with primary hyperparathyroidism. *Arch Intern Med.* 1992;152:2269-73.

183. Cooper C, et al. Fracture risk in patients with ankylosing spondylitis: A population based study. *J Rheumatol.* 1994;21:1877-82.

184. de Jonge EAL, et al. Dietary vitamin A intake and bone health in the elderly: The Rotterdam Study. *Eur J Clin Nutr.* 2015;69:1360-8.

185. Hoorn EJ, et al. Mild hyponatremia as a risk factor for fractures: The Rotterdam Study. *J Bone Miner Res.* 2011;26:1822-8.

186. Yazdanpanah N, et al. Effect of dietary B vitamins on BMD and risk of fracture in elderly men and women: The Rotterdam study. *Bone.* 2007; 41:987-94.

187. van der Deure WM, et al. Effects of serum TSH and FT4 levels and the TSHR-Asp727Glu polymorphism on bone: The Rotterdam Study. *Clin Endocrinol (Oxf).* 2008;68:175-81.

188. van Meurs JBJ, et al. Homocysteine levels and the risk of osteoporotic fracture. *N Engl J Med.* 2004;350:2033-41.

189. Castaño-Betancourt MC, et al. Association of lumbar disc degeneration with osteoporotic fractures; the Rotterdam study and meta-analysis from systematic review. *Bone.* 2013;57:284-9.

190. Goderie-Plomp HW, et al. Endogenous sex hormones, sex hormone-binding globulin, and the risk of incident vertebral fractures in elderly men and women: The Rotterdam Study. *J Clin Endocrinol Metab.* 2004;89:3261-9.

191. Dai Z, et al. Protective effects of dietary carotenoids on risk of hip fracture in men: The Singapore Chinese Health Study. *J Bone Miner Res.* 2014;29:408-17.

192. Koh W-P, et al. Gender-specific associations between soy and risk of hip fracture in the Singapore Chinese Health Study. *Am J Epidemiol.* 2009;170:901-9.

193. Coleman AL, et al. Visual field loss and risk of fractures in older women. *J Am Geriatr Soc.* 2009;57:1825-32.

194. Michaëlsson K, Wolk A, Byberg L, Ärnlöv J, Melhus H. Intake and serum concentrations of α-tocopherol in relation to fractures in elderly women and men: 2 cohort studies. *Am J Clin Nutr.* 2014;99:107-14.

195. Byberg L, Bellavia A, Orsini N, Wolk A, Michaëlsson K. Fruit and veg-

etable intake and risk of hip fracture: A cohort study of Swedish men and women. *J Bone Miner Res.* 2015;30:976-84.

196. Snellman G, et al. Long-term dietary vitamin D intake and risk of fracture and osteoporosis: A longitudinal cohort study of Swedish middle-aged and elderly women. *J Clin Endocrinol Metab.* 2014;99:781-90.

197. Jørgensen L, Joakimsen R, Ahmed L, Størmer J, Jacobsen BK. Smoking is a strong risk factor for non-vertebral fractures in women with diabetes: The Tromsø Study. *Osteoporos Int.* 2011;22:1247-53.

198. Ahmed LA, Schirmer H, Berntsen GK, Fønnebø V, Joakimsen RM. Self-reported diseases and the risk of non-vertebral fractures: The Tromsø study. *Osteoporos Int.* 2006;17:46-53.

199. Joakimsen RM, Fønnebø V, Magnus JH, Tollan A, Søgaard AJ. The Tromsø Study: Body height, body mass index and fractures. *Osteoporos Int.* 1998;8:436-42.

200. Chen Z, et al. The relationship between incidence of fractures and anemia in older multiethnic women. *J Am Geriatr Soc.* 2010;58:2337-44.

201. Orchard TS, et al. Fatty acid consumption and risk of fracture in the Women's Health Initiative. *Am J Clin Nutr.* 2010;92:1452-60.

202. Spangler L, et al. Depressive symptoms, bone loss, and fractures in post-menopausal women. *J Gen Intern Med.* 2008;23:567-74.

203. Carbone LD, et al. Urinary Tract Stones and Osteoporosis: Findings From the Women's Health Initiative. *J Bone Miner Res.* 2015;30:2096-102.

204. Crandall CJ, et al. Associations of menopausal vasomotor symptoms with fracture incidence. *J Clin Endocrinol Metab.* 2015;100:524-34.

205. LaCroix AZ, et al. OPG and sRANKL serum levels and incident hip fracture in postmenopausal Caucasian women in the Women's Health Initiative Observational Study. *Bone.* 2013;56:474-81.

（李夏　译　郭远　审校）

第 11 章

峰值后骨丢失与骨质疏松性骨折的危险因素：影像学研究新进展

NAMRATA MADHUSUDAN，MARK H EDWARDS
AND ELAINE M DENNISON

引言

  人口老龄化进程中，骨质疏松症是一种常见的慢性疾病，相关的脆性骨折带来巨大的个人、社会及经济影响，疾病负担不断增长。在这种背景下，持续推进骨质疏松症及高危骨折风险的诊断变得越来越重要。

  当前用于诊断患者骨量下降的国际金标准是双能 X 线吸收法（DXA）[1]。近年来 DXA 在面积骨密度（aBMD）测量方面取得了很大的进展，也逐渐明晰了其局限性。DXA 是一种二维成像方式，无法区分骨小梁和皮质骨[2]。它对骨骼几何形状的评估能力非常有限，并且越来越多的证据显示，骨骼构成中骨微结构的变化在骨骼健康及后续的骨折风险中发挥根本性的作用。同时，DXA 也不能提供有关体积骨密度（vBMD）的信息[3]。

近年来的研究使用创新断层成像技术，对理解骨质疏松症患者骨折风险的决定因素提供了有力支撑。其中一种技术叫作高分辨外周骨定量 CT（HRpQCT）[3]。本章中阐述了 HRpQCT 在鉴别和评估骨质疏松性骨折危险因素方面的作用。与年龄和性别相关的骨指数变化的详细说明请参阅第 9 章。

高分辨外周骨定量 CT

随着高分辨率、针对特定部位的成像技术的发展，HRpQCT 已成为非常具有发展潜力的研究外周骨骼微结构的新方法。目前商业用途的肢体扫描仪是由瑞士 Scanco Medical 公司生产的。扫描是从标准成像区域，在桡骨远端（近腕关节）和胫骨远端（近脚踝）进行[4]。腕部或脚踝部固定在扫描机架内，内有安装的固定碳铸件[5]。技术员使用投影图像在桡骨或胫骨中段标记一个参考线，从中勾勒出需要的区域（参考线为桡骨近端 9.5 mm，胫骨近端 22.5 mm）。为了避免骨骺板放射线暴露，儿童和青少年的参考线可以改变[5]。然后利用扫描仪获取的原始投影数据重建一组二维灰阶图像[5]。生成的图像（110 层，扫描长度 9 mm）具有大小为 82 μm 的各向同性体素[4]，能够描绘出骨骼的微结构，并可通过分割区域分别研究骨小梁和皮质骨[5]（图 11.1）。

与传统的成像技术相比，HRpQCT 具有许多优势。它是一种无创成像方式，仅需 2.8 分钟即可完成快速扫描[5]。HRpQCT 可提供整体以及特定部位骨微结构的高分辨率三维图像[4]，在此之前这些图像则是需要进行有创的经髂骨骨活

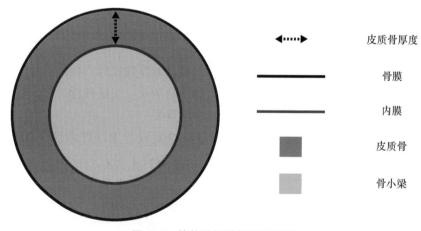

皮质骨厚度

骨膜

内膜

皮质骨

骨小梁

图 11.1　管状骨的横断面示意图

检才能获得[5]。HRpQCT 仅针对特定区域，因而外周放射线照射仅在一个集中区域。为了具体化放射线暴露程度，接受临床腹部 CT 扫描患者所接受的放射线剂量相当于此检查的约 500 ～ 1000 倍。但是，HRpQCT 仅限于远端部位（如胫骨和桡骨等）的检测。而椎体和髋部骨折给骨质疏松症患者带来了巨大的疾病负担，这也因此成为 HRpQCT 的主要局限。HRpQCT 只能量化矿化骨，因此无法研究矿化缺陷，例如骨软化症[4]。

尽管存在局限性，但 HRpQCT 可以重点检测骨微结构，正逐渐成为评估峰值后骨丢失和骨质疏松性骨折危险因素的常用方法。

机体成分

据估计，截至 2014 年，全球大约 19 亿成年人超重，其中有 6 亿人被诊断为肥胖[6]。肥胖已成为影响所有年龄段人群的普遍问题，因此进一步了解机体成分和体重指数与骨骼健康的关系变得越来越重要。HRpQCT 已被用来研究这些相关性。

近年来研究证实，肥胖与骨折风险之间的关系是复杂的，因部位而异，并由骨密度（BMD）修正[7-9]。研究表明，超重儿童比正常体重儿童更易骨折[10-11]。在 2012 年，Hoy 等[12]将平均年龄分别是 17 岁和 18 岁的男性及女性分为健康组和超重组，使用 HRpQCT 来评价桡骨远端及胫骨远端的骨质量。结果显示超重男性（BMI > 25 kg/m^2）与健康体重男性（BMI < 25 kg/m^2）相比在这两个部位上骨小梁体积骨密度和数量更高。瘦体重减少了这种在骨质量上的差异。相比而言，超重女性与健康体重女性之间没有明显差异，这表明骨骼结构与体重指数之间的关系可能存在性别特异性，并且受瘦体重的影响。

比较肥胖人群和相匹配的正常对照成年人时，肥胖者的胫骨远端体积骨密度在年轻人（25 ～ 40 岁）和老年人（55 ～ 75 岁）中显著增加，并且桡骨远端体积骨密度在老年人中显著增加。肥胖者越年轻，骨小梁密度也越高，并且肥胖者越年老，皮质骨密度和骨小梁密度也越高。但是，桡骨或胫骨的骨骼大小没有差异[8]。

同样，在患有代谢综合征的肥胖男性与绝经前女性中，应用 HRpQCT 研究瘦体重和总股骨与桡骨骨密度之间的相关性，提示骨密度与脂肪质量之间无显著相关性。另外，瘦体重被证实是影响大多数 HRpQCT 变量的独立因素，而骨小梁体积骨密度和骨小梁骨体积与组织体积之比仅在男性中具有相关性[7]。因此，这些研究通过 HRpQCT 的评估，证实了瘦体重在骨质量和骨微结构中起着重要作用。

这些数据表明，尽管与健康体重相比，肥胖与增加的骨密度存在相关性，但在考虑肥胖与骨微结构和骨折风险的最终关系时，瘦体重、性别和年龄等其他因素也十分重要。

糖尿病

糖尿病会导致一系列重要并发症，其中包括对骨骼健康的不利影响。根据股骨颈骨密度 T 值、年龄或 FRAX（骨折风险预测简易工具）概率，2 型糖尿病患者的骨折风险比非糖尿病患者更高[13]。由于糖尿病是中枢骨和外周骨脆性骨折的独立危险因素，因此进一步了解糖尿病与骨骼健康之间的关系非常重要[14]。

尽管目前数据不一致，但大多数女性研究中，有证据表明皮质骨微结构可能在糖尿病患者的骨折风险中发挥一定作用。2010 年的一项横断面研究使用 HRpQCT 来明确绝经后 2 型糖尿病女性患者的皮质骨和骨小梁微结构以及生物力学变化[15]。与对照组相比，2 型糖尿病患者桡骨的皮质孔隙体积指数和皮质孔隙率显著增高。在胫骨处观察到类似的趋势，但没有统计学差异。此外，2 型糖尿病患者胫骨远端的体积骨密度显著增高，这主要是由于邻近皮质的骨小梁密度增加了 10%。

在一项横断面病例对照研究[16]中，研究对象为绝经后 2 型糖尿病女性脆性骨折患者和 2 型糖尿病非骨折对照组，采用 HRpQCT 方法发现，与没有骨折史的糖尿病患者相比，有骨折史的糖尿病患者胫骨远端的皮质孔隙体积和相对孔隙率明显更高。在桡骨远端，皮质孔隙体积也显著增大，并且相对皮质孔隙率也显示出相似的趋势。

迄今为止，男性患者中骨微结构与糖尿病之间的关系仍然研究不足。2016年，Paccou 等[14]对一组糖尿病男性患者和女性患者与非 2 型糖尿病对照组进行队列研究。他们使用 HRpQCT 证实了男性糖尿病患者与非糖尿病对照组相比，胫骨和桡骨的皮质孔隙率和皮质孔隙体积显著增高，并且皮质体积骨密度降低。研究结果同时证实男性糖尿病患者的桡骨和胫骨骨小梁数量显著增多。女性糖尿病患者桡骨皮质孔隙率和皮质孔隙体积也显著增高。

由于在承受弯曲负荷时，皮质骨微结构在骨折的发生和发展中起着重要作用，因此皮质骨体积和孔隙率的变化可能为糖尿病骨折风险增加提供了可能的解释。Burghardt 等证实[15]，这可能与骨小梁密度和体积的分布变化有关，进一步增加了糖尿病患者的骨折风险。

吸烟与饮酒

饮酒

既往研究结果表明酒精摄入量与骨骼健康之间存在剂量依赖性关系，与戒酒和高酒精摄入量相比，低酒精摄入量（每天 0.5 ~ 1.0 单位）人群髋部骨折风险更低[17]。此外，DXA 已证明适度饮酒与面积密度正相关[18-19]。

然而，使用 HRpQCT 评估骨骼构成的三个维度：几何、体积及骨微结构组成，进一步研究表明两者间存在不同的关联模式。2015 年，Paccou 等[20]发现，在男性中，少量饮酒者（每周 1 ~ 11 个酒精单位，注：10 ml 或 8 g 纯酒精为 1 个酒精单位）的桡骨远端皮质骨厚度、皮质骨体积骨密度和骨小梁体积骨密度更低，而骨小梁分离度比极少饮酒或不饮酒（每周少于 1 个酒精单位）者更高。酒精摄入量中到高（每周饮酒量 ≥ 11 个酒精单位）者的皮质骨微结构与极少饮酒或不饮酒者相比也发现了类似的显著关联。在女性中，少量饮酒者与极少饮酒或不饮酒者相比表现出相似的关联，胫骨的骨小梁体积骨密度降低且具有统计学意义。酒精摄入量中到高者的桡骨远端骨小梁体积骨密度、骨小梁厚度、骨小梁数目、骨小梁分离度明显高于少量饮酒者。骨微结构的差异可以用以下事实解释，即 DXA 会受其他变量如机体成分影响[20]，而 HRpQCT 不受影响。饮酒与骨骼健康的相关性需要进一步研究。

吸烟

研究表明，以 DXA 为研究方法证实吸烟可显著降低面积骨密度，在外周骨定量 CT 中亦观测到桡骨及胫骨皮质厚度降低[21]。然而，关于骨微结构与吸烟之间关系，使用 HRpQCT 研究的数据非常有限。Rudang 等[22]的纵向随访队列研究证明与非吸烟者相比，吸烟者的胫骨小梁体积骨密度显著降低。胫骨小梁骨体积分数同样在吸烟者中显著下降。重要的是，根据 HRpQCT 的评估，女性下肢动脉钙化与低质量的骨微结构相关（图 11.2）[23]。

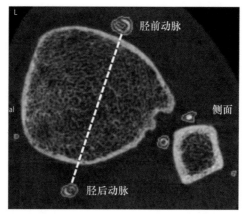

图 11.2　左下肢动脉硬化。(经允许引自 Paccou J et al. Osteoporos Int.2016 Nov；27（11）：3279-87.)

骨折

　　骨骼健康评估在鉴别骨质疏松症患者是否存在骨折高风险中具有重要的临床意义。尽管用 DXA 测量的面积骨密度在预测骨折风险中很重要[24]，但是目前发现，只有大约一半的绝经后女性骨折发生在那些面积骨密度低于 WHO 骨质疏松症诊断阈值的患者中[25-26]。因此，骨骼健康测量新方法以及骨折风险预测变得越来越重要。

　　通过使用 HRpQCT，人们逐渐发现骨质疏松症是一种骨微结构多样性疾病，表现为不同的骨表型从而造成骨折风险程度不同[3]。Edwards 等[3]最近在赫特福德郡队列研究招募一组男性和女性，使用 HRpQCT 鉴别与骨折相关的离散模式；每个模式均具有不同的骨骼几何形状和微结构。作者证实了两种在男性与女性中与骨折相关的高风险骨表型，第一种表现出骨皮质厚度和密度减低，并且在男性中有更高的总面积及骨小梁面积；第二种是在男性和女性都表现出更低的骨小梁密度和数量。在未调整的分析中，骨皮质厚度较低患者的骨折概率显著增高。在女性中，较低的骨小梁密度、厚度和数量也增加发生骨折的风险。另外，这些结果都是基于 DXA 测量的面积骨密度。重要的是，根据 DXA 结果显示在骨皮质厚度较低的患者中，较小比例的患者患有骨质疏松症。与对照组相比，该组男性的面积骨密度没有统计学上的显著差异。由于该高风险组男性骨横截面尺寸较大，DXA 结果可能高估了他们的面积骨密度，并且不能准确反映其体积骨密度。因此，如果仅依靠 DXA 将无法鉴别出患有骨质疏松症且高骨折风险的重要群体。

骨微结构与骨折之间关系的研究证明了上述结果。病例对照研究表明，绝经后妇女的椎骨和非椎骨骨折均与骨密度降低相关。也有证据表明，皮质骨和骨小梁的微结构改变与骨质疏松性脆性骨折之间存在关联，而 DXA 测得的面积骨密度仅能部分证实此改变[27-29]。

结论

因此，在峰值后骨丢失和骨质疏松性骨折的危险因素中，HRpQCT 可用于评估骨微结构。越来越多的证据表明，HRpQCT 所提供的骨微结构的详细图像和测量结果具有临床意义，并且可能有助于骨折风险评估预测。然而，为了使 HRpQCT 纳入常规临床实践，理想的情况是，需要开展大型前瞻性队列研究，并且独立于骨密度和现有风险评估指标（例如 FRAX 和其他计算机风险预测模型）。

参考文献

1. Popp AW, Windolf M, Senn C, Tami A, Richards RG, Brianza S, et al. Prediction of bone strength at the distal tibia by HR-pQCT and DXA. *Bone*. 2012 Jan;50(1):296-300. PubMed PMID: 22088678.

2. Pisani P, Renna MD, Conversano F, Casciaro E, Di Paola M, Quarta E, et al. Major osteoporotic fragility fractures: Risk factor updates and societal impact. *World J Orthop*. 2016 Mar 18;7(3):171-81. PubMed PMID: 27004165. PubMed Central PMCID: PMC4794536.

3. Edwards MH, Robinson DE, Ward KA, Javaid MK, Walker-Bone K, Cooper C, et al. Cluster analysis of bone microarchitecture from high resolution peripheral quantitative computed tomography demonstrates two separate phenotypes associated with high fracture risk in men and women. *Bone*. 2016 Jul;88:131-7. PubMed PMID: 27130873. PubMed Central PMCID: PMC4913839. Epub 2016/05/01. eng.

4. Patsch JM, Burghardt AJ, Kazakia G, Majumdar S. Noninvasive imaging of bone microarchitecture. *Ann N Y Acad Sci*. 2011 Dec;1240:77-87. PubMed PMID: 22172043. PubMed Central PMCID: PMC4461066.

5. Nishiyama KK, Shane E. Clinical imaging of bone microarchitecture with HR-pQCT. *Curr Osteoporos Rep*. 2013 Jun;11(2):147-55. PubMed PMID: 23504496. PubMed Central PMCID: PMC4102136.

6. Obesity and Overweight; fact sheet No 311. http://www.who.int/

mediacentre/factsheets/fs311/en/2015. Cited 2016 June 20.

7. Madeira E, Mafort TT, Madeira M, Guedes EP, Moreira RO, de Mendonca LM, et al. Lean mass as a predictor of bone density and microarchitecture in adult obese individuals with metabolic syndrome. *Bone.* 2014 Feb;59:89-92. PubMed PMID: 24220493.

8. Evans AL, Paggiosi MA, Eastell R, Walsh JS. Bone density, microstructure and strength in obese and normal weight men and women in younger and older adulthood. *J Bone Miner Res.* 2015 May;30(5):920-8. PubMed PMID: 25400253.

9. Johansson H, Kanis JA, Oden A, McCloskey E, Chapurlat RD, Christiansen C, et al. A meta-analysis of the association of fracture risk and body mass index in women. *J Bone Miner Res.* 2014 Jan;29(1):223-33. PubMed PMID: 23775829. Epub 2013/06/19. eng.

10. Hills AP, Andersen LB, Byrne NM. Physical activity and obesity in children. *Br J Sports Med.* 2011 Sep;45(11):866-70. PubMed PMID: 21836171.

11. Taylor ED, Theim KR, Mirch MC, Ghorbani S, Tanofsky-Kraff M, Adler-Wailes DC, et al. Orthopedic complications of overweight in children and adolescents. *Pediatrics.* 2006 Jun;117(6):2167-74. PubMed PMID: 16740861. PubMed Central PMCID: PMC1863007.

12. Hoy CL, Macdonald HM, McKay HA. How does bone quality differ between healthy-weight and overweight adolescents and young adults? *Clin Orthop Relat Res.* 2013 Apr;471(4):1214-25. PubMed PMID: 23001501. PubMed Central PMCID: PMC3586045.

13. Schwartz AV, Vittinghoff E, Bauer DC, Hillier TA, Strotmeyer ES, Ensrud KE, et al. Association of BMD and FRAX score with risk of fracture in older adults with type 2 diabetes. *JAMA.* 2011 Jun 1;305(21):2184-92. PubMed PMID: 21632482. PubMed Central PMCID: PMC3287389.

14. Paccou J, Ward KA, Jameson KA, Dennison EM, Cooper C, Edwards MH. Bone microarchitecture in men and women with diabetes: The importance of cortical porosity. *Calcif Tissue Int.* 2016 May;98(5):465-73. PubMed PMID: 26686695. Epub 2015/12/22. eng.

15. Burghardt AJ, Issever AS, Schwartz AV, Davis KA, Masharani U, Majumdar S, et al. High-resolution peripheral quantitative computed tomographic imaging of cortical and trabecular bone microarchitecture in patients with type 2 diabetes mellitus. *J Clin Endocrinol Metab.* 2010 Nov;95(11):5045-55. PubMed PMID: 20719835. PubMed Central PMCID: PMC2968722.

16. Patsch JM, Burghardt AJ, Yap SP, Baum T, Schwartz AV, Joseph GB, et al. Increased cortical porosity in type 2 diabetic postmenopausal women with fragility fractures. *J Bone Miner Res.* 2013 Feb;28(2):313-24. PubMed PMID: 22991256. PubMed Central PMCID: PMC3534818.

17. Berg KM, Kunins HV, Jackson JL, Nahvi S, Chaudhry A, Harris KA, Jr.,

et al. Association between alcohol consumption and both osteoporotic fracture and bone density. *Am J Med.* 2008 May;121(5):406-18. PubMed PMID: 18456037. PubMed Central PMCID: PMC2692368.

18. Jugdaohsingh R, O'Connell MA, Sripanyakorn S, Powell JJ. Moderate alcohol consumption and increased bone mineral density: Potential ethanol and non-ethanol mechanisms. *Proc Nutr Soc.* 2006 Aug;65(3):291-310. PubMed PMID: 16923313.

19. Sommer I, Erkkila AT, Jarvinen R, Mursu J, Sirola J, Jurvelin JS, et al. Alcohol consumption and bone mineral density in elderly women. *Public Health Nutr.* 2013 Apr;16(4):704-12. PubMed PMID: 22800300.

20. Paccou J, Edwards MH, Ward K, Jameson K, Moon R, Dennison E, et al. Relationships between bone geometry, volumetric bone mineral density and bone microarchitecture of the distal radius and tibia with alcohol consumption. *Bone.* 2015 Sep;78:122-9. PubMed PMID: 25959415. Epub 2015/05/12. eng.

21. Lorentzon M, Mellstrom D, Haug E, Ohlsson C. Smoking is associated with lower bone mineral density and reduced cortical thickness in young men. *J Clin Endocrinol Metab.* 2007 Feb;92(2):497-503. PubMed PMID: 17077132.

22. Rudang R, Darelid A, Nilsson M, Nilsson S, Mellstrom D, Ohlsson C, et al. Smoking is associated with impaired bone mass development in young adult men: A 5-year longitudinal study. *J Bone Miner Res.* 2012 Oct;27(10):2189-97. PubMed PMID: 22653676.

23. Paccou J, Edwards MH, Patsch JM, Jameson KA, Ward KA, Moss C, et al. Lower leg arterial calcification assessed by high-resolution peripheral quantitative computed tomography is associated with bone microstructure abnormalities in women. *Osteoporos Int.* 2016 Nov;27(11):3279-87. PubMed PMID: 27325126. Pubmed Central PMCID: PMC5040512. Epub 2016/06/22. eng.

24. Kanis JA. Diagnosis of osteoporosis and assessment of fracture risk. *Lancet.* 2002 Jun 1;359(9321):1929-36. PubMed PMID: 12057569.

25. Stone KL, Seeley DG, Lui LY, Cauley JA, Ensrud K, Browner WS, et al. BMD at multiple sites and risk of fracture of multiple types: Long-term results from the Study of Osteoporotic Fractures. *J Bone Miner Res.* 2003 Nov;18(11):1947-54. PubMed PMID: 14606506.

26. Schuit SC, van der Klift M, Weel AE, de Laet CE, Burger H, Seeman E, et al. Fracture incidence and association with bone mineral density in elderly men and women: The Rotterdam Study. *Bone.* 2004 Jan;34(1):195-202. PubMed PMID: 14751578.

27. Sornay-Rendu E, Boutroy S, Munoz F, Delmas PD. Alterations of cortical and trabecular architecture are associated with fractures in postmenopausal women, partially independent of decreased BMD measured

by DXA: The OFELY study. *J Bone Miner Res.* 2007 Mar;22(3):425-33. PubMed PMID: 17181395.

28. Stein EM, Liu XS, Nickolas TL, Cohen A, Thomas V, McMahon DJ, et al. Abnormal microarchitecture and reduced stiffness at the radius and tibia in postmenopausal women with fractures. *J Bone Miner Res.* 2010 Dec;25(12):2572-81. PubMed PMID: 20564238. PubMed Central PMCID: PMC3149820.

29. Vilayphiou N, Boutroy S, Sornay-Rendu E, Van Rietbergen B, Munoz F, Delmas PD, et al. Finite element analysis performed on radius and tibia HR-pQCT images and fragility fractures at all sites in postmenopausal women. *Bone.* 2010 Apr;46(4):1030-7. PubMed PMID: 20044044.

（丛方远　译　魏雅楠　审校）

第 12 章

骨折风险的评估

EUGENE V MCCLOSKEY，WILLIAM D LESLIE
AND JOHN A KANIS

引言

　　骨密度（BMD）检测通常用于骨质疏松症的诊断，作为参考标准的股骨颈测量描述是近来修订的焦点[1]。WHO 定义的 − 2.5 SD 或更低的 T 值，最初是流行病学检测工具，现在已广泛用于诊断和干预。骨折风险评估的主要困难是该阈值特异性高，但敏感性低，因此大多数脆性骨折发生在骨密度高于骨质疏松症阈值的患者中[2]。在过去的二十年中，已发现许多导致骨折的高危因素，这些因素完全独立或者部分独立于骨密度；包括年龄、性别、既往骨折史[3]、骨折家族史[4]和生活方式危险因素，例如缺乏运动[5]和吸烟[6]。这些和其他因素已被结合到单个队列研究分析中，以开发评估个体未来骨折风险的算法和得分。早期的研究包括源自单一队列的模型，例如骨质疏松性骨折研究（SOF）[7]和骨质疏松症流行病学研究（EPIDOS）[8]。这些独立危险因素与骨密度结合使用可以提高对骨折风险评估的准确性和敏感性。此外，纳入与骨密度相关的危险因素

（例如年龄、骨折史、体重指数）也可以在无法进行骨密度检测的情况下进行骨折风险评估。这些想法为 FRAX@ 工具的开发奠定了基石；FRAX 模型是被最广泛验证有效和使用的骨折风险评估工具，由设在谢菲尔德大学的前世界卫生组织合作中心开发。

FRAX：从骨密度到绝对风险

骨质疏松性骨折和髋部骨折的危险因素是基于几个独特的人群队列研究确定的；这些队列来自不同地理区域，并且使用原始的个体数据[9]。简言之，约有60 000 名参与者（其中大多数为女性）进行了基线评估，记录了骨折的临床危险因素；其中约 75% 的患者进行了股骨颈骨密度测定。在约 250 000 例患者随访年期间，记录了 5000 例骨折事件，并对个体骨折的一些危险因素进行分析，评估这些危险因素与其他风险变量尤其是年龄和骨密度之间的相互关系。在实践中，学者把相关的危险因素进行标准化修订，组合成临床上可用的预测工具，基于相同年龄及性别人群，计算出个体综合所有危险因素的相对风险[9-10]。此方法可将各种高危因素组合在一起，并兼顾各高危因素之间的相互影响。

通过一系列 meta 分析，几种容易获得的临床危险因素最终被纳入 FRAX[11]。在最终模型中，男性或女性患者的骨折风险通过以下因素计算：年龄、由身高及体重计算出的体重指数（BMI）以及一些分类风险变量，包括既往脆性骨折史、父母髋部骨折史、吸烟史、长期口服糖皮质激素药物、类风湿关节炎、其他继发性骨质疏松症病因以及每天饮酒≥ 3 单位。同时，可输入股骨颈骨密度，无论是 T 值还是绝对骨密度值，以及骨密度测量仪的型号。特别指出的是，要注意不论男性还是女性患者，T 值均应使用 NHANES Ⅲ 数据库来获取，此数据库主要是针对 20 ～ 29 岁的女性白人[12]。FRAX 输出的是未来 10 年发生主要部位骨质疏松性骨折（髋部、椎体、肱骨近端和前臂远端）和单纯髋部骨折的概率。在其他疾病领域中，绝对风险的使用已得到广泛采用，尤其是对心血管疾病风险的评估，在这些领域中，同时考虑吸烟、血压、糖尿病和血清胆固醇水平可以确定未来 5 ～ 10 年的疾病高风险患者[13-14]。

尽管骨质疏松性骨折的发病率因年龄、性别、种族和地域存在差异，但绝对骨折风险的使用可能适用于任何性别、年龄、种族和国家（图 12.1）。FRAX 与其他骨折风险评估工具（例如 Garvan[15] 或 QFracture[16]）一个重要的区别是在随访期间对死亡的处理方法。在后者，死亡通常为截尾事件，而不被视为竞争风险，因此忽略了骨折前死亡的可能性。而 FRAX 确定的骨折概率还有赖于死亡

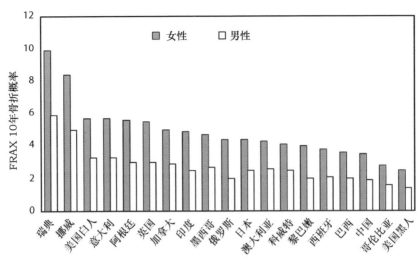

图 12.1　基于 FRAX，不同国家或种族模型中男性及女性在未来 10 年髋部骨折风险差异图。
该图展示了 BMI 为 24 kg/m² 且有骨折史的 70 岁人群的骨折概率

风险；同样的骨折风险，当死亡风险高时，骨折概率下降。

在世界不同地区，骨折[17]及死亡的风险差异很大，以至于 FRAX 模型要根据已知的骨折和死亡风险流行病学进行校准。这些风险因素的重要性及其相互作用的假设与之前队列是一致的。目前，有 63 个国家模型可用，包括欧洲 33 个国家；此工具现适用于超过 80% 的世界人口[18]。当一个国家关于骨折，尤其是髋部骨折有足够的流行病学数据可获取时，就可增加或者更新相应的国家模型，随之 FRAX 将继续扩大适用范围。

当前 FRAX 模型中的局限性

FRAX 与所有应用的临床风险评估工具一样，也有一些局限性，在解释结果时应牢记这些限制。这些局限性已在其他章节[19-20]进行了详细说明，下面仅作简要概述。

确定的几种临床危险因素，例如饮酒、糖皮质激素的使用和既往骨折史，未考虑剂量效应，而是提供平均剂量或暴露的风险比[21-23]。例如泼尼松龙的每日剂量为 10 ～ 15 mg，在高于此平均剂量的患者中，应认识到骨折概率很可能被低估了；就糖皮质激素而言，英国全科医师研究数据库（GPRD）数据已经对这种低估进行了查验[24]。目前，FRAX 工具将骨密度输入限制为股骨颈测量值，但其他骨骼测量值也可为骨折风险提供信息；最近的研究通过加入腰椎骨密度或骨小梁评分检查了 FRAX 输出的潜在改变，这两者均独立影响骨折风险，但在评估或干预阈值上对个体重新分类的总体影响可能有限[25-28]。这种方法可能最适用于骨折概率接近干预阈值的患者。

目前，在 FRAX 算法中保守的假设是，继发性骨质疏松症的成因对骨折风险的影响是完全由骨密度的改变来介导的；因此，当骨密度已知时，继发性骨质疏松症的风险变量在计算中就没有额外权重。类风湿关节炎不同于其他继发因素，因为有充分证据表明类风湿关节炎的骨折风险超过骨密度提供的骨折风险[29-30]。自从 FRAX 推出以来，已经确定了多种独立于骨密度而导致骨折风险的疾病，其中 2 型糖尿病可能是最好的例子。一些研究表明，尽管 2 型糖尿病患者的平均骨密度较高，但此疾病与骨折风险增加有关[31-32]，部分原因是 2 型糖尿病患者 BMI 较高。尽管如此，骨密度和骨折风险的关系仍是成立的，即在 2 型糖尿病患者中，骨折患者的骨密度低于非骨折患者[32-33]。在马尼托巴省队列分析中，用骨密度计算的 FRAX 似乎低估了骨折风险，证实了糖尿病独立影响骨折风险（图 12.2）[34-36]。如果可以从其他人群和种族中获得类似的证据，则 2 型糖尿病很可能会成为 FRAX 未来版本的独立输入变量。同时，目前已经提出了许多与当前 FRAX 算法一起使用的可能临时解决方案，包括使用类风湿关节炎输入来代表糖尿病[37]。

FRAX 常见的局限性是没有针对跌倒或跌倒史的特定输入。这种限制反映了用于构建 FRAX 的队列中有关跌倒的信息很少，并且不能确定骨质疏松症靶向

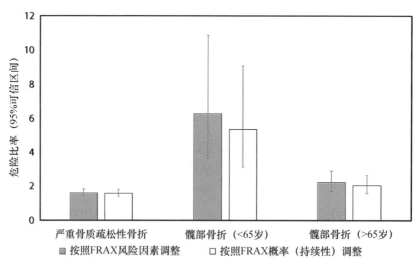

图 12.2　糖尿病与髋部骨折风险之间的关系以及在 FRAX 或 FRAX 概率变量中的独立性。在控制了 FRAX 危险因素或将 FRAX 概率作为连续变量后，糖尿病对于主要骨质疏松性骨折及髋部骨折均是重要预测指标，其中对于 < 65 岁人群的髋部骨折预测作用更强（转载自 Gangregorio L et al. J Bone Miner Res.2012 Feb；27（2）；301-8.）

治疗可降低跌倒风险[38-39]。由于跌倒和骨折具有许多相同的风险因素，因此观察到由 FRAX 计算的基线骨折概率也可以预测未来跌倒的风险。最近瑞典在一项 1800 多位老年男性骨质疏松性骨折患者前瞻性队列研究（MrOS）中证实了这一点[40]。在有跌倒史的人群（16%）中，与基线 FRAX 概率低的人群相比，高FRAX 概率是跌倒风险增加的强烈预测因素（HR，1.64；95%CI，1.36 ～ 1.97），但略弱于跌倒史与未来跌倒的相关性（HR，2.75；95%CI，2.32 ～ 3.25）。重要的是，FRAX 的预测能力和跌倒史彼此独立，这表明即使未来跌倒风险的组成部分是由 FRAX 获得的，但仍可以由跌倒史这一特定信息来补充。虽然需要进一步的研究，但一些针对跌倒史相关的骨折风险增高的指南已经出版[19, 41]，表明了 FRAX 预测骨折概率在有跌倒史的人群中会增高 30%（增高 1.3 倍）。

干预阈值

自 2008 年推出以来，FRAX 的广泛性和适用性使其纳入全球约 120 个指南中，其中 30 个未指定干预阈值[42]。将骨折风险评估纳入临床实践需要考虑骨折发生概率的干预阈值，包括骨密度测定（评估阈值）和治疗（干预阈值）。当前大多数骨质疏松症指南建议对既往有脆性骨折史的个体，特别是绝经后女性进行骨质疏松症的治疗；一些指南将既往骨折限制在脊柱或髋部骨折[42]。认识到对有骨折史（二级预防）的患者应该进行针对性治疗为提高骨折联络服务［译者注：2012 年国际骨质疏松基金会（IOF）提出"攻克骨折行动"，提倡对骨质疏松性骨折的患者提供标准化医疗服务，旨在减少二次或多次骨折的发生。"攻克骨折行动"的具体实施归结为基于协调员的骨折管理流程，亦即骨折联络服务（fracture liasion on services，FLS），是目前国际社会骨折管理最佳推荐模式。FLS 核心要素包括：识别骨质疏松性骨折、评估骨质疏松治疗的必要性及再发骨折风险、根据指南进行骨质疏松症初始治疗、提高患者治疗的依从性并减少再发骨折］奠定了基础[43-45]。对于那些既往没有骨折（一级预防）或没有某些指南中所指脊柱或髋部骨折的患者，完全基于骨折风险的干预阈值由两种常用方法得出，即固定阈值概率的发展以及年龄相关阈值的采纳，前者可以用于任何年龄段的男性及女性患者，后者推荐的治疗阈值是具有年龄特异性的。一些指南已经将固定阈值及年龄相关阈值均纳入其中。

新近评论指出，一些指南中，主要部位骨质疏松性骨折的固定阈值为4% ～ 20%，髋部骨折的固定阈值为 1.3% ～ 5%[42]。重要的是，支持固定阈值的人中超过一半认为适用于主要部位的骨质疏松性骨折的阈值为 20%，大多数还提出了 3% 的髋部骨折阈值；通常，做出此类选择的唯一理由是美国国家骨质疏松基金会采用这些阈值[46]。这些阈值是当时针对美国的医疗体系、治疗成本和经济状况进行的健康经济评估[47-48]，因此在其他地方采用这些阈值时应谨慎对待，建议在当地进一步论证。瑞士还采用了一种健康经济方法来定义固定阈值；定义固定阈值的其他方法包括区分骨折与非骨折病例（中国香港），匹配骨质疏松症的患病率（中国内地），还需要与现有的指南或医疗费用报销标准相一致（日本、波兰）[42]。一些指南还选择了骨折概率的固定阈值作为诊断骨质疏松症的骨密度筛查工具，这也许不合适[49-50]，其敏感性低于其他筛查工具[51-53]。

　　使用年龄特异的骨折干预阈值被大量指南所采用，其中包括用于绝经后骨质疏松症和糖皮质激素引起的骨质疏松症的欧洲指南[54-55]。该方法最初由英国国家骨质疏松症指南工作组（NOGG）提出，其依据是如果绝经后且既往有脆性骨折史的女性是符合接受治疗条件的，那么在任何确定年龄、有相同骨折概率但没有骨折史（即处于"骨折阈值"）的男性或女性患者也应符合治疗条件[56-57]。在此前提下，骨折阈值会随着年龄的增长而增高。在没有使用骨密度来计算 FRAX 的个体中，随后由于加入骨密度导致的重新分类率很低，并且仅限于其 FRAX 计算值接近干预阈值的个体[42, 58-59]。因此，NOGG 在干预阈值附近还额外设计了评估阈值，以助于有效利用骨密度测定，即：检测对象是那些在任一维度超过干预阈值可能性均较高的个体，因而检测可能会影响治疗决策（图 12.3）。

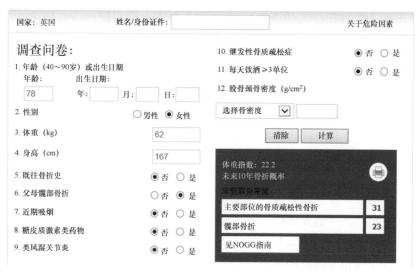

图 12.3　FRAX 网站上（www.shef.ac.uk/FRAX）英国计算网页截图，展示了一位 BMI 为 22.2 kg/m² 且父母有髋部骨折史的 78 岁老年女性未来 10 年的主要部位的骨质疏松性骨折与髋部骨折概率。在结果下方的 NOGG 按钮链接可见 NOGG 提供的指导（www.shef.ac.uk/NOGG）（见图 12.4）

特别需要指出的是，这种方法的初衷并非基于成本-效益，结果却显示即使采用比当前英国价格更高的口服阿仑膦酸钠治疗进行分析，仍然具有成本-效益[60]。NOGG 方法也与伦敦皇家内科医师协会（RCP）先前发布的指南进行了比较[61]。与 RCP 策略相比，NOGG 确认的高于各自干预阈值但无既往骨折的女性人数会略有减少，但她们与那些由 RCP 策略确认出的人相比风险会更高。RCP 指南的优势是减少了使用 NOGG 指南所需的骨密度测试数量，从而带来了可观的经济效益。比利时、波兰和美国的研究报道了相似的发现，年龄相关阈值与固定阈值相比，在比利时研究的预算影响、英国研究的确定成本 / 骨折以及美国和波兰研究的提高敏感度方面具有更大的优势[42]。年龄较大（＞ 70 岁）且无既往骨折女性的治疗阈值要高于有既往骨折的女性，从而导致获得治疗的机会不平等，因此 NOGG 最近采用了一种混合模型，年龄在 70 岁以上的患者干预和评估阈值保持恒定（图 12.4）[62]。

这种混合模型减少了老年人骨折风险的差异，增加了治疗途径并进一步减少了骨密度检测的需要。FRAX 英国计算网页与 NOGG 网站之间的半自动链接有助于 NOGG 指南的使用，以便于在临床中做出治疗决策（图 12.3）。该方法在英国得到广泛使用[63]。在芬兰、黎巴嫩和罗马尼亚也使用了类似的国家特有的链接。

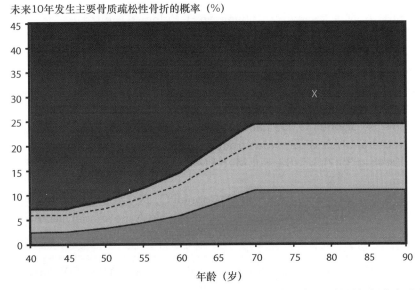

未来10年发生主要骨质疏松性骨折的概率（%）

图 12.4　NOGG 指南在临床实践中的输出示例。主要部位的骨质疏松性骨折概率自动出现在"交通灯"图中（在图中标注"X"）。红色表示治疗，黄色表示考虑骨密度测定，绿色表示仅需生活方式建议或继续保持。如果骨密度是已知的，图表组成只有红色和绿色区域

结论

计算绝对骨折风险工具的使用在有骨质疏松性骨折风险患者的临床管理中发挥越来越重要的作用。FRAX 工具应被视为一种平台技术，当有新的确认的风险指标可使用时，可在其上进行构建。不过，目前模型通过临床危险因素整体化或与骨密度结合两种方式加强了对患者的评估。临床实用性要求将此类工具纳入临床指南，并且有很多证据表明这一点正在实施；在这种指南中确定干预和评估阈值需要所在国家的认证和支持。

致谢

本章主要内容经许可引自 McCloskey EV，Leslie WD，Harvey NC，Johansson and Kanis JA. Assessment of fracture risk with FRAX. Endocrine Practice. 2018.

参考文献

1. Kanis JA, McCloskey EV, Johansson H, Oden A, Melton LJ, 3rd, Khaltaev N. A reference standard for the description of osteoporosis. *Bone*. 2008 Mar;42(3):467-75. PubMed PMID: 18180210.
2. WHO. Assessment of fracture risk and its application to screening for postmenopausal osteoporosis. Geneva: World Health Organization; 1994.
3. Kanis JA, Johnell O, De Laet C, Johansson H, Oden A, Delmas P, et al. A meta-analysis of previous fracture and subsequent fracture risk. *Bone*. 2004 Aug;35(2):375-82. PubMed PMID: 15268886. Epub 2004/07/23. eng.
4. Kanis JA, Johansson H, Oden A, Johnell O, De Laet C, Eisman JA, et al. A family history of fracture and fracture risk: A meta-analysis. *Bone*. 2004 Nov;35(5):1029-37. PubMed PMID: 15542027.
5. Feskanich D, Willett W, Colditz G. Walking and leisure-time activity and risk of hip fracture in postmenopausal women. *JAMA*. 2002 Nov 13;288 (18):2300-6. PubMed PMID: 12425707.
6. Kanis JA, Johnell O, Oden A, Johansson H, De Laet C, Eisman JA, et al. Smoking and fracture risk: A meta-analysis. *Osteoporos Int*. 2005 Feb;16 (2):155-62. PubMed PMID: 15175845.

7. Black DM, Steinbuch M, Palermo L, Dargent-Molina P, Lindsay R, Hoseyni MS, et al. An assessment tool for predicting fracture risk in postmeno-pausal women. *Osteoporos Int*. 2001;12(7):519-28. PubMed PMID: 11527048.
8. Dargent-Molina P, Favier F, Grandjean H, Baudoin C, Schott AM, Hausherr E, et al. Fall-related factors and risk of hip fracture: The EPIDOS prospective study. *Lancet*. 1996 Jul 20;348(9021):145-9. PubMed PMID: 8684153.
9. Kanis J.A. on behalf of the WHO Scientific Group. Assessment of osteo-porosis at a primary health care level. Technical Report. WHO Collaborating Centre for Metabolic Bone Diseases. University of Sheffield, UK. 2007.
10. McCloskey EV, Johansson H, Oden A, Kanis JA. From relative risk to absolute fracture risk calculation: The FRAX algorithm. *Curr Osteoporos Rep*. 2009 Sep;7(3):77-83. PubMed PMID: 19723465.
11. Kanis JA, Oden A, Johnell O, Johansson H, De Laet C, Brown J, et al. The use of clinical risk factors enhances the performance of BMD in the prediction of hip and osteoporotic fractures in men and women. *Osteoporos Int*. 2007 Aug;18(8):1033-46. PubMed PMID: 17323110. Epub 2007/02/27. eng.
12. Looker AC, Wahner HW, Dunn WL, Calvo MS, Harris TB, Heyse SP, et al. Updated data on proximal femur bone mineral levels of US adults. *Osteoporos Int*. 1998;8(5):468-89. PubMed PMID: 9850356.
13. Goff DC, Jr., Lloyd-Jones DM, Bennett G, Coady S, D'Agostino RB, Gibbons R, et al. 2013 ACC/AHA guideline on the assessment of cardio-vascular risk: A report of the American College of Cardiology/American Heart Association Task Force on Practice Guidelines. *Circulation*. 2014 Jun 24;129(25 Suppl 2):S49-73. PubMed PMID: 24222018.
14. Hippisley-Cox J, Coupland C, Robson J, Brindle P. Derivation, validation, and evaluation of a new QRISK model to estimate lifetime risk of cardiovascular disease: Cohort study using QResearch database. *BMJ*. 2010;341:c6624. PubMed PMID: 21148212. PubMed Central PMCID: PMC2999889.
15. Nguyen ND, Frost SA, Center JR, Eisman JA, Nguyen TV. Development of a nomogram for individualizing hip fracture risk in men and women. *Osteoporos Int*. 2007 Aug;18(8):1109-17. PubMed PMID: 17370100. Epub 2007/03/21. eng.
16. Hippisley-Cox J, Coupland C. Derivation and validation of updated QFracture algorithm to predict risk of osteoporotic fracture in primary care in the United Kingdom: Prospective open cohort study. *BMJ*. 2012;344:e3427. PubMed PMID: 22619194. Epub 2012/05/24. eng.
17. Kanis JA, Johnell O, De Laet C, Jonsson B, Oden A, Ogelsby AK. International variations in hip fracture probabilities: Implications for risk

assessment. *J Bone Miner Res.* 2002 Jul;17(7):1237-44. PubMed PMID: 12096837.

18. Oden A, McCloskey EV, Kanis JA, Harvey NC, Johansson H. Burden of high fracture probability worldwide: Secular increases 2010-2040. *Osteoporos Int.* 2015 Sep;26(9):2243-8. PubMed PMID: 26018089. Epub 2015/05/29. eng.

19. Kanis JA, Hans D, Cooper C, Baim S, Bilezikian JP, Binkley N, et al. Interpretation and use of FRAX in clinical practice. *Osteoporos Int.* 2011 Sep;22(9):2395-411. PubMed PMID: 21779818. Epub 2011/07/23. eng.

20. McCloskey EV, Harvey NC, Johansson H, Kanis JA. FRAX updates 2016. *Curr Opin Rheumatol.* 2016 Jul;28(4):433-41. PubMed PMID: 27163858.

21. van Staa TP, Leufkens HG, Abenhaim L, Zhang B, Cooper C. Oral corticosteroids and fracture risk: Relationship to daily and cumulative doses. *Rheumatology (Oxford).* 2000 Dec;39(12):1383-9. PubMed PMID: 11136882.

22. Kanis JA, Johansson H, Johnell O, Oden A, De Laet C, Eisman JA, et al. Alcohol intake as a risk factor for fracture. *Osteoporos Int.* 2004 Sep 29. PubMed PMID: 15455194.

23. Delmas PD, Genant HK, Crans GG, Stock JL, Wong M, Siris E, et al. Severity of prevalent vertebral fractures and the risk of subsequent vertebral and nonvertebral fractures: Results from the MORE trial. *Bone.* 2003 Oct;33(4):522-32. PubMed PMID: 14555255.

24. Kanis JA, Johansson H, Oden A, McCloskey EV. Guidance for the adjustment of FRAX according to the dose of glucocorticoids. *Osteoporos Int.* 2011 Mar;22(3):809-16. PubMed PMID: 21229233.

25. Leslie WD, Lix LM, Johansson H, Oden A, McCloskey E, Kanis JA. Spine-hip discordance and fracture risk assessment: A physician-friendly FRAX enhancement. *Osteoporos Int.* 2011 Mar;22(3):839-47. PubMed PMID: 20959961. Epub 2010/10/21. eng.

26. Johansson H, Kanis JA, Oden A, Leslie WD, Fujiwara S, Gluer CC, et al. Impact of femoral neck and lumbar spine BMD discordances on FRAX probabilities in women: A meta-analysis of international cohorts. *Calcif Tissue Int.* 2014 Nov;95(5):428-35. PubMed PMID: 25187239. PubMed Central PMCID: PMC4361897.

27. McCloskey EV, Oden A, Harvey NC, Leslie WD, Hans D, Johansson H, et al. Adjusting fracture probability by trabecular bone score. *Calcif Tissue Int.* 2015 Jun;96(6):500-9. PubMed PMID: 25796374. Epub 2015/03/23. eng.

28. McCloskey EV, Oden A, Harvey NC, Leslie WD, Hans D, Johansson H, et al. A meta-analysis of trabecular bone score in fracture risk prediction and its relationship to FRAX. *J Bone Miner Res.* 2016 May;31(5):940-8. PubMed PMID: 26498132.

29. Kanis JA, Johansson H, Oden A, Johnell O, de Laet C, Melton IL, et al.

A meta-analysis of prior corticosteroid use and fracture risk. *J Bone Miner Res.* 2004 Jun;19(6):893-9. PubMed PMID: 15125788.

30. Orstavik RE, Haugeberg G, Mowinckel P, Hoiseth A, Uhlig T, Falch JA, et al. Vertebral deformities in rheumatoid arthritis: A comparison with population-based controls. *Arch Intern Med.* 2004 Feb 23;164(4):420-5. PubMed PMID: 14980993.

31. Schwartz AV, Sellmeyer DE, Ensrud KE, Cauley JA, Tabor HK, Schreiner PJ, et al. Older women with diabetes have an increased risk of fracture: A prospective study. *J Clin Endocrinol Metab.* 2001 Jan;86(1):32-8. PubMed PMID: 11231974.

32. de Liefde, II, van der Klift M, de Laet CE, van Daele PL, Hofman A, Pols HA. Bone mineral density and fracture risk in type-2 diabetes mellitus: The Rotterdam Study. *Osteoporos Int.* 2005 Dec;16(12):1713-20. PubMed PMID: 15940395.

33. Schwartz AV, Vittinghoff E, Bauer DC, Hillier TA, Strotmeyer ES, Ensrud KE, et al. Association of BMD and FRAX score with risk of fracture in older adults with type 2 diabetes. *JAMA.* 2011 Jun 1;305(21):2184-92. PubMed PMID: 21632482. Epub 2011/06/03. eng.

34. Giangregorio LM, Leslie WD, Lix LM, Johansson H, Oden A, McCloskey E, et al. FRAX underestimates fracture risk in patients with diabetes. *J Bone Miner Res.* 2012 Feb;27(2):301-8. PubMed PMID: 22052532. Epub 2011/11/05. eng.

35. Leslie WD, Morin SN, Lix LM, Majumdar SR. Does diabetes modify the effect of FRAX risk factors for predicting major osteoporotic and hip fracture? *Osteoporos Int.* 2014 Dec;25(12):2817-24. PubMed PMID: 25092059.

36. Majumdar SR, Leslie WD, Lix LM, Morin SN, Johansson H, Oden A, et al. Longer duration of diabetes strongly impacts fracture risk assessment: The Manitoba BMD Cohort. *J Clin Endocrinol Metab.* 2016 Sep 7:jc20162569. PubMed PMID: 27603908.

37. Leslie WD, Rubin MR, Schwartz AV, Kanis JA. Type 2 diabetes and bone. *J Bone Miner Res.* 2012 Nov;27(11):2231-7. PubMed PMID: 23023946. Epub 2012/10/02. eng.

38. McClung MR, Geusens P, Miller PD, Zippel H, Bensen WG, Roux C, et al. Effect of risedronate on the risk of hip fracture in elderly women. Hip Intervention Program Study Group. *N Engl J Med.* 2001 Feb 1;344 (5):333-40. PubMed PMID: 11172164. Epub 2001/02/15. eng.

39. Kayan K, Johansson H, Oden A, Vasireddy S, Pande K, Orgee J, et al. Can fall risk be incorporated into fracture risk assessment algorithms: A pilot study of responsiveness to clodronate. *Osteoporos Int.* 2009;20(12):2055-61.

40. Harvey NC, Johansson H, Oden A, Karlsson MK, Rosengren BE,

Ljunggren O, et al. FRAX predicts incident falls in elderly men: Findings from MrOs Sweden. *Osteoporos Int.* 2016 Jan;27(1):267-74. PubMed PMID: 26391036. Epub 2015/09/24. eng.

41. Masud T, Binkley N, Boonen S, Hannan MT. Official Positions for FRAX(R) clinical regarding falls and frailty: Can falls and frailty be used in FRAX(R)? From Joint Official Positions Development Conference of the International Society for Clinical Densitometry and International Osteoporosis Foundation on FRAX(R). *J Clin Densitom.* 2011 Jul-Sep;14(3):194-204. PubMed PMID: 21810525. Epub 2011/08/04. eng.

42. Kanis JA, Harvey NC, Cooper C, Johansson H, Oden A, McCloskey EV, et al. A systematic review of intervention thresholds based on FRAX: A report prepared for the National Osteoporosis Guideline Group and the International Osteoporosis Foundation. *Arch Osteoporos.* 2016 Dec;11(1):25. PubMed PMID: 27465509. PubMed Central PMCID: PMC4978487.

43. Akesson K, Marsh D, Mitchell PJ, McLellan AR, Stenmark J, Pierroz DD, et al. Capture the Fracture: A Best Practice Framework and global campaign to break the fragility fracture cycle. *Osteoporos Int.* 2013 Aug;24(8):2135-52. PubMed PMID: 23589162. PubMed Central PMCID: PMC3706734.

44. Marsh D, Akesson K, Beaton DE, Bogoch ER, Boonen S, Brandi ML, et al. Coordinator-based systems for secondary prevention in fragility fracture patients. *Osteoporos Int.* 2011 Jul;22(7):2051-65. PubMed PMID: 21607807.

45. Javaid MK, Kyer C, Mitchell PJ, Chana J, Moss C, Edwards MH, et al. Effective secondary fracture prevention: Implementation of a global benchmarking of clinical quality using the IOF Capture the Fracture(R) Best Practice Framework tool. *Osteoporos Int.* 2015 Nov;26(11):2573-8. PubMed PMID: 26070301.

46. National Osteoporosis Foundation. Clinician's guide to prevention and treatment of osteoporosis. http://nof.org/hcp/resources/913. Accessed 9 Feb 2015.

47. Dawson-Hughes B, Looker AC, Tosteson AN, Johansson H, Kanis JA, Melton LJ, 3rd. The potential impact of the National Osteoporosis Foundation guidance on treatment eligibility in the USA: An update in NHANES 2005-2008. *Osteoporos Int.* 2012 Mar;23(3):811-20. PubMed PMID: 21717247. Epub 2011/07/01. eng.

48. Tosteson AN, Melton LJ, 3rd, Dawson-Hughes B, Baim S, Favus MJ, Khosla S, et al. Cost-effective osteoporosis treatment thresholds: The United States perspective. *Osteoporos Int.* 2008 Apr;19(4):437-47. PubMed PMID: 18292976.

49. U.S. Preventive Services Task Force. Screening for osteoporosis: U.S. Preventive Services Task Force recommendation statement. *Ann Intern Med.* 2011;154:356-64.

50. Scottish Intercollegiate Guidelines Network (SIGN). Management of

osteoporosis and the prevention of fragility fractures. Edinburgh: SIGN; 2015. SIGN publication no 142. http://wwwsignacuk. Acccessed March 2015.

51. Crandall CJ, Larson J, Gourlay ML, Donaldson MG, LaCroix A, Cauley JA, et al. Osteoporosis screening in postmenopausal women 50 to 64 years old: Comparison of US Preventive Services Task Force strategy and two traditional strategies in the Women's Health Initiative. *J Bone Miner Res.* 2014 Jul;29(7):1661-6. PubMed PMID: 24431262. PubMed Central PMCID: PMC4117254.

52. Bansal S, Pecina JL, Merry SP, Kennel KA, Maxson J, Quigg S, et al. US Preventative Services Task Force FRAX threshold has a low sensitivity to detect osteoporosis in women ages 50-64 years. *Osteoporos Int.* 2015 Apr;26(4):1429-33. PubMed PMID: 25614141.

53. Kanis JA, Compston J, Cooper C, Harvey NC, Johansson H, Oden A, et al. SIGN Guidelines for Scotland: BMD versus FRAX versus QFracture. *Calcif Tissue Int.* 2016 May;98(5):417-25. PubMed PMID: 26650822. Epub 2015/12/10. eng.

54. Kanis JA, McCloskey EV, Johansson H, Cooper C, Rizzoli R, Reginster JY. European guidance for the diagnosis and management of osteoporosis in postmenopausal women. *Osteoporos Int.* 2013 Jan;24(1):23-57. PubMed PMID: 23079689. PubMed Central PMCID: PMC3587294. Epub 2012/10/20. eng.

55. Lekamwasam S, Adachi JD, Agnusdei D, Bilezikian J, Boonen S, Borgstrom F, et al. A framework for the development of guidelines for the management of glucocorticoid-induced osteoporosis. *Osteoporos Int.* 2012 Sep;23(9):2257-76. PubMed PMID: 22434203. Epub 2012/03/22. eng.

56. Compston J, Bowring C, Cooper A, Cooper C, Davies C, Francis R, et al. Diagnosis and management of osteoporosis in postmenopausal women and older men in the UK: National Osteoporosis Guideline Group (NOGG) update 2013. *Maturitas.* 2013 Aug;75(4):392-6. PubMed PMID: 23810490. Epub 2013/07/03. eng.

57. Compston J, Cooper A, Cooper C, Francis R, Kanis JA, Marsh D, et al. Guidelines for the diagnosis and management of osteoporosis in postmenopausal women and men from the age of 50 years in the UK. *Maturitas.* 2009;62(2):105-8.

58. Johansson H, Oden A, Johnell O, Jonsson B, de Laet C, Oglesby A, et al. Optimization of BMD measurements to identify high risk groups for treatment – A test analysis. *J Bone Miner Res.* 2004 Jun;19(6):906-13. PubMed PMID: 15190881.

59. Leslie WD, Morin S, Lix LM, Johansson H, Oden A, McCloskey E, et al. Fracture risk assessment without bone density measurement in routine

clinical practice. *Osteoporos Int.* 2012 Jan;23(1):75-85. PubMed PMID: 21850546.

60. Kanis JA, Adams J, Borgstrom F, Cooper C, Jonsson B, Preedy D, et al. The cost-effectiveness of alendronate in the management of osteoporosis. *Bone.* 2008;42(1):4-15.

61. Johansson H, Kanis JA, Oden A, Compston J, McCloskey E. A comparison of case-finding strategies in the UK for the management of hip fractures. *Osteoporos Int.* 2012 Mar;23(3):907-15. PubMed PMID: 22234810. Epub 2012/01/12. eng.

62. McCloskey E, Kanis JA, Johansson H, Harvey N, Oden A, Cooper A, et al. FRAX-based assessment and intervention thresholds – An exploration of thresholds in women aged 50 years and older in the UK. *Osteoporos Int.* 2015 Aug;26(8):2091-9. PubMed PMID: 26077380.

63. McCloskey EV, Johansson H, Harvey NC, Compston J, Kanis JA. Access to fracture risk assessment by FRAX and linked National Osteoporosis Guideline Group (NOGG) guidance in the UK-an analysis of anonymous website activity. *Osteoporos Int.* 2016 Jul 20. PubMed PMID: 27438128.

（丛方远　译　魏雅楠　审校）

第13章

成人骨质疏松症的治疗方法

ELIZABETH M CURTIS，MICHAEL R MCCLUNG
AND JULIET E COMPSTON

引言

近几十年来，已经有多种有效的方法用于骨质疏松症的治疗。在本章中，我们将回顾现有的降低骨折风险的治疗方法，记录其应用过程中的新思路，并描述新疗法的进展，以进一步完善综合治疗措施。

骨质疏松症的现有药物治疗

维生素 D 和钙补充剂

骨组织由 1 型胶原蛋白交联形成层次化基质结构所形成，并由钙羟基磷灰石晶体沉积后强化[1]。钙作为骨组织的主要成分，对维持骨骼的健康起到重要作用。在大多数个体中，膳食中的钙摄入量和内源性维生素 D 的储备量是充足的。有证据表明，补充维生素 D 和钙可以增加骨量并降低骨折风险，尤其是对于钙和维生素 D 缺乏的个体[2-4]。在维持骨骼肌的功能中，维生素 D 和钙同样扮演着重要角色。骨骼和肌肉的关系密切，不仅是通过直接的机械运动关联，而且最新的研究结果发现两者也通过潜在的内分泌机制相关联。在骨骼肌中，钙离子参与神经肌肉接头信号的传导，以及细胞内肌动蛋白和肌球蛋白纤维运动的调节，并且是激活糖酵解代谢和线粒体能量代谢的关键。有证据表明，维生素 D 参与骨骼肌细胞对于钙的摄取和调节[5-7]。

近年来，关于维生素 D 和钙补充剂对治疗骨质疏松症的效用一直备受争议。目前已有一些关于单独补充钙剂或联合应用钙与维生素 D 用于减少骨折发生的随机对照临床试验，以及随后旨在阐明这些干预措施总体效果的 meta 分析[8-10]。

英国一项大型随机对照临床试验发现，在人群基础水平上单独补充钙、维生素 D 或二者联合应用并不能有效预防继发性骨折的发生[11]；然而对于缺乏钙和维生素 D 的骨折高风险人群（例如养老院的老人），补充钙和维生素 D 可能是有益的[12]。最近一项基于个案报道的 meta 分析表明，联合补充钙和维生素 D 可以改善髋部骨折、总体骨折和椎体骨折的预后，但是单独补充维生素 D 并不能改善预后[13]。对于补充钙剂与增加心血管疾病风险的问题，虽然有一个研究小组认为过量的钙摄入可能会导致患心血管疾病的风险增加[14]，但是这一观点并没有在其他研究中得到证实。事实上，根据最近的个体病例数据 meta 分析结果显示，在抗骨折治疗中联合应用钙剂和维生素 D 可以改善预后、降低死亡率，而单独补充维生素 D 则没有这种效果[15]。几乎所有关于抗骨质疏松症药物疗效的随机对照临床研究证据均来自于联合服用钙剂和维生素 D 的患者，因此，通常都在治疗骨质疏松症时同时应用这两种药物。

最近，欧洲骨质疏松症和骨关节炎临床经济学会（ESCEO）和国际骨质疏松基金会（IOF）发表的一份报告提供了以下五个主要结论：

1. 联合补充钙剂和维生素 D 可以降低骨折风险，但在人群水平尚未证实这项公共卫生策略的有效性。
2. 不推荐单独应用钙剂用于减少骨折的发生。
3. 注意应用钙剂的副作用，如胃肠道症状、肾结石等。
4. 补充维生素 D 可降低跌倒的发生风险，而非补充钙剂。
5. 目前并无充分证据证明补充钙剂和维生素 D 会增加心血管病的发病风险。

因此对于骨质疏松症患者以及钙和维生素 D 缺乏的高危人群，推荐联合补充钙剂和维生素 D[16]。

双膦酸盐

双膦酸盐是人工合成的焦磷酸盐类似物，能特异性与骨质中的羟基膦灰石结合，通过抑制破骨细胞活性从而抑制骨吸收。最常用的口服双膦酸盐是阿仑膦酸盐，如果按照正确方法服用（晨起在摄入食物、饮料或服用其他药物前 45 分钟，用一杯水吞服，服药后保持直立 30 ～ 60 分钟），其上消化道不良反应并不常见。对于不能耐受口服双膦酸盐或存在禁忌证的患者（如吸收不良或吞咽困难），可选择静脉注射双膦酸盐，如唑来膦酸盐（每年一次，剂量 5 mg，每次输注时间大于 15 分钟）。表 13.1 总结了目前获批许可的抗骨质疏松症治疗药物。

表 13.1　欧洲指南对于抗骨质疏松症治疗药物有效性的推荐

药物种类	椎体骨折	非椎体骨折	髋部骨折
阿仑膦酸盐	＋	＋	＋
利塞膦酸盐	＋	＋	＋
唑来膦酸	＋	＋	＋
依替膦酸盐	＋	－	－
伊班膦酸盐	＋	＋ *	－
雷洛昔芬	＋	－	－
雷尼酸锶	＋	＋	＋ *
特立帕肽	＋	＋	－
地诺单抗	＋	＋	＋

* 数据来自于部分研究的亚组分析

地诺单抗

地诺单抗，是一类人源型单克隆抗体，其特异性靶向核因子 κB 受体活化因子配体（receptor activator of NF-κB ligand，RANKL），是一种新型骨吸收抑制剂。RANKL 由成骨细胞分泌，是破骨细胞骨吸收的主要激活剂。地诺单抗是护骨素（osteoprotegerin，OPG）的类似物，OPG 是 RANKL 的生物抑制剂。每 6 个月皮下注射一次地诺单抗，其疗效已在肾功能损害患者中得到证实，但对于 CKD4 ～ 5 期患者仍需警惕潜在的肾性骨病的风险。一项随访 3 年的研究结果发现，应用地诺单抗治疗后，椎体骨折减少了 68%，髋部骨折减少了 40%[17]。该药副作用并不常见，但仍需关注皮疹和皮肤感染，尤其是蜂窝织炎，但其发生与药物注射的时间或部位并不相关。另外，需注意发生低钙血症的风险，尤其是对于维生素 D 缺乏或肾功能损害的患者。

雷尼酸锶

锶是元素周期表第 2 列排在钙元素后的一种元素。雷尼酸锶是由元素锶和载体雷尼酸结合形成的药物，每日口服一次，其具体作用机制仍有待进一步研究。目前的证据表明，它可通过改变骨组织的特性来增加骨骼强度。服用雷尼锶酸会导致椎体和髋部的骨密度大幅度增加，尽管这种增加在一定程度上是因为锶（其原子量比钙更大）结合到骨组织中所导致。目前的研究结果发现，骨质疏松症患者服用雷尼锶酸后髋部骨折的相对风险在 3 年内降低了 36%[18]。2013 年，英国药品和健康产品管理局（Medicines and Healthcare Products Regulatory Agency，MHRA）发布了关于雷尼酸锶增加心血管疾病风险的警告（心肌梗死的相对风险为 1.6），以及增加已知的静脉血栓栓塞的风险。因此，它的使用范围仅限于治疗患有严重骨质疏松症的绝经后骨折高风险妇女和无心脑血管疾病风险的骨折高风险男性。而这些特定的人群中有许多人已经接受了长期的双膦酸盐治疗，因此雷尼酸锶依旧是一个可选择的替代方案[19]。但是该药物在美国未获批准，施维雅制药公司已于 2017 年停止该药物的生产。

选择性雌激素受体调节剂（SERMs）

雷洛昔芬

雷洛昔芬是一种选择性雌激素受体调节剂，具有抗骨吸收的雌激素样效应，而没有雌激素对乳腺的诸多副作用，并且可显著降低乳腺癌的发病风险。目前已有研究证明，雷洛昔芬可以预防绝经后骨丢失并有效预防椎体骨折。然而尚无证据表明雷洛昔芬可用于预防髋部骨折或非椎体骨折[20]。雷洛昔芬的常见副作用包括下肢水肿、肌肉痉挛、潮热和静脉血栓栓塞风险增加（2～3 倍）。

特立帕肽

特立帕肽，即基因重组人甲状旁腺素 1-34，是目前唯一广泛应用的真正作用于骨骼合成代谢的药物。其用药方式为每日皮下注射 20 μg。它可以促进骨形成，使骨密度显著增加。一项超过 18 个月的治疗结果显示，特立帕肽可以有效降低新发中度或重度椎体骨折（发病率降低约 70%）以及非椎体骨折的发病率[21]。特立帕肽的药物副作用并不常见，可能有恶心、头痛和头晕，此外可能会发生一过性高钙血症和高尿钙。在英国，特立帕肽仅限于骨折风险最高的老年患者，以及其他药物治疗失败的患者。对于已经应用双膦酸盐或地诺单抗的患者，应用特立帕肽亦可以使骨密度进行性增加[22-23]。

联合治疗

　　不同作用机制的药物联合治疗或许可改善单药治疗的效果，而目前的研究结果仅限于药物对骨密度的影响，对骨折预后的影响尚不清楚。

合成代谢和抗吸收联合治疗

甲状旁腺激素和双膦酸盐

　　已有研究关注甲状旁腺激素和双膦酸盐的联合治疗方案，不论是甲状旁腺激素 1-84 片段［PTH（1-84），在英国已退市］还是甲状旁腺激素 1-34 片段［PTH（1-34），特立帕肽］。在 PATH 研究中，应用 PTH（1-84）、阿仑膦酸钠联合治疗以及 PTH（1-84）单药治疗绝经后骨密度降低的女性，对于增加椎体骨密度两组结果相似，并且 PTH（1-84）单药治疗组增加椎体骨密度更为显著[24]；而在髋部，PTH（1-84）单药治疗组并未能增加其骨密度，而联合治疗组却显示可使髋部骨密度显著增加。有些长期研究对比特立帕肽联合阿仑膦酸钠治疗与特立帕肽单药治疗，发现无论是对于男性还是绝经后女性，均得到上述类似的结果：经过 2 年随访后，特立帕肽单药治疗对于椎体骨密度的增加依旧显著高于联合治疗组[25-26]。在另外一项针对绝经后骨质疏松症妇女的研究中发现，特立帕肽和静脉应用唑来膦酸盐的联合治疗对比特立帕肽或唑来膦酸盐的单药治疗，联合治疗组椎体骨密度的增加速度更快，但在接受治疗 1 年后，联合治疗和特立帕肽单药治疗两组对于骨密度的改变并没有显著差异；在增加髋部骨密度方面，研究显示联合治疗组在所有时间点均优于特立帕肽单药治疗，但联合治疗组对比唑来膦酸盐组并无统计学差异[27]。

特立帕肽和地诺单抗

　　不同于甲状旁腺激素和双膦酸盐联合治疗效果的不确定性，针对绝经后骨质疏松症妇女，联合应用地诺单抗和特立帕肽对比任何单药治疗，均可显著提高椎体骨密度[28]。在 2 年的治疗期间，联合治疗组的椎体骨密度持续增加，并始终显著高于单药治疗组[29]，在股骨颈和髋部也观察到类似的结果。

　　总而言之，目前的研究结果表明，PTH 和双膦酸盐联合治疗在增加椎体骨密度疗效方面与 PTH 单药治疗相似或略有改善，而在髋部，联合治疗组的效果优于单药治疗，且在治疗早期 PTH 单药治疗可能会导致髋部骨密度一过性下降，这可能是由于骨皮质孔隙率增加所致。然而特立帕肽和地诺单抗的联合治疗对于髋部和椎体骨密度的改善均优于单独使用这两种药物。以上这些发现对降低骨折风险的影响尚不清楚。还应注意的是，上述研究中提到的绝大多数研究对象均为初始治疗，其结果可能不适用于真实世界中已经接受了抗骨吸收治疗的患者。

双膦酸盐和地诺单抗的罕见不良反应

颌骨坏死

颌骨坏死（ONJ）是应用双膦酸盐或地诺单抗治疗的一种罕见不良反应，在应用双膦酸盐的患者中发生率约为（1 ～ 90）/10 万人年。发生颌骨坏死的危险因素包括口腔卫生不良、口腔疾病、口腔治疗、肿瘤、化疗和糖皮质激素治疗[30]。如有可能，应建议接受双膦酸盐或地诺单抗治疗的患者尽量避免对牙齿的侵入性操作，但对于那些需要此类治疗的患者来说目前没有数据表明停用双膦酸盐或地诺单抗会降低 ONJ 的发生风险。在治疗期间，应鼓励所有患者保持良好的口腔卫生，定期进行口腔检查，并关注牙齿松动、疼痛或肿胀等口腔症状。

非典型性股骨骨折

非典型性股骨骨折（AFF）主要影响股骨粗隆下和骨干区域，在服用双膦酸盐或地诺单抗治疗骨质疏松症患者中报道极少。服用双膦酸盐的患者发生非典型性股骨骨折的相对风险差异较大，在 2 ～ 128 倍之间不等，但绝对风险很低，约（3.2 ～ 50）例 /10 万人年。并且有证据表明，患病风险随着双膦酸盐治疗时间的延长而增加，在停药后风险下降[31-33]。非典型性骨折可发生于微小创伤后，可表现为双侧骨折，且往往愈合不良。影像学特点包括其起源于外侧皮质的横向骨折线，常伴有局限性的骨膜和（或）骨内膜增厚，逐渐发展为横向或斜向的完全骨折，极少出现内侧喙突骨折和粉碎性骨折。此外，还可能出现股骨皮质的广泛增厚。在使用双膦酸盐或地诺单抗治疗期间，应建议患者关注大腿、髋部或腹股沟部位的疼痛症状。一旦出现相应症状，应进行影像学检查；如果确实存在非典型性骨折，应对对侧股骨也进行影像学检查。治疗上应考虑停用双膦酸盐或地诺单抗，更改为其他治疗方案，同时限制负重，大部分患者可能需要髓内钉进行手术干预。鉴于这些非典型性骨折很少见但脆性骨折的发生却很常见，因此在高危患者中，仍应积极地考虑骨保护治疗来平衡风险和收益。近期一项丹麦的研究中，长期应用阿仑膦酸钠可使髋部骨折风险降低 30%，而股骨粗隆下和股骨干骨折风险并未增加[34]。

治疗疗程

　　双膦酸盐是截至目前最常用的骨保护治疗，它的具体疗程是一个饱受争议的话题。双膦酸盐独特的药代动力学特性意味着在停药后药物仍会在骨骼中存留一段时间，可能会在停药后数年内保持疗效。基于该特点，再加上上述提到的长期使用双膦酸盐可能导致的严重副作用，因此提出了"药物假期（drug holidays）"的概念，即在双膦酸盐治疗期间，通常需中断 1～3 年的时间，随后重新评估骨折风险，然后决定是否继续下一步治疗。目前对于长期使用双膦酸盐和"药物假期"的证据仍有限，且没有证据可以指导 10 年治疗期后的临床决策[35]。

　　目前双膦酸盐的关键临床试验主要被限制在 3 年内，尽管有来自延伸研究的有力证据表明，该药物抗骨折的功效可以维持至少 5 年。根据使用的双膦酸盐种类，在停止治疗 1～3 年后会发生骨密度下降。FLEX 研究和 HORIZON 研究的数据表明，如果阿仑膦酸盐或唑来膦酸治疗分别超过 5 年和 3 年，椎体骨折的风险就会降低[36-37]。这些研究的后期分析表明，髋部骨密度低（T 值≤ -2 或 -2.5）、多发椎体骨折或治疗期间新发骨折的女性最有可能从持续治疗中受益[38-39]。基于上述这些数据，建议服用双膦酸盐的患者在治疗 3～5 年后再次进行评估。对于年龄 ≥ 75 岁且既往曾出现髋部或椎体骨折、治疗过程中新发骨折或长期口服糖皮质激素的患者，应考虑继续双膦酸盐治疗。对于其他患者，可应用 FRAX 评分和骨密度测定重新评估骨折风险，决定是否需要停止治疗[35, 40]。需要强调的是，对于非双膦酸盐类抗骨质疏松症药物，不应停止治疗或考虑"药物假期"[41]。

新型治疗药物

　　尽管目前已有几种药物能够显著降低椎体和髋部骨折发病率，但仍需要其他更安全、更有效的治疗方案来减少其他脆性骨折。近期，以下三种具有新型作用机制的药物完成了以骨折为终点的Ⅲ期临床试验：

阿巴洛肽

阿巴洛肽是一种由 34 个氨基酸组成的人工合成多肽，与甲状旁腺素样肽具有结构同源性[42]。它能激活与特立帕肽相同的 PTH-1 受体，但是对于一种特殊的称为 RG 的 G 蛋白依赖性（GTPγS 敏感性）受体的亲和力更高。在骨量减少的大鼠中，阿巴洛肽可增加骨量和骨强度，同时保持了正常的骨量与强度关系[43-45]。在 Fischer（F344）大鼠中终身应用阿巴洛肽可增加骨肉瘤的风险，这与特立帕肽是相似的[46]。

在纳入 2463 名绝经后骨质疏松症妇女的 ACTIVE 研究中，阿巴洛肽 80 μg/d 与特立帕肽 20 μg/d 相比，可引起骨转换标志物水平的轻度升高[47]；但是在经过 18 个月的治疗后，两组腰椎骨密度的增加程度是相似的，而阿巴洛肽组全髋骨密度的增加幅度更大。治疗 18 个月后，阿巴洛肽显著降低了 86% 的椎体骨折风险和 43% 的非椎体骨折风险，其效果与特立帕肽相比无显著性差异。但是，阿巴洛肽可以显著降低主要骨质疏松性骨折的风险（70%），明显优于特立帕肽（降低 33%，无统计学意义）。与安慰剂（0.4%）相比，服用阿巴洛肽（3.4%）和特立帕肽（6.4%）的患者更容易发生高钙血症。在 ACTIVE 延伸研究中发现，当患者停用阿巴洛肽改为阿仑膦酸钠 6 个月后，降低骨折风险的作用仍持续存在[48]。因此阿巴洛肽可能至少和特立帕肽一样有效，并且具有相似的安全性。该药物目前已经在美国注册为针对绝经后骨折高危女性的抗骨质疏松症药物，很有可能被应用于与特立帕肽具有相同适应证的患者。

Odanacatib

组织蛋白酶 K（CatK）是一种几乎完全由破骨细胞分泌的蛋白水解酶，是降解骨基质胶原蛋白、其他基质衍生蛋白和生长因子的主要酶[49]。在家兔和猴体内发现，抑制 CatK 可在不降低破骨细胞其他功能的情况下减少骨吸收[50-51]。与目前其他抗骨重塑药物能显著而持续减少骨形成不同，Odanacatib 导致的骨形成仅暂时被抑制，这导致骨量、骨皮质厚度和骨强度的大幅增加。目前已有数种 CatK 抑制剂启动了临床研发。由于脱靶效应和其他问题，只有高选择性的 CatK 抑制剂 Odanacatib 进入了Ⅲ期临床试验。对低骨量的绝经后女性，口服剂量为 50 mg，每周一次，Odanacatib 可显著增加骨密度并降低骨吸收标志物水平，而骨形成标志物约在 2 年后恢复至基线水平[52]。一旦停止治疗，Odanacatib 对骨骼的作用则很快被逆转。腰椎和股骨近端的骨密度在 8 年内逐渐增加，分别平均增加超过基线水平 12% 和 9%[53]。在由双膦酸盐改为 Odanacatib 治疗的患者中，骨密度增加更为显著[54]。对绝经后骨质疏松症妇女进行的 III 期临床试验中，Odanacatib 显著降低 54% 椎体骨折风险（影像学评估）、47% 髋部骨折风险和 23% 的非椎体骨折风险[55]。有研究观察到，降低非椎体骨折风险的作用与治疗持续时间有显著的相关性：治疗时间越长，风险降低越多。尽管这种药物使用方便，可持续显著增加骨密度并能有效降低骨折风险，然而由于治疗组卒中风险的意外增加，默克公司停止了进一步研发 Odanacatib[56]，因此目前骨质疏松症患者将无法再使用到这种非常有希望的药物。对于双膦酸盐治疗 3 ～ 5 年后仍有高骨折风险的患者来说，它曾是一种理想的药物。

抗硬骨素治疗

硬骨素是一种骨细胞分泌的糖蛋白，可调节成骨细胞介导的骨形成，主要受机械负荷的调节，负荷增加会抑制硬骨素的分泌[57]。通过与 LRP5/6 的结合，硬骨素可抑制经典 Wnt 信号通路的激活，从而抑制骨形成。硬骨素基因缺陷的患者会表现为骨形成增加，导致正常质量的骨量增加[58]。硬骨素可以抑制成骨细胞的活性，并将骨衬细胞（bone lining cells）转化为活性成骨细胞[59]。新形成的骨会铺在之前静止的骨面上，这一过程称为基于建模的骨形成。这与甲状旁腺激素类似物的重塑作用不同，后者在增加骨形成之前需要先进行骨吸收。抗硬骨素抗体治疗可恢复雌激素缺乏大鼠和猴子的骨量和骨强度[60]。

Blosozumab 和 Romosozumab 是人源性单克隆抗体，可与硬骨素高亲和力结合。尽管 Blosozumab 的 II 期临床试验结果令人满意，但临床研发还是停止了。Romosozumab 皮下注射可以快速、显著但短暂地诱导骨形成标志物水平的升高，同时降低骨吸收指数[61]。经过 12 个月的治疗，骨密度迅速增加，腰椎和全髋的骨密度分别比基线上升 11.6% 和 4.1%。第二年的持续治疗可进一步增加骨密度，尽管第二年骨密度增幅相比第一年观察到的要小得多，这种效果同长期治疗对骨重建的影响一致[62]。一旦停止治疗，骨重建率会回到基线水平，大幅上升的骨密度会下降至或接近治疗前水平。

在纳入 7180 名绝经后骨质疏松症女性患者、以骨折为终点的 III 期临床试验中，每月应用 Romosozumab 210 mg，连续治疗 12 个月后，新发椎体骨折风险降低了 73%[63]。这一效果在治疗的第 7 ～ 12 个月尤为明显。在第二年的研究中，所有患者均接受双盲地诺单抗治疗，在接受治疗 24 个月后，相比安慰剂组，Romosozumab 治疗组新发椎体骨折风险降低了 75%。12 个月后治疗组与安慰剂组相比，临床骨折风险降低了 36%，非椎体骨折发病率降低了 25%，但无统计学意义。骨折风险和对药物的治疗反应在不同地域之间存在差异，拉丁美洲的患者骨折风险较低、对治疗的反应也较差。排除拉丁美洲的人群，非椎体骨折的风险可显著降低 42%。必须强调的是，在治疗的前 12 个月内，没有任何治疗方法被证实能降低非椎体骨折的风险。接受 Romosozumab 治疗的患者其局部注射反应通常很轻，发生率约为 5.2%，安慰剂组的发生率为 2.9%。所有口服不良反应和股骨骨折均由专家组进行判断。Romosozumab 组有 2 例患者发生 ONJ，1 例在研究开始时已经出现股骨疼痛的患者在治疗开始 3.5 个月时发生了一次非典型骨折。治疗组和安慰剂组相比，心血管终点风险无统计学差异。

小结

阿巴洛肽和 romosozumab 的批准应用将会进一步扩大骨质疏松症中促进骨形成治疗的选择范围。这两种药物的 III 期临床试验首次证明，在促进骨形成药物治疗 12 ~ 18 个月后序贯应用强效抗骨骼重塑药物比从一开始即使用该类抗骨骼重塑药物能更加有效地降低骨折风险[7, 22]。这些研究为应用促进骨形成药物作为骨折高风险患者的一线治疗药物提供了强有力的证据支持。

总结

近几十年来，治疗骨质疏松症的药物研发已取得了很大进展。有一系列治疗方案可供临床医生选择，并有望在未来几年再增加两种药物。然而由于目前还没有进入 II 期后期或 III 期临床试验观察的抗骨质疏松症药物，因此距离下一种抗骨质疏松症药物的上市可能还需要几年时间。未来很可能会发现新的分子机制从而提供新的评估靶点，有望在该领域能够出现新的药物来降低骨折风险，以降低成本并更有效地进行新药试验。同时，研究的重点也应转向开发临床策略以便为患者提供更加适合、更加有效的治疗选择。此外，还将进一步开发相应的方法和工具，包括提供足够的热量和蛋白质，以及促进肌肉合成的药物，如选择性雄激素受体调节剂等，以维持肌肉的质量和力量从而预防跌倒的发生，并进一步降低骨折风险。

参考文献

1. Seeman E. Structural basis of growth-related gain and age-related loss of bone strength. *Rheumatology (Oxford)*. 2008;47 Suppl 4:iv2-8.
2. Rozenberg S, Body JJ, Bruyere O, Bergmann P, Brandi ML, Cooper C, et al. Effects of dairy products consumption on health: Benefits and beliefs – A commentary from the Belgian Bone Club and the European Society for Clinical and Economic Aspects of Osteoporosis, Osteoarthritis and Musculoskeletal Diseases. *Calcif Tissue Int*. 2016;98(1):1-17.
3. Rizzoli R, Boonen S, Brandi ML, Bruyere O, Cooper C, Kanis JA, et al. Vitamin D supplementation in elderly or postmenopausal women: A 2013 update of the 2008 recommendations from the European Society for Clinical and Economic Aspects of Osteoporosis and Osteoarthritis (ESCEO). *Curr Med Res Opin*. 2013;29(4):305-13.
4. Ethgen O, Hiligsmann M, Burlet N, Reginster JY. Cost-effectiveness of personalized supplementation with vitamin D-rich dairy products in the prevention of osteoporotic fractures. *Osteoporos Int*. 2016;27(1):301-8.
5. Kuo IY, Ehrlich BE. Signaling in muscle contraction. *Cold Spring Harb Perspect Biol*. 2015;7(2):a006023.
6. Gehlert S, Bloch W, Suhr F. Ca2+-dependent regulations and signaling in skeletal muscle: From electro-mechanical coupling to adaptation. *Int J Mol Sci*. 2015;16(1):1066-95.
7. Rizzoli R, Stevenson JC, Bauer JM, van Loon LJ, Walrand S, Kanis JA, et al. The role of dietary protein and vitamin D in maintaining musculo-skeletal health in postmenopausal women: A consensus statement from the European Society for Clinical and Economic Aspects of Osteoporosis and Osteoarthritis (ESCEO). *Maturitas*. 2014;79(1):122-32.
8. Tang BM, Eslick GD, Nowson C, Smith C, Bensoussan A. Use of calcium or calcium in combination with vitamin D supplementation to prevent fractures and bone loss in people aged 50 years and older: A meta-analysis. *Lancet*. 2007;370(9588):657-66.
9. Tai V, Leung W, Grey A, Reid IR, Bolland MJ. Calcium intake and bone mineral density: Systematic review and meta-analysis. *BMJ*. 2015;Sep 29;351:h4183. doi: 10.1136/bmj.h4183.
10. Bischoff-Ferrari HA, Dawson-Hughes B, Baron JA, Burckhardt P, Li R, Spiegelman D, et al. Calcium intake and hip fracture risk in men and women: A meta-analysis of prospective cohort studies and randomized controlled trials. *Am J Clin Nut*. 2007;86(6):1780-90.
11. Grant AM, Avenell A, Campbell MK, McDonald AM, MacLennan GS, McPherson GC, et al. Oral vitamin D3 and calcium for secondary preven-

tion of low-trauma fractures in elderly people (Randomised Evaluation of Calcium OR vitamin D, RECORD): A randomised placebo-controlled trial. *Lancet*. 2005;365(9471):1621-8.

12. Chapuy MC, Pamphile R, Paris E, Kempf C, Schlichting M, Arnaud S, et al. Combined calcium and vitamin D3 supplementation in elderly women: Confirmation of reversal of secondary hyperparathyroidism and hip fracture risk: The Decalyos II study. *Osteoporos Int*. 2002;13(3):257-64.

13. Abrahamsen B, Avenell A, Anderson F, Meyer HE, Cooper C, Smith H, et al. Patient level pooled analysis of 68 500 patients from seven major vitamin D fracture trials in US and Europe 2010. *BMJ*. 2010 Jan 12;340: b5463. doi: 10.1136/bmj.b5463.

14. Bolland MJ, Avenell A, Baron JA, Grey A, MacLennan GS, Gamble GD, et al. Effect of calcium supplements on risk of myocardial infarction and cardiovascular events: Meta-analysis. *BMJ*. 2010; Jul 29;341:c3691. doi: 10.1136/bmj.c3691.

15. Rejnmark L, Avenell A, Masud T, Anderson F, Meyer HE, Sanders KM, et al. Vitamin D with calcium reduces mortality: Patient level pooled analysis of 70,528 patients from eight major vitamin D trials. *J Clin Endo Metab*. 2012;97(8):2670-81.

16. Harvey NC, Biver E, Kaufman JM, Bauer J, Branco J, Brandi ML, et al. The role of calcium supplementation in healthy musculoskeletal ageing: An expert consensus meeting of the European Society for Clinical and Economic Aspects of Osteoporosis, Osteoarthritis and Musculoskeletal Diseases (ESCEO) and the International Foundation for Osteoporosis (IOF). *Osteoporos Int*. 2017;28(2):447-62.

17. Cummings SR, Martin JS, McClung MR, Siris ES, Eastell R, Reid IR, et al. Denosumab for prevention of fractures in postmenopausal women with oteoporosis. *N Engl J Med*. 2009;361(8):756-65.

18. Reginster JY, Seeman E, Vernejoul MCD, Adami S, Compston J, Phenekos C, et al. Strontium ranelate reduces the risk of nonvertebral fractures in postmenopausal women with osteoporosis: Treatment of Peripheral Osteoporosis (TROPOS) Study. *J Clin Endo Metab*. 2005;90(5):2816-22.

19. Reginster JY, Brandi ML, Cannata-Andia J, Cooper C, Cortet B, Feron JM, et al. The position of strontium ranelate in today's management of osteoporosis. *Osteoporos Int*. 2015. 26(6):1667-71.

20. Ettinger B, Black DM, Mitlak BH, et al. Reduction of vertebral fracture risk in postmenopausal women with osteoporosis treated with raloxifene: Results from a 3-year randomized clinical trial. *JAMA*. 1999;282(7):637-45.

21. Neer RM, Arnaud CD, Zanchetta JR, Prince R, Gaich GA, Reginster JY, et al. Effect of parathyroid hormone (1-34) on fractures and bone mineral density in postmenopausal women with osteoporosis. *N Engl J Med*. 2001;344(19):1434-41.

22. Black DM, Bilezikian JP, Ensrud KE, Greenspan SL, Palermo L, Hue T, et al. One year of alendronate after one year of parathyroid hormone (1-84) for osteoporosis. *N Engl J Med.* 2005;353(6):555-65.

23. Leder BZ, Tsai JN, Uihlein AV, Wallace PM, Lee H, Neer RM, Burnett-Bowie SA. Denosumab and teriparatide transitions in postmenopausal osteoporosis (the DATA-Switch study): Extension of a randomised controlled trial. *Lancet.* 2015;386(9999):1147-55.

24. Black DM, Greenspan SL, Ensrud KE, Palermo L, McGowan JA, Lang TF, et al. The effects of parathyroid hormone and alendronate alone or in combination in postmenopausal osteoporosis. *N Engl J Med.* 2003;349(13):1207-15.

25. Finkelstein JS, Wyland JJ, Lee H, Neer RM. Effects of teriparatide, alendronate, or both in women with postmenopausal osteoporosis. *J Clin Endo Metab.* 2010;95(4):1838-45.

26. Finkelstein JS, Hayes A, Hunzelman JL, Wyland JJ, Lee H, Neer RM. The effects of parathyroid hormone, alendronate, or both in men with osteoporosis. *N Engl J Med.* 2003;349(13):1216-26.

27. Cosman F, Eriksen EF, Recknor C, Miller PD, Guanabens N, Kasperk C, et al. Effects of intravenous zoledronic acid plus subcutaneous teriparatide [rhPTH(1-34)] in postmenopausal osteoporosis. *J Bone Miner Res.* 2011;26(3):503-11.

28. Tsai JN, Uihlein AV, Lee H, Kumbhani R, Siwila-Sackman E, McKay EA, et al. Teriparatide and denosumab, alone or combined, in women with postmenopausal osteoporosis: The DATA study randomised trial. *Lancet.* 2013;382(9886):50-6.

29. Leder BZ, Tsai JN, Uihlein AV, Burnett-Bowie SA, Zhu Y, Foley K, et al. Two years of Denosumab and teriparatide administration in postmenopausal women with osteoporosis (The DATA Extension Study): A randomized controlled trial. *J Clin Endo Metab.* 2014;99(5):1694-700.

30. Khan AA, Morrison A, Hanley DA, Felsenberg D, McCauley LK, O'Ryan F, et al. Diagnosis and management of osteonecrosis of the jaw: A systematic review and international consensus. *J Bone Miner Res.* 2015;30(1):3-23.

31. Shane E, Burr D, Abrahamsen B, Adler RA, Brown TD, Cheung AM, et al. Atypical subtrochanteric and diaphyseal femoral fractures: Second report of a task force of the American Society for Bone and Mineral Research. *J Bone Miner Res.* 2014;29(1):1-23.

32. Gedmintas L, Solomon DH, Kim SC. Bisphosphonates and risk of subtrochanteric, femoral shaft, and atypical femur fracture: A systematic review and meta-analysis. *J Bone Miner Res.* 2013;28(8):1729-37.

33. Shane E, Burr D, Ebeling PR, Abrahamsen B, Adler RA, Brown TD, et al. Atypical subtrochanteric and diaphyseal femoral fractures: Report of

a task force of the American Society for Bone and Mineral Research. *J Bone Miner Res*. 2010;25(11):2267-94.

34. Abrahamsen B, Eiken P, Prieto-Alhambra D, Eastell R. Risk of hip, subtrochanteric, and femoral shaft fractures among mid and long term users of alendronate: Nationwide cohort and nested case-control study. *BMJ*. 2016;353:i3365.

35. Adler RA, El-Hajj Fuleihan G, Bauer DC, Camacho PM, Clarke BL, Clines GA, et al. Managing osteoporosis in patients on long-term bisphosphonate treatment: Report of a task force of the American Society for Bone and Mineral Research. *J Bone Miner Res*. 2016;31(1):16-35.

36. Black DM, Schwartz AV, Ensrud KE, Cauley JA, Levis S, Quandt SA, et al. Effects of continuing or stopping alendronate after 5 years of treatment: The Fracture Intervention Trial Long-term Extension (FLEX): A randomized trial. *JAMA*. 2006;296(24):2927-38.

37. Black DM, Reid IR, Boonen S, Bucci-Rechtweg C, Cauley JA, Cosman F, et al. The effect of 3 versus 6 years of zoledronic acid treatment of osteoporosis: A randomized extension to the HORIZON-Pivotal Fracture Trial (PFT). *J Bone Miner Res*. 2012;27(2):243-54.

38. Black DM, Bauer DC, Schwartz AV, Cummings SR, Rosen CJ. Continuing bisphosphonate treatment for osteoporosis – For whom and for how long? *N Engl J Med*. 2012;366(22):2051-3.

39. Cosman F, Cauley JA, Eastell R, Boonen S, Palermo L, Reid IR, et al. Reassessment of fracture risk in women after 3 years of treatment with zoledronic acid: When is it reasonable to discontinue treatment? *J Clin Endo Metab*. 2014;99(12):4546-54.

40. Compston J, Cooper A, Cooper C, Gittoes N, Gregson C, Harvey N, Hope S, Kanis JA, McCloskey EV, Poole KES, Reid DM, Selby P, Thompson F, Thurston A, Vine N. National Osteoporosis Guideline Group (NOGG). UK clinical guideline for the prevention and treatment of osteoporosis. *Arch Osteoporos*. 2017 Dec;12(1):43.

41. McClung MR. Cancel the denosumab holiday. *Osteoporos Int*. 2016; 27(5):1677-82.

42. Hattersley G, Dean T, Corbin BA, Bahar H, Gardella TJ. Binding selectivity of abaloparatide for PTH-type-1-receptor conformations and effects on downstream signaling. *Endocrinology*. 2016;157(1):141-9.

43. Bahar H, Gallacher K, Downall J, Nelson CA, Shomali M, Hattersley G. Six weeks of daily abaloparatide treatment increased vertebral and femoral bone mineral density, microarchitecture and strength in ovariectomized osteopenic rats. *Calcif Tissue Int*. 2016;99(5):489-99.

44. Varela A, Chouinard L, Lesage E, Guldberg R, Smith SY, Kostenuik PJ, Hattersley G. One year of abaloparatide, a selective peptide activator of the PTH1 receptor, increased bone mass and strength in ovariectomized

rats. *Bone.* 2017;95(Feb):143-50.

45. Varela A, Chouinard L, Lesage E, Smith SY, Hattersley G. One year of abaloparatide, a selective activator of the PTH1 receptor, increased bone formation and bone mass in osteopenic ovariectomized rats without increasing bone resorption. *J Bone Miner Res.* 2017;32(1):24-33.

46. Jolette J, Attalla B, Varela A, Long GG, Mellal N, Trimm S, et al. Comparing the incidence of bone tumors in rats chronically exposed to the selective PTH type 1 receptor agonist abaloparatide or PTH(1-34). *Regul Toxicol Pharmacol.* 2017;86(June):356-65.

47. Miller PD, Hattersley G, Riis BJ, Williams GC, Lau E, Russo LA, et al. ACTIVE Study Investigators. Effect of abaloparatide vs placebo on new vertebral fractures in postmenopausal women with osteoporosis: A randomized clinical trial. *JAMA.* 2016;316(7):722-33.

48. Cosman F, Miller PD, Williams GC, Hattersley G, Hu MY, Valter I, et al. Eighteen months of treatment with subcutaneous abaloparatide followed by 6 months of treatment with alendronate in postmenopausal women with osteoporosis: Results of the ACTIVExtend Trial. *Mayo Clin Proc.* 2017;92(2):200-10.

49. Duong LT, Leung AT, Langdahl B. Cathepsin K inhibition: A new mechanism for the treatment of osteoporosis. *Calcif Tissue Int.* 2016;98(4):381-97.

50. Duong LT, Crawford R, Scott K, Winkelmann CT, Wu G, Szczerba P, Gentile MA. Odanacatib, effects of 16-month treatment and discontinuation of therapy on bone mass, turnover and strength in the ovariectomized rabbit model of osteopenia. *Bone.* 2016;93(Sept):86-96.

51. Duong LT, Pickarski M, Cusick T, Chen CM, Zhuo Y, Scott K, et al. Effects of long term treatment with high doses of odanacatib on bone mass, bone strength, and remodeling/modeling in newly ovariectomized monkeys. *Bone.* 2016;88(Apr):113-24.

52. Eisman JA, Bone HG, Hosking DJ, McClung MR, Reid IR, Rizzoli R, et al. Odanacatib in the treatment of postmenopausal women with low bone mineral density: Three-year continued therapy and resolution of effect. *J Bone Miner Res.* 2011;26(2):242-51.

53. Rizzoli R, Benhamou CL, Halse J, Miller PD, Reid IR, Rodríguez Portales JA, et al. Continuous treatment with odanacatib for up to 8 years in postmenopausal women with low bone mineral density: A phase 2 study. *Osteoporos Int.* 2016;27(6):2099-107.

54. Bonnick S, De Villiers T, Odio A, Palacios S, Chapurlat R, DaSilva C, et al. Effects of odanacatib on BMD and safety in the treatment of osteoporosis in postmenopausal women previously treated with alendronate: A randomized placebo-controlled trial. *J Clin Endocrinol Metab.* 2013;98(12):4727-35.

55. McClung MR, Langdahl B, Papapoulos S, Saag KG, Bone H, Kiel DP et al.

Odanacatib efficacy and safety in postmenopausal women with osteoporosis: 5-year data from the extension of the phase 3 long-term odanacatib fracture trial (LOFT). Annual meeting, American Society for Bone and Mineral Research, 2016, presentation number 1099.

56. Merck. Merck provides update on odanacatib development program. http://www.mercknewsroom.com/news-release/research-and-development-news/merck-provides-update-odanacatib-development-program. Accessed 28 June, 2017.

57. Li X, Zhang Y, Kang H, Liu W, Liu P, Zhang J, et al. Sclerostin binds to LRP5/6 and antagonizes canonical Wnt signaling. *J Biol Chem*. 2005;280(20):19883-7.

58. van Lierop AH, Appelman-Dijkstra NM, Papapoulos SE. Sclerostin deficiency in humans. *Bone*. 2017; 96: 51-62.

59. Kim SW, Lu Y, Williams EA, Lai F, Lee JY, Enishi T, et al. Sclerostin antibody administration converts bone lining cells into active osteoblasts. *J Bone Miner Res*. 2017;32:892-901.

60. Ominsky MS, Boyce RW, Li X, Ke HZ. Effects of sclerostin antibodies in animal models of osteoporosis. *Bone*. 2017;96(Mar):63-75.

61. McClung MR, Grauer A, Boonen S, Bolognese MA, Brown JP, Diez-Perez A, et al. Romosozumab in postmenopausal women with low bone mineral density. *N Engl J Med*. 2014;370(5):412-20.

62. McClung MR, Chines A Brown JP, Diez-Perez A, Resch H, Caminis J, et al. Effects of 2 years of treatment with romosozumab followed by 1 year of denosumab or placebo in postmenopausal women with low bone mineral density. ASBMR 2014 abstract 1152.

63. Cosman F, Crittenden DB, Adachi JD, Binkley N, Czerwinski E, Ferrari S, et al. Romosozumab treatment in postmenopausal women with osteoporosis. *N Engl J Med*. 2016;375(16):1532-43.

（黎梦涵　译　李卫　审校）

第 14 章

骨骼健康与疾病的生命历程：科学与社会意义

MARK HANSON，RUTH MÜLLER AND MICHAEL PENKLER

引言

  健康与疾病发育起源（DOHaD）相关研究指出，早期环境对骨骼发育和晚年骨骼疾病发生风险至关重要。生命历程的概念进一步强调了整个生命过程中不同物质的暴露和社会经历对持续性骨骼形成与维持的作用。从这个角度来看，骨骼健康是一个涉及多种生物学及社会因素的连续过程，因而需要跨学科研究。在这一章中，我们回顾了 DOHaD 概念对于理解骨骼健康的重要性，并介绍了社会科学的观点（如"具身化"，即寓心与身的观点），这些是将骨骼健康理解为生物社会问题的重要补充工具。这种对骨形成和维持的跨学科研究有助于研究者更全面地认识骨骼健康、骨骼疾病以及保持骨骼健康对社会的责任。因而我们认为跨学科合作能够充分理解骨骼健康和疾病所涉及的生物和社会过程的复杂性，对于促进科学观点转化为政策实践具有举足轻重的地位。

健康与疾病的发育起源与生命历程概念

在 2003 年国际 DOHaD 协会成立时（https：//dohadsoc.org），DOHaD 被指定为一个研究领域。但是，这一概念可以追溯到 20 世纪初，当时的研究发现早期生长发育与成人慢性非传染性疾病（NCD）风险之间的联系。Kermack 等[1]将儿童时期以感染和营养不良为特征的贫困生活条件与后来的过早死亡联系起来，Forsdahl[2] 将其与成人心血管疾病联系起来，并发现即使成年后贫困环境得到改善，这种关联仍然存在。随后 Wadsworth 等[3] 报道了青年人收缩压与其出生体重、父母社会经济地位呈负相关。对 DOHaD 概念的兴起贡献最大的是 Barker 及其同事。他们自 1986 年开始的一系列流行病学研究[4-7]揭示了低出生体重、1 岁时低体重与成年后高血压、冠心病、卒中和代谢综合征的发病率增高相关。

Dörner 及其同事[8] 将该概念扩展到对老年期体重、动脉粥样硬化及糖尿病发展影响的研究中。他的研究小组[9] 第一次使用 "编程"（*Programmierung*）来描述这种影响，这也是后来 Lucas[10]、Barker[11] 等许多人采用的术语。研究重点随后转向低出生体重与后天疾病之间的联系，编程概念被用来解释导致低出生体重的产前因素即使在多年后仍然是导致个体发病的确定性因素。相较于先前着眼于早期环境的观察结果，此观点与发育的遗传程序理论[12] 更相符。如今，人们认为早期的环境因素更多地影响了不同发展轨迹的幅度，甚至调控了其方向。这些发展轨迹包括机体对生活中诸多影响的反应，例如致肥胖环境对我们的影响等[13-14]。此外，"错配" 概念[15] 指出，如果发育阶段和之后成年所处环境之间存在差异，那么以后患病风险就会更大，这在动物和人群队列研究中都得到了验证。例如随着社会经济转型，人们较其父辈更易获得高热量和高脂的西式饮食，因此肥胖的风险就更大[16]。

DOHaD 概念的进一步完善强调其是在人正常发育全过程中发挥作用，而不仅仅与发育中的极端情况相关，因此它并不像 Freinkel[17] 和其他人认为的那样是一个致畸过程。这也使得 DOHaD 理论更符合发育生物学和进化生物学的新兴观念[18]。

DOHaD 及其与骨骼可塑性的关系

发育可塑性在调节早期环境对后期表型的影响作用奠定了当代 DOHaD 思想的基础。在这方面，骨骼发育提供了一个很好的例子，因为它始于妊娠早期，并为发育的肌肉提供附着并生长的支架。然而，骨骼仍然是人体最具可塑性的部分之一，骨沉积和重吸收之间的动态平衡在整个生命过程中始终存在，并受到骨骼负重的影响[19]。维生素 D 在此过程中的重要性已在本书其他章节中讨论。孕期较低的维生素 D 水平是一个重要的问题[20-21]，但在整个生命阶段尤其是在老龄阶段，激素分泌的变化使新骨形成减少，从而导致骨软化症、骨质疏松症及骨折风险增加（参见本书其他章节）。从这个角度来看，骨骼的可塑性在整个生命中都一定程度存在，并且与一次性躯体理论或拮抗基因多效性理论不相符[22-23]。而衰老过程中的可塑性概念更值得关注[24]。

营养不良、感染和环境中的有毒物质对胎儿及儿童骨骼生长的影响是众所周知的。线性生长减少导致身材矮小或"发育迟缓"仍然是许多中低收入国家关注的主要问题[25-26]，其与许多生物学和社会影响相关，例如受教育程度、终身收入和寿命缩短[27]。有研究指出对发育迟缓者的歧视在许多社会中存在[28]。此外，随着全世界越来越多地接受西方饮食和体育锻炼减少，发育迟缓的儿童可能在青春期更易超重或肥胖，尤其青年女性[29]。儿童佝偻病与维生素 D 缺乏和阳光照射不足有关，过去通常出现在与营养不良有关的资源匮乏环境下，但随着城市化的发展，又在世界许多地区重新出现[30]。

母体效应与骨骼发育

进化发育生物学已阐明，母体表型的各个方面及其环境暴露和经历都对其后代的发育产生重要影响，并可能赋予其达尔文适应优势[16, 31]。孕期母亲的饮食（如维生素 D 水平）和其他行为（如吸烟）对胎儿骨骼发育的影响已得到充分证明（参见本书其他章节）。但是，对于人类发展而言，胎儿生长的"母体限制"概念（母体因素在发育过程中限制胎儿生长的过程[32-33]）具有特别的含义，这一点鲜为人知。身材矮小的女性、初次怀孕及怀男婴的孕母其母体限制更大，这是资源匮乏地区产妇发生难产及并发症（如产科瘘）的危险因素。更大程度的胎儿生长限制伴随其他更为丰富的生活营养，可能会在发育经历和日后的生活环境中产生更大程度的"错配"[15]。当经济发展导致更多地采用西方饮食及生活方式时，这可能增加成年期患非传染性疾病的风险。

　　已有数据表明在资源丰富环境中母体限制的影响。荷兰 2002—2008 年出生的单胎、无先天性异常、孕 28 ~ 43 周分娩的 100 多万新生儿中，婴儿围产期存活的最佳出生大小远远高出人群中位数[35]。这表明即使在非复杂性妊娠中，母体过程也会在一定程度上影响后代的存活。在大多数妊娠中，胎儿发育的母体限制可能部分解释了出生体重谱范围内的胎儿大小与后来患非传染性疾病风险之间的关系。

　　母体的一些行为因素也与胎儿骨骼发育有关。例如，在南安普敦妇女研究中，一个纵向前瞻性队列发现，男婴和女婴的全身骨骼面积和矿物质含量均与母体出生体重、生产时身高和肱三头肌的皮褶厚度呈正相关[36]；与预测一致，这些新生儿的指标在头胎婴儿、母亲孕期吸烟群体中较低。同时这些指标还与母亲孕晚期的步速呈负相关，这表明产妇的锻炼首先会对她自身骨骼产生积极影响，而非她的胎儿。

骨骼健康是一个生物社会问题

　　前述表明骨骼在生命历程中保持可塑性，是人体与环境中的不同因素相互作用这一内容的绝佳范例。概念化这些环境因素聚焦在两个层面。首先，它会促进我们对骨骼疾病病因的理解：例如我们确定导致某种骨骼健康问题的原因是什么？其次，又引导我们反向思考更重要的问题——如何在更广阔的社会环境中承担对个体骨骼健康的责任：谁应该采取行动以及如何提高社会中不同成员的骨骼健康？

　　生命历程方法对于理解（骨骼）健康至关重要，社会科学的观点可以通过提高科学准确性和社会影响力的方式辅助我们将生命科学中的环境因素概念化。这种跨学科的方法非常适合将骨骼看作一个"生物社会"问题来探究——一种由基础生物学与个体在整个生命历程中经历的社会和物质环境共同塑造的物理底物。

　　在社会科学中，这种方法称为具身化（embodiment）观念。这种观点聚焦于探索人体如何通过与其社会和物质环境的交互而得到发展[37-38]，并根据其所处的环境和生活方式而改变[39]。从这个角度来看，我们的身体讲述了我们过去经历的故事，其中有些是肉眼可见的，而另一些只能在分子水平追溯。骨骼的发育和维持受饮食习惯、体力劳动、锻炼（或不锻炼）等规律的运动方式以及阳光照射等影响。这些有重要生物学效应的活动受社会、文化和经济环境的高度影响[40-42]。密切关注这些社会和文化因素，可以帮助我们建立更加直观的关于骨骼健康与疾病的解释模型并探究更有效的干预途径。

骨质疏松症是我们探究相关生物社会因素时的一个很好的例子[41-42]。通常认为女性的骨质疏松症患病率比男性高得多。因此，这种疾病通常被描述为"女性疾病"，并且与生物学上的性别差异和激素有着或明或暗的联系。虽然骨丢失似乎存在性别差异，但骨质疏松性骨折的风险与 20 ～ 30 岁的峰值骨量更紧密相关[41, 43-45]。女性的峰值骨量通常较男性低，因而女性在达到临界低骨量之前流失的骨量较男性少。到青春期中期时，男女骨量相仿，但随后男性骨骼发育更快，最终导致男性平均骨量更高[45]。

骨质疏松症病因中需要关注更年期激素变化，研究主要集中在可能导致峰值骨量性别差异的遗传和激素因素上。但是，有证据表明，体育锻炼、营养和其他生活方式因素也对骨形成发挥着重要作用[41-43]。因此，成年女性和男性峰值骨量的不同可能至少部分是由于男女在不同社会性别角色中的不同饮食和运动方式所致[41]。反过来，饮食和运动方式也会影响激素水平和其他被认为是纯生物学的分子因素[41, 46]。这表明通常由于生物学上的性别差异而被概念化的疾病可能更加复杂，并在某种程度上也是生命历程中性别化社会过程的结果。这些社会因素为探究新的干预措施开辟了思路，例如在生命早期到中年的营养和运动方式方面加强性别平等。

骨质疏松症作为一个生物社会学的生命历程方法的范例表明，具身化观念是如何将注意力从仅关注身体内部健康与疾病病因的解释模型转向将社会环境作为一个重要因素[39]。因此，社会和生物学因素内在地交织在一起，亟需将其作为一个整体。

生命历程这一观念已经超越个体生命而转向涵盖代际效应，发展跨学科协作以应对这一挑战尤为重要。人们逐渐认识到，妊娠期对后代老年期健康和疾病具有重要意义（见本书第 2 章）。例如，母体维生素 D 水平及体力活动会影响胎儿时期的骨骼发育并影响老年期骨骼健康。随着这一新观点的出现，公共卫生官员愈发重视妊娠期及孕前的产妇健康[47]。这种授权策略，使母亲将自己及后代的健康掌控在自己手中。但是将公共卫生干预措施的重点放在母亲身上也会产生意料之外的效果：加剧（已经压力很大的）母亲对抚育后代的焦虑，在子女出现各种健康问题时也会增加他人对母亲的指责[48]。这对于那些在社会环境中本就处于劣势的母亲（如低收入或有色人种）尤其具有挑战性[49]，她们通常很少有机会获得足够资源，无法达到日益提高的"负责任母亲"的标准。

除了母亲的责任外，对妊娠期的日益关注具有重大社会意义。诸如"发育编程"倾向于支持生物决定论的观点，即个人生命历程和健康状况由早期生活经历确定[50]。一些人可能被生命早期的不利条件影响而在晚年表现出不健康的表型以至生病，这种论述可能会增加对这些人的歧视。如果将这些生物学差异诠释为特定社会群体（性别、种族或社会地位等）的特征，将带来更大的问题。环境可能是社会中特定群体的健康、疾病和能力的代际决定因素，这一论述与过去认为社会地位既表达又进一步创造了等级生物学差异的优生论观点如出一辙[50-51]。同时必须指出，一些特定的经历和暴露因素对某些社会群体的影响（性别角色的限制、种族、经济困难）会造成并加剧健康上的不平等。因此，从生命历程的角度了解骨骼健康的挑战在于发展骨骼发育的生物社会学方法，使其充分纳入健康不平等的生物社会复杂性又不屈服于决定论的立场[52]。

结论

　　生命历程的观点为理解和解决科学和社会中的骨骼健康问题开辟了许多重要途径。骨骼的形成和维持可以看作个人在整个生命过程中（从子宫到坟墓）所经历的更广泛的社会和物质环境的敏感指标。这不仅可以反映出负性的暴露因素和环境剥夺，也可以体现正性的环境刺激和营养支持。骨骼的生长塑造了成年人的身形。发育迟缓在许多中低收入国家中仍是一个重要问题，它与许多生物学和社会影响相关，例如肥胖风险增加和终身收入减少。除了骨骼尺寸，骨骼结构与老年期骨质疏松症和骨折的发病风险也密切相关。我们以骨质疏松症为例来说明整个生命历程中多重因素对发病风险的影响，指出了社会科学中关注影响风险的社会因素方法（例如早期到中年的性别不平等），如何为疾病预防提供不同的途径。

　　我们从生命历程的角度进一步概述了潜在的科学和社会危险。诸如"早期编程"之类的表述可能误导决定论的观点，认为个体和特定社会群体的健康机会是由其早期生活经历所决定的。这种立场不仅没有考虑到生命历程中的生物可塑性，还可能增加了对社会弱势群体的歧视。科学家和报道科学者有责任避免使用决定论的语言，因为这种语言暗示着健康的轨迹已被代际效应和早期生活经历预先确定。

　　骨骼健康对个体和社会都至关重要，健康的骨骼是一生行动自如的基础。但是，健康同样可能是一个有争议的问题，与社会上的其他重要价值观相左。生命历程的观点强调了产前和早期发育的重要性，在此时期个体高度依赖父母提供的资源和照料。这样的观点有助于为面临困难的父母提供更多支持，但也可能导致在孕期甚至备孕期对女性身体的干预，甚至有将责任归咎于母亲的倾向。在这里，健康被视为代代相传的生物社会遗产，可能会与诸如性别平等和自主支配身体等价值观相冲突。因此，用生命历程方法解决骨骼健康问题需要同时考虑其生物学和社会学层面及可能带来的后果。

因此，我们主张，为了将生命历程中关于骨骼健康的观点转化为公共卫生和其他政策领域适当且公平的干预措施，生命科学与社会科学之间的跨学科合作非常重要。采用生命历程的方法表明，一些更适当的改善骨骼健康的干预措施属于社会政策而非健康政策的范畴。跨学科合作有助于解决这一日益复杂的问题，包括如何充分理解生物医学科学领域中社会与生物学之间的相互作用，以及如何将这种理解转化为负责任的政策实践建议。

致谢

感谢英国心脏基金会的支持。

参考文献

1. Kermack WO, McKendrick AG, McKinlay PL. Death-rates in Great Britain and Sweden: Some general regularities and their significance. *Lancet*. 1934;223(5770):698-703.
2. Forsdahl A. Are poor living conditions in childhood and adolescence an important risk factor for arteriosclerotic heart disease? *Br J Prev Soc Med*. 1977;31(2):91-5. PubMed PMID: PMC479002.
3. Wadsworth ME, Cripps HA, Midwinter RE, Colley JR. Blood pressure in a national birth cohort at the age of 36 related to social and familial factors, smoking, and body mass. *BMJ*. 1985 Nov 30;291(6508):1534-8. PubMed PMID: 3933738. PubMed Central PMCID: 1418128.
4. Barker DJ, Osmond C. Infant mortality, childhood nutrition, and ischaemic heart disease in England and Wales. *Lancet*. 1986 May 10;1(8489):1077-81. PubMed PMID: 2871345.
5. Barker DJ, Osmond C, Golding J, Kuh D, Wadsworth ME. Growth in utero, blood pressure in childhood and adult life, and mortality from cardiovascular disease. *BMJ*. 1989 Mar 4;298(6673):564-7. PubMed PMID: 2495113. PubMed Central PMCID: 1835925.
6. Barker DJ, Winter PD, Osmond C, Margetts B, Simmonds SJ. Weight in infancy and death from ischaemic heart disease. *Lancet*. 1989 Sep 9;2(8663):577-80. PubMed PMID: 2570282. Epub 1989/09/09. eng.
7. Osmond C, Barker DJ, Winter PD, Fall CH, Simmonds SJ. Early growth and death from cardiovascular disease in women. *BMJ*. 1993 Dec

11;307(6918):1519-24. PubMed PMID: 8274920. PubMed Central PMCID: 1679586. Epub 1993/12/11. eng.

8. Dörner G, Rodekamp E, Plagemann A. Maternal deprivation and overnutrition in early postnatal life and their primary prevention: Historical reminiscence of an "ecologic experiment" in Germany. *human_ontogenetics*. 2008;2(2):51-9.

9. Koletzko B. Developmental origins of adult disease: Barker's or Dorner's hypothesis? *Am J Hum Biol*. 2005 May-Jun;17(3):381-2. PubMed PMID: 15849708.

10. Lucas A. Programming by early nutrition in man. *Ciba Found Symp*. 1991;156:38-50. PubMed PMID: 1855415.

11. Barker DJ. The fetal and infant origins of adult disease. *BMJ*. 1990 Nov 17;301(6761):1111. PubMed PMID: 2252919. PubMed Central PMCID: 1664286.

12. Jacob F, Monod J. Genetic regulatory mechanisms in the synthesis of proteins. *J Molec Biol*. 1961 1961/06/01;3(3):318-56.

13. Vickers MH, Breier BH, Cutfield WS, Hofman PL, Gluckman PD. Fetal origins of hyperphagia, obesity, and hypertension and postnatal amplification by hypercaloric nutrition. *Am J Physiol Endocrinol Metab*. 2000 Jul;279(1):E83-7. PubMed PMID: 10893326.

14. Gluckman PD, Lillycrop KA, Vickers MH, Pleasants AB, Phillips ES, Beedle AS, et al. Metabolic plasticity during mammalian development is directionally dependent on early nutritional status. *Proc Natl Acad Sci U S A*. 2007 Jul 31;104(31):12796-800. PubMed PMID: 17646663. PubMed Central PMCID: 1937546.

15. Gluckman PD, Hanson MA. *Mismatch: Why Our World No Longer Fits Our Bodies*. Oxford: Oxford University Press; 2006.

16. Hanson MA, Gluckman PD. Early developmental conditioning of later health and disease: Physiology or pathophysiology? *Physiol Rev*. 2014;94 (4):1027-76. PubMed PMID: PMC4187033.

17. Freinkel N. Banting Lecture 1980. Of pregnancy and progeny. *Diabetes*. 1980 Dec;29(12):1023-35. PubMed PMID: 7002669.

18. Gilbert SF, Epel D. *Ecological Developmental Biology: Integrating Epigenetics, Medicine, and Evolution*. Sunderland MA: Sinauer; 2009.

19. Ehrlich PJ, Lanyon LE. Mechanical strain and bone cell function: A review. *Osteoporos Int*. 2002 2002//;13(9):688-700.

20. Mahon P, Harvey N, Crozier S, Inskip H, Robinson S, Arden N, et al. Low maternal vitamin D status and fetal bone development: Cohort study. *J Bone Miner Res*. 2010;25(1):14-9.

21. Harvey N, Dennison E, Cooper C. Osteoporosis: A lifecourse approach. *J Bone Miner Res*. 2014 Sep;29(9):1917-25. PubMed PMID: 24861883. Epub 2014/05/28. eng.

22. Williams GC. Pleiotropy, natural selection, and the evolution of senescence. *Evolution*. 1957;11(4):398-411.
23. Kirkwood TBL, Rose MR. Evolution of senescence: Late survival sacrificed for reproduction. *Philos Trans Royal Soc London B: Biol Sci*. 1991;332(1262):15.
24. Hanson MA, Cooper C, Aihie Sayer A, Eendebak RJ, Clough GF, Beard JR. Developmental aspects of a life course approch to healthy ageing. *J Physiol*. 2016;594(8):2147-60.
25. Adair LS, Fall CHD, Osmond C, Stein AD, Martorell R, Ramirez-Zea M, et al. Associations of linear growth and relative weight gain during early life with adult health and human capital in countries of low and middle income: Findings from five birth cohort studies. *Lancet*. 2013;382(9891):525-34. PubMed PMID: PMC3744751.
26. de Onis M, Dewey KG, Borghi E, Onyango AW, Blössner M, Daelmans B, et al. The World Health Organization's global target for reducing childhood stunting by 2025: Rationale and proposed actions. *Matern Child Nutr*. 2013;9:6-26.
27. Hoddinott J, Alderman H, Behrman JR, Haddad L, Horton S. The economic rationale for investing in stunting reduction. *Matern Child Nutr*. 2013;9: 69-82.
28. Conrad P. *The Medicalization of Society. On the Transformation of Human Conditions into Treatable Disorders*. Baltimore MD: Johns Hopkins University Press; 2007. XIV, 204 S. p.
29. Kimani-Murage EW, Kahn K, Pettifor JM, Tollman SM, Dunger DB, Gómez-Olivé XF, et al. The prevalence of stunting, overweight and obesity, and metabolic disease risk in rural South African children. *BMC Public Health*. 2010 2010//;10(1):158.
30. Prentice A. Nutritional rickets around the world. *J Steroid Biochem Molec Biol*. 2013 7//;136:201-6.
31. Marshall D, Uller T. When is a maternal effect adaptive? *Oikos*. 2007;116(12): 1957-63.
32. Ounsted M, Scott A, Ounsted C. Transmission through the female line of a mechanism constraining human fetal growth. *Ann Hum Biol*. 1986 1986/01/01;13(2):143-51.
33. Gluckman PD, Hanson MA. Maternal constraint of fetal growth and its consequences. *Semin Fetal Neonat Med*. 2004;9(5):419-25.
34. Muleta M, Rasmussen S, Kiserud T. Obstetric fistula in 14,928 Ethiopian women. *Acta Obstet Gynecolog Scand*. 2010;89(7):945-51.
35. Vasak B, Koenen SV, Koster MPH, Hukkelhoven CWPM, Franx A, Hanson MA, et al. Human fetal growth is constrained below optimal for perinatal survival. *Ultrasound Obstet Gynecol*. 2015;45(2):162-7.
36. Harvey NC, Javaid MK, Arden NK, Poole JR, Crozier SR, Robinson SM, Inskip HM, Godfrey KM, Dennison EM, Cooper C; SWS Study Team.

Maternal predictors of neonatal bone size and geometry: The Southampton Women's Survey. *J Dev Orig Health Dis.* 2010 Feb;1(1):35-41. doi: 10.1017/S2040174409990055. PubMed PMID: 23750315; PubMed Central PMCID: PMC3672833.

37. Lock M, Farquhar J (eds). *Beyond the Body Proper: Reading the Anthropology of Material Life.* Durham NC: Duke University Press; 2007.

38. Ingold T, Gísli PI (eds). *Biosocial Becomings: Integrating Social and Biological Anthropology.* New York: Cambridge University Press; 2013.

39. Krieger N. Embodiment: A conceptual glossary for epidemiology. *J Epidemiol Commun Health.* 2005;59(5):350.

40. Agarwal SC. Bone morphologies and histories: Life course approaches in bioarchaeology. *Am J Phys Anthropol.* 2016;159:130-49.

41. Fausto-Sterling A. Bare bones of sex: Part I, sex & gender. *Signs.* 2005; 30(2):1491-528.

42. Fausto-Sterling A. The bare bones of race. *Soc Stud Sci.* 2008 2008/10/01;38(5):657-94.

43. Bonjour J-P, Chevalley T, Ferrari S, Rizzoli R. The importance and relevance of peak bone mass in the prevalence of osteoporosis. *Salud Pública México.* 2009;51:s5-s17.

44. Specker BL, Wey HE, Smith EP. Rates of bone loss in young adult males. *Intl J Clin Rheumatol.* 2010;5(2):215-28. PubMed PMID: PMC2897064.

45. Lang T. The bone-muscle relationship in men and women. *J Osteoporos.* 2011;2011:702-735.

46. Lock M, Kaufert P. Menopause, local biologies, and cultures of aging. *Am J Hum Biol.* 2001;13(4):494-504.

47. Waggoner MR. Cultivating the maternal future: Public health and the prepregnant self. *Signs.* 2015;40(4):939-62.

48. Richardson SS, Daniels CR, Gillman MW, Golden J, Kukla R, Kuzawa C, et al. Don't blame the mothers. *Nature.* 2014;512:131-2.

49. Mansfield B. Race and the new epigenetic biopolitics of environmental health. *BioSocieties.* 2012 2012//;7(4):352-72.

50. Kenney M, Müller R. Of rats and women: Narratives of motherhood in environmental epigenetics. *BioSocieties.* 2016 2016//(online first):1-24.

51. Hanson C. *Eugenics, Literature and Culture in Post-War Britain.* Abingdon: Routledge; 2012.

52. Hanson MA, Müller R. Epigenetic inheritance and the responsibility for health in society. *Lancet Diabetes Endocrinol.* 2017;5(1):11-2.

（朱蕗颖 译 郏蓉 审校）

结 语

衷心希望通过这本书读者能够理解从生命历程角度看待骨质疏松症的价值所在，以及在公共卫生水平进行预防和对高危人群进行评估与治疗的必要性。

至关重要的是，文中所述方法已广泛被国际认可和采纳，世界卫生组织和联合国已证实生命早期环境与后期患慢性非传染性疾病的密切关系，并将最新风险评估方法如 FRAX 评估工具纳入国际各大指南。

那么这个领域的前景如何呢？同样，这个问题要从人群和骨折高危个体两个层面来思考。先说个体层面，现实令人悲观，尽管全球做出了巨大努力，但需要进行抗骨质疏松症治疗的人数与实际接受治疗的人数之间差距甚大。提高骨折高危人群的治疗覆盖率是全球工作的重点，该工作重点详细记录在 2016 年国际骨质疏松症基金会世界骨质疏松症日报告中。我们有评估骨折风险的工具、有识别易发生脆性骨折个体的机制，也有可有效降低骨折风险的药物。现有证据表明，应用 FRAX 工具在老年人中筛查骨折风险，可以降低髋部骨折风险。现在全球的当务之急是实施我们已经建立起来的机制以确保所有被评估为骨质疏松性骨折的高危人群得到适当的评估和治疗。

正如世界卫生组织和联合国近期报告所支持的那样，为了使更多人获益，我们应该从受孕开始就关注骨骼健康。尽管目前证据还多为观察性的，最新的随机对照试验诸如 MAVIDOS 和 SPRING 进一步支持早期干预可改善子代健康的观点。未来仍需进一步的干预研究，最好是相关机制研究，以明确制定改善整个生命历程中骨骼健康的公共卫生干预措施。全世界各国均应将此列为首要工作，只有如此我们才能减少骨质疏松症对后代的影响。

Nicholas C Harvey

Cyrus Cooper

（蔡雨辰 译 郄蓉 审校）